実践
クリティカルケア リハビリテーション

笠井史人
昭和大学医学部リハビリテーション医学講座 教授

田代尚範
昭和大学保健医療学部保健医療学教育学 准教授

編著

中外医学社

■ 執筆者（執筆順）

笠井 史人	昭和大学医学部リハビリテーション医学講座 教授
渡辺 太郎	昭和大学病院集中治療科 講師
森 麻衣子	昭和大学江東豊洲病院集中治療科 講師
住永 有梨	昭和大学病院看護部
松永 奈緒	昭和大学病院集中治療科
久保寺宏太	昭和大学病院リハビリテーションセンター
深澤 美葉	昭和大学病院リハビリテーション科
小谷 透	昭和大学医学部集中治療医学講座 主任教授
染井 將行	千葉西総合病院集中治療科 医長
大田 進	昭和大学病院呼吸器・アレルギー内科 講師
小倉 邦弘	昭和大学病院循環器内科 助教
新家 俊郎	昭和大学病院循環器内科 主任教授
林 純一	昭和大学病院腎臓内科 助教
本田 浩一	昭和大学病院腎臓内科 教授
水流 洋平	昭和大学病院看護部
壽原 朋宏	慶應義塾大学医学部麻酔学教室 専任講師
喜久山和貴	昭和大学病院集中治療科 助教
佐藤 督忠	昭和大学藤が丘病院集中治療科 准教授
齋藤 友広	昭和大学病院腎臓内科 講師
三木 綾子	昭和大学医学部内科学講座脳神経内科学部門 助教
小室 浩康	昭和大学藤が丘病院脳神経内科 助教
加藤 悠太	昭和大学江東豊洲病院脳神経内科 助教
水間 啓太	昭和大学江東豊洲病院脳神経内科 講師
五十嵐友美	昭和大学病院集中治療科 助教
田代 尚範	昭和大学保健医療学部保健医療学教育学 准教授
松本 有祐	昭和大学病院リハビリテーションセンター
磯邉 崇	昭和大学保健医療学部リハビリテーション学科理学療法学専攻 講師
井上 拓保	昭和大学保健医療学部リハビリテーション学科理学療法学専攻 講師
野口 悠	昭和大学保健医療学部リハビリテーション学科理学療法学専攻 講師
湖東 聡	昭和大学保健医療学部リハビリテーション学科理学療法学専攻 講師
保坂雄太郎	昭和大学保健医療学部リハビリテーション学科理学療法学専攻 講師
黒岩 澄志	昭和大学保健医療学部リハビリテーション学科理学療法学専攻 講師
齋藤 甚	昭和大学保健医療学部リハビリテーション学科作業療法学専攻 講師
宮澤 僚	昭和大学保健医療学部リハビリテーション学科理学療法学専攻 講師
渡邉真理奈	昭和大学保健医療学部リハビリテーション学科作業療法学専攻 講師
堤 智可	昭和大学藤が丘リハビリテーション病院リハビリテーションセンター
鶴田かおり	昭和大学保健医療学部リハビリテーション学科理学療法学専攻 講師
駒場 一貴	昭和大学保健医療学部リハビリテーション学科作業療法学専攻 講師
渡邉 大貴	昭和大学藤が丘病院リハビリテーション室

Preface

　集中治療の早期リハビリテーションの有用性に関するたくさんのメタ分析が報告されていますが，対照群の違い，重症度の違い，方法論の不一致，不十分な介入などが原因して，そのアウトカムも大きなばらつきを示しているのが現状です．ここでは早期リハビリテーションのエビデンスについて現在わかっていることをまとめてみます．

　Tipping CJ（2017），Doiron KA（2018），Zank L（2019），Wang J, Zang K, Anekwe DE, Waldauf P, Okada Y（2020），Yang L, Menges D, Liang S, Klem HE, Wang YT（2021），Monsees J, Chen T-J（2022），Wang L, Matsuoka A（2023）による17のメタ分析の報告があります．早期リハビリテーションにより，ICU在室期間，在院日数，人工呼吸器装着期間，VAP（人工呼吸器関連肺炎），ICU-AW（ICU関連筋力低下），深部静脈血栓，せん妄，筋力，褥瘡，歩行，ADL，在宅退院，有害事象は改善していますが，死亡率（ICU・院内・3カ月・6カ月・12カ月），HRQOL（健康関連QOL）の改善は認めていません．このように死亡率に関しては，メタ分析では有効な報告はありませんが，Castro AAM（2013），McWilliams M（2015），Hickmann CE（2016）の3論文では早期リハビリテーションによる死亡率の改善も報告しています．

　PICS（集中治療後症候群）はICU在室中・退室後・病院退院後に生じる身体障害・認知障害・精神障害のことです．これに関してもMoraes FS, Chen TJ, Matsuura Y（2022），Suclupe S（2023）のメタ分析で，包括的に行うABCDEFバンドルで早期離床を促進し，せん妄，ICU-AW，筋力，そしてICU死亡率・院内死亡率を改善することが報告されています．

　また，早期リハビリテーションの介入時期に関してはメタ分析のDing N（2019），Daum N（2024），Yu LR（2024）の結果では，24〜72時間以内の早期離床が最もICU-AW，人工呼吸器装着期間，ICU関連合併症，在院日数を改善させることが判明しています．そのゴールデンタイムを脱してからどんなに行っても効果が認められません．その理由にはPuthucheary ZA（2013）の報告にあるように，大腿直筋の筋断面積がICU入室3日目から減少し始め，臓器不全では1臓器3.0％，2〜3臓器13.9％，4〜6臓器20.3％の低下を認めていますので，ICU-AW発症前に離床を進めるべきです．Tipping CJ（2017）のメタ分析では，早期低頻度に介入した方が，晩期高頻度の介入よりも優れていることを示しています．Moss M（2016）の報告では，人工呼吸器装着から6〜11日経過後に早期リハビリテーションを開始し，毎日介入した群と週3回介入した対照群の比較では，身体機能，ICU在室日数，在院日数，在宅復帰率の差はなく，早期介入でないと意味がないことを示しています．

　介入方法に関する研究では，Fossat C（2018），Wang M-Y（2019），Worraphan S（2020），Takaoka A（2020），Zayed Y（2020），Klem HE（2021）の6論文から，ICUの早期リハビリテーションで最も重要なのは早期離床であり，早期離床を行えば，呼吸理学療法，呼吸筋トレーニング，下肢エルゴメータ，神経筋電気刺激を併用しても効果は同じと報告されました．

　有害事象に対するメタ分析では，Schmidt UH（2012），Nydahl P（2017），Yang R（2021），Paton M（2024）の論文から，早期リハビリテーションは，生理学的有害事象の発生率は3％以下で，死亡率を増加させることはなく安全に施行可能です．生理学的異常の発症は5つのカテゴリー，心血管系，呼吸系，神経系，筋骨格系，その他に分類されますが，注意すべきは，平均血圧＜55〜70 mmHg，血行動態の変動，経皮的酸素飽和度＜88〜90％で，48〜72時間以

内の早期離床は安全です．最も離床の妨げになっているものは，人工呼吸，患者の重症度，昇圧薬，持続性腎置換療法です．そしてICUではさまざまなライン・チューブ・カテーテル・カニューレが挿入されていますので，その固定はしっかりしているか，移動に十分である長さの確保ができているかの確認が必要です．ECMO（体外式膜型人工肺）中の早期離床の有用性や安全性については，Shudo Y（2018），Wells CL（2018），Abrams D（2022），Chatziefstratiou AA（2023）の報告では，大腿カニューレや他部位のカニューレの外れもなく，回路異常やポンプ異常もなく，早期離床は安全に施行可能です．

世界のICUでの早期リハビリテーションの実施率はそれほど高くありません．Farley C（2024）の報告では実施率は19%です．しかし，経年的に実施率は0.7%ずつ高くなってきています．実施を妨げる因子は，挿管，鎮静，安全性，病態の不安定性，患者協力，せん妄，ICU文化（知識欠如，経験不足，プロトコル無，スタッフ比）などが影響しています．

敗血症関連筋萎縮は敗血症患者の40～70%にICU入室2日目にⅡ型線維を中心に発症しますが，根本的な発症メカニズムは不明です（Yoshihara 2023）．炎症性サイトカインが，筋タンパクの分解に関与する多くのシグナル伝達経路を活性化させ，筋萎縮に関連する遺伝子発現を促進させますが，これに対する有効な薬理学的治療法はなく，神経筋電気刺激，理学療法と早期離床（タンパク合成を促進），栄養補給（高タンパク1.5～2.5 kg/日）でⅡ型線維の回復に期待できます．Wollersheim T（2019），Liu K（2022），Attwell C（2022）の敗血症や敗血症ショックに対する72時間以内の早期離床の有用性の報告があります．院内死亡率・退院時歩行自立・ICU在室日数・在院日数・医療費を改善させ，Ⅰ型およびⅡ型線維，筋断面線維もすべて増加しています．Hickmann CE（2018），Wollersheim T（2019）の報告では，早期リハビリテーションにより筋タンパク分解のユビキチン・プロテアソーム経路，自食作用，異化酵素が減少し，筋タンパク質合成径路の同化mTOR経路が早期運動により活性化しています．また，早期運動で炎症性サイトカインも増加しないことが報告されました．

また，Chao PW（2014）の敗血症で生存した症例に，退院後3カ月以内に呼吸リハビリテーションを受けた15,535例と呼吸リハビリテーションを受けなかった15,535例を比較した台湾国立健康保険研究では，呼吸リハビリテーションを受けた群の10年死亡リスクは有意に低く，呼吸リハビリテーションの頻度の高い方の死亡率が低いことが報告され，ICU退出後の集中的リハビリテーションの必要性を説いています．

今後，早期リハビリテーションにおいては，プロトコル実施度，有害事象，介入タイミング，頻度，強度，期間，種類を厳密に評価すべきであると思います．

最後に，昭和大学では8病院3,246床の附属病院があり，2015年より保健医療学部ではすべての臨床実習を附属病院で行うようになりました．訓練室で行う実習よりも，クリティカルな患者さんをベッドサイドで行う超急性期のリハビリテーションを中心に最新の医療実践をチーム医療で学ぶことができるカリキュラムとなっています．ここにその集大成となる本ができあがりました．その内容は，集中治療の基礎知識，評価と情報収集，医学的管理機器とモニタリング，ICUの代表的な疾患の病態生理，ICUリハビリテーションの具体的な実践，難渋症例に対する戦略など，ICUリハビリテーションの必要事項は網羅されています．今，まさに目の前にいる患者さんの実践に参考にして頂ければ幸いに存じます．

2024年9月

昭和大学 名誉教授
高知リハビリテーション専門職大学 学長

宮 川 哲 夫

序

　直近10年間のICUでのリハビリテーションは，リハビリテーション医療の中で最も発展した分野のひとつである．早期リハビリテーションのエビデンスが証明されてから，集中治療のひとつとして少しずつ広がりを見せていた早期離床訓練は，早期離床リハビリテーション加算の診療報酬採用で一気に全国区になった．2017年に日本集中治療医学会早期リハビリテーション検討委員会が作成したエキスパートコンセンサスは，昨年末にGRADEアプローチに則った診療ガイドラインに進化した．そして集中治療理学療法士制度も始まって，医療界のクリティカルケアリハビリテーションへの期待は膨らみ続けている．

　まさに待ったなしの状況下，短時間に効率よく「ICUリハビリテーション」の全体像を学習でき，早急に実践できることを目指した良質な教材が必要である．現場で活躍するエキスパートが，プラクティカルなTipsを解説することで，効果的なICUリハビリテーションを迅速に行えるように手助けする1冊が理想である．本書はまさにそれを狙った．現場からのニーズで必要に迫られ困っている経験の浅い理学療法士・作業療法士・言語聴覚士たちが，完全とは言えなくとも明日にでも実践できる知識を短時間に身につけられるように構成したつもりである．また共働するICUナースや，セラピストにアドバイスを送る立場である若手の集中治療科医師，リハビリテーション科医師にもお勧めしたい．カバンに入れて持ち運べ，調べるよりも無理なく通読できる難易度に調整した．それを実現するために，現場で毎日ICUリハビリテーションを実施している経験豊富な臨床家に，成書に取り上げられている幅広い内容から特に不可欠な事項，つまり普段から実践している肝（キモ）を抜き出して執筆いただいた．また，具体的な症例提示も織り込むことで単なる知識紹介本でなく，臨床スキルが上がる実践書を目指した．

　我々は，今世紀になって以降リハビリテーション医学が医療体系をドラスティックに塗り替えるような事象に運よく何度か遭遇した．クリティカルケアリハビリテーションの躍進がまさにそのひとつである．救命することを第一義としたICUで絶対安静を目的に患者を鎮静強化した時代から，社会復帰したあとの生活のために活動を育む診療を推進する時代に変わった．リハビリテーションはもはや集中治療手段の重要な一端を担っていると言える．さらなる発展のためには，患者の予後を改善する確実なリハビリテーションアプローチを開発してエビデンスを積み重ねていくことが肝要である．それを実行できるリハビリテーションチームの仲間が増えていくことに本書が役立つことを心より願っている．

　　2024年8月

笠井史人

田代尚範

目次

第1章 ICUでリハビリテーションを行う前に知っておくこと

1-1	ICUリハビリテーションの進歩	〈笠井史人〉	1
1-2	集中治療の基礎知識	〈渡辺太郎〉	6
1-3	集中治療の中のリハビリテーションの位置づけ	〈森 麻衣子〉	8
1-4	PICS（post-intensive care syndrome）	〈住永有梨〉	11
1-5	ICUで用いる代表的な薬剤	〈松永奈緒〉	16
1-6	ICUリハビリテーションにおける評価	〈久保寺宏太〉	20
1-7	ICUリハビリテーションを行う前の情報収集	〈深澤美葉〉	31

第2章 医学的管理機器と呼吸循環モニタリング

2-1	臓器評価と補助・代替療法（総論）	〈小谷 透〉	35
2-2	人工呼吸器	〈染井將行〉	38
2-3	HFNC/NPPV	〈大田 進〉	43
2-4	ECMO	〈染井將行〉	47
2-5	IABP/IMPELLA	〈小倉邦弘　新家俊郎〉	52
2-6	CRRT/IRRT	〈林 純一　本田浩一〉	56
2-7	呼吸循環モニター	〈水流洋平〉	62
2-8	リハビリテーション支援機器	〈久保寺宏太〉	67

第3章 ICUに入室する代表的な疾患

3-1	敗血症，敗血症性ショック	〈壽原朋宏〉	71
3-2	重症肺炎・急性呼吸窮迫症候群	〈喜久山和貴〉	75
3-3	急性冠症候群，心不全	〈佐藤督忠〉	81
3-4	急性腎障害	〈齋藤友広　本田浩一〉	89
3-5	脳血管疾患	〈三木綾子　小室浩康　加藤悠太　水間啓太〉	94
3-6	術後管理	〈五十嵐友美〉	98

第4章　ICUにおけるリハビリテーションの実践

- 4-1　呼吸器疾患リハビリテーション 〈田代尚範〉 104
- 4-2　心大血管疾患リハビリテーション 〈松本有祐〉 114
- 4-3　心臓外科術後リハビリテーション 〈磯邉 崇〉 122
- 4-4　脳血管疾患リハビリテーション 〈井上拓保〉 130
- 4-5　運動器疾患リハビリテーション 〈野口 悠　湖東 聡〉 139
- 4-6　血液疾患リハビリテーション 〈保坂雄太郎〉 149
- 4-7　周術期リハビリテーション 〈黒岩澄志〉 157
- 4-8　ICUにおける作業療法 〈齋藤 甚〉 165
- 4-9　ICUにおける摂食・嚥下療法 〈笠井史人〉 174
- 4-10　ICU退室後の回復期リハビリテーション 〈宮澤 僚　渡邉真理奈　堤 智可〉 181

第5章　難渋する場面でのリハビリテーション

- 5-1　離床困難症例に対するリハビリテーション 〈鶴田かおり〉 189
- 5-2　ICU患者に対する精神的サポート 〈駒場一貴〉 197
- 5-3　ICU終末期患者に対するリハビリテーションの役割 〈駒場一貴　渡邉大貴〉 202

索引 207

第1章 ICUでリハビリテーションを行う前に知っておくこと

1-1 ICUリハビリテーションの進歩

1 ICUリハビリテーションの始まりと変遷

　集中治療室（intensive care unit: ICU）の源流は諸説あるが，日本集中治療医学会は1974年に設立され，旧厚生省がICU管理加算とICUの設置基準を公表したのが1978年であるので約50年の歴史となる[1]．わが国でリハビリテーション医学が産声を上げたのは1963年で，この年に日本リハビリテーション医学会が創立し，理学療法士・作業療法士の養成校が誕生している．この2つのコラボレーションは早々に始まってはいたが，かたや生命の危機に瀕した重症患者を，濃密な観察のもと治療する集中治療分野に対し，残存機能の強化により再び社会に適応させていくリハビリテーション医療は，病態の時間軸では相容れないものと考えられてきた．そのため，ICUリハビリテーションの手法は廃用症候群予防の関節可動域練習と気道クリアランス手技としての肺理学療法に偏重していた図1．関節可動域練習は一律に行われていた傾向があり，病態に応じたオーダーメイドな治療とは言い難く，気道クリアランス手技はエビデンスに乏しく米国呼吸ケア協会のガイドラインでは単独に行うことは推奨されていない．

　2009年 Lancetに掲載されたSchweickertらの報告[2]はICUリハビリテーションに大きな変革を

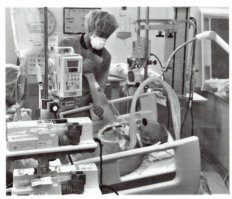 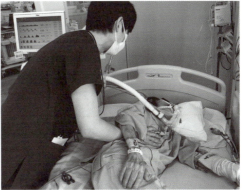

図1 廃用症候群予防の関節可動域練習（左）と気道クリアランス手技（右）

もたらした．ICU 患者に鎮静を中断して理学療法と作業療法の積極的な早期介入を行うと，退院時ADL の改善，人工呼吸器離脱促進，せん妄期間を短縮させることを証明したのである．そして 2013 年米国の PAD ガイドライン[3]の中で非薬物的せん妄対策として早期離床が「強く推奨」されたことで，集中治療室のリハビリテーションが注目を浴びることになった．もはやリハビリテーションは現代集中治療の 1 つとして数えられている．

また，集中治療後症候群 (post-intensive care syndrome: PICS) の提唱も ICU リハビリテーションの普及を加速した．ICU 在室中あるいは退室後さらには退院後に生じる運動機能・認知機能・精神の障害である PICS は患者のみならず，その家族にも不安や心的外傷後ストレス障害（PTSD）を引き起こすことがあり，現代の ICU 診療における問題の 1 つである．この予防に早期離床が効果的であるとされており，リハビリテーション早期介入の重要性の裏づけとなった．集中治療後の患者の生活自立に照準を合わせる PICS 予防は，障害を負った患者を再び社会に適応させていくリハビリテーション医療の理念と見事に一致し，ICU リハビリテーションへの注目度が高まっている．

2 ICU リハビリテーションの実際

図2 は日本集中治療医学会による，集中治療室におけるリハビリテーション実態調査（2020年）の結果である．63％の施設が原則として ICU に入室している全患者にリハビリテーションを行っており，全体の 97％の ICU でなんらかのリハビリテーションを行っている．従来からの体位管理・関節運動・排痰練習に加え，離床・筋力強化・呼吸練習・嚥下練習などが目立つ．早期離床

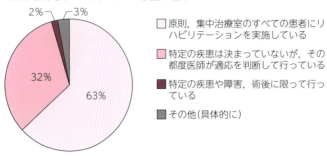

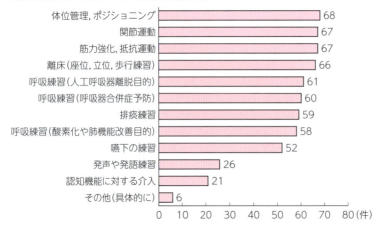

図2 集中治療室におけるリハビリテーション実態調査
(日本集中治療医学会集中治療早期リハビリテーション委員会．日集中医誌．2020; 27: 45-51[4])

の生体への効果は以下で説明できる．侵襲や麻酔・筋弛緩薬の使用，疼痛により機能的残気量（呼気を吐き出したあとに肺に残っている気量）は減少し，クロージングキャパシティ（肺胞が虚脱し始める気量）と逆転すると，1呼吸周期で肺胞が虚脱したり膨らんだりするようになる．ベッドに接する背部胸郭運動は制限されているうえ，人工呼吸器を使用すれば換気は腹側に集中し背部に無気肺が集中する．臥床を続けると，重力の影響で換気の少ない背側に血流が多く分布することから，換気血流比が悪化して低酸素状態を増悪させる．つまり酸素化不良の患者は，血圧が保てれば上体を起こし横隔膜を尾側移動させ，背面開放させることで呼吸状態の改善が期待できるのである．さらに離床は血管運動反射の刺激や筋力強化，精神賦活など多くの効果が期待できる．しかしながら，病態の把握と詳細な生態モニタリングのもと安全に行われる必要があり，知識の習得と一定の経験が求められるオーダーメイドのリハビリテーションであることを強調する．

3 ICU-AW

近年のICUリハビリテーションでの重要なトピックの1つとしてICU-AW（ICU-acquired weakness：集中治療による神経筋障害）が挙げられる．ICU-AWとは敗血症による多臓器不全や人工呼吸管理などに伴う身体侵襲に加え，鎮静薬・筋弛緩薬・ステロイド薬などの薬剤の弊害も合わさった，重症疾患に続発する神経筋障害の総称であり，対称性の四肢筋力低下を呈する病態である．ICU-AWの発症は，死亡率上昇，人工呼吸器装着期間・ICU滞在期間・在院日数の長期化を招く．ICUにおける筋電図検査や神経筋生検は難しく，廃用性筋萎縮との鑑別に難渋することも多い．おそらく過去に廃用症候群と診断されてきた患者の一部は，ICU-AWでもあったといえる．現時点で，特別な治療法は確立しておらず，危険因子の排除や適正な栄養管理，後述されるABCDEバンドルなどの予防策が重要である．

4 チーム医療の進歩

リハビリテーションを行うのはもちろん患者であるが，「誰が」導くかについては多少意識改革が必要である．2018年より特定集中治療室内に，条件に合致した早期離床・リハビリテーションチームを設置して，入室後48時間以内に当該チームが作成した計画に基づき離床・リハビリテーションの取り組みを行うと早期離床リハビリテーション加算料が診療報酬として算定できるようになった．また特定集中治療室における早期離床・リハビリテーションに関するプロトコルを整備し，定期的に見直すことも条件となっている．そのリハビリテーション治療実施の担い手は医師でも，看護師でも，リハビリテーションスタッフでもよいことになっており，効率性を求めてチームでリハビリテーション診療にあたることになる．

司令塔は主治医であり，直接リハビリテーションを指導するのは担当の理学療法士（PT），作業療法士（OT），言語聴覚士が思い浮かぶだろう．しかし，現実的な診療時間からすれば，PTとOTだけでは不十分である．患者に関わる誰もがリハビリテーションの担い手になり得る．最も患者に長い時間寄り添っている看護師の協力が早期離床リハビリテーション成功のカギとなろう．

リハビリテーションのチーム医療実現方法としては，多職種間相互乗り入れで包括的治療を行うTransdisciplinary Team Model（相互乗り入れチームモデル）が理想である 図3 ．各医療職の業務を専門種別でなく，診療上の必要性に応じて介入するもので，それぞれの役割が時と場合で入れ替わり得る．職種横断的なカンファレンスを重視し，目標と方針を明確に共有したうえで，担当者協議・申し送りを必要とするが，最も効率のよいスタイルである．

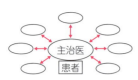
Multidisciplinary Team Model
多職種チームモデル（医師が全体把握しやすく指示系統が明確）

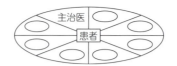
Interdisciplinary Team Model
相互関係チームモデル（職種の役割が明確で実行責任感が強くなる）

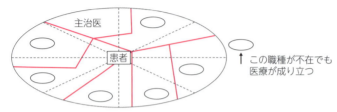
Transdisciplinary Team Model
相互乗り入れチームモデル（独占業務を除き職種枠を超えて補完できる）

→ この職種が不在でも医療が成り立つ

図3 いろいろなチーム医療のモデル

5 ICUリハビリテーションのこれから

　ICUにおけるリハビリテーションは常にその形態を変えつつ進化している．早期離床をキーワードにこの10年間は発展してきたが，「早期離床」できない患者も多くいる．意識障害の遷延しているケース，呼吸循環機能低下から離床に耐えられない者，生命維持デバイスを使用中の患者などである．こういった患者にもICU滞在中にできるだけ筋量を維持し退室した時にスムーズに離床できるようにリハビリテーションの介入をしたい．**図4左**はECMO装着したうえに意識障害が遷延しているケースに電動アシスト式ベッドサイドエルゴメトリーを行っているところである．**図4右**は起立性低血圧とせん妄状態の続く患者に電動起立機能のあるベッドを利用して，風船バレーをしながら徐々に立位負荷をかけている．その他，高蛋白栄養の投与と組み合わせた神経筋電気刺激療法，作業療法による精神賦活・高次脳機能訓練・日常生活活動練習，嚥下内視鏡検査による摂食マネージメントや言語聴覚士による摂食嚥下練習など，さまざまなアプローチが行われている．離床に難渋するケースへのリハビリテーションの工夫やせん妄へのリハビリテーションアプ

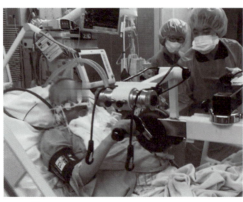
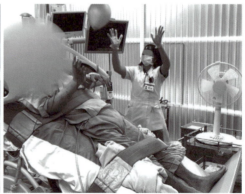

図4 特殊デバイスを用いたリハビリテーション
左：電動アシスト式ベッドサイドエルゴメトリー，右：電動起立機能つきICUベッド

ローチの開発，気管挿管や気管切開中のコミュニケーション方法の確立，尊厳を保ちながら安心して達成できる排泄練習など取り組むべき課題も山積している．多職種チーム医療による協力とアイデアの持ち寄りでさらなる進歩に期待したい．

■文献
1) 天羽敬祐．集中治療の歴史　集中治療部（ICU）の源流．日集中医誌．2015; 22: 491-3.
2) Schweickert WD, Pohlman MC, Pohlman AS, et al. Early physical and occupational therapy in mechanically ventilated, critically ill patients: a randomised controlled trial. Lancet. 2009; 373: 1874-82.
3) Barr J, Fraser GL, Puntillo K, et al. Clinical practice guidelines for the management of pain, agitation, and delirium in adult patients in the intensive care unit. Crit Care Med. 2013; 41: 263-306.
4) 日本集中治療医学会集中治療早期リハビリテーション委員会．集中治療室におけるリハビリテーション実態調査．日集中医誌．2020; 27: 45-51.

〈笠井史人〉

1-2 集中治療の基礎知識

1 集中治療の役割

　集中治療とは，生命を維持するために重要な役割をもつ臓器機能を回復させるために，スタッフが力を合わせて24時間体制で監視し，適切なタイミングで治療する医療である．集中治療を行う場所が集中治療室（ICU）であり，濃密な診療体制とモニタリング用機器，また生命維持装置などの高度の診療機器を整備した場所である．そして，重症患者の全身状態を安定化させるための専門的な診療を提供するだけでなく，合併症なく早期の社会復帰を目指すことも極めて重要な集中治療の役割である．

2 集中治療の歴史

　1953年にデンマークのコペンハーゲンの市民病院に世界で初めて専門の看護師と循環・呼吸管理が専門の医師が専従し集中的に治療するICUが開設され，これが現在のICU，集中治療専門医および集中治療専門看護師の原型になったといわれている．本邦では1960年代から多くの病院にICUが普及するようになり，1994年から集中治療専門医制度が始まった．2002年には米国ピッツバーグ大学のPronovostがJAMA誌に発表したシステマチックレビューにより，集中治療医がICUのすべての患者の診療に関わるICUではICU死亡率，院内死亡率，ICU滞在日数，入院日数いずれも有意に減少させるということが示された[1]．しかし，集中治療医の存在意義が世界的に認知されたかといえば，本邦も含め認知が進まない状況が続いていた．

　2020年，COVID-19のパンデミック襲来により世界の日常が一変した．本邦でも人工呼吸管理が必要な重症呼吸不全患者が多く発生し，集中治療体制が国全体で否応なしに見直された．本邦における集中治療の認知度は上がり，集中治療の必要性が認識される機会となった．

3 集中治療医

　集中治療医は，さまざまな臓器不全や多臓器不全を発生している重症患者の全身管理とケア，また命をつなぎとめるための高度な知識と技術を持ち合わせている専門医師である．各診療ガイドラインに準拠し，最先端の診断装置を用いて臓器機能を把握し，人工呼吸・体外補助循環・血液浄化などの先進治療を駆使して治療を行う．

　また，主要な疾患や病態の治療だけでなく，ICUの入退室，主要な病態以外の患者のケアなどに関するすべての決定を行う．さらにプロトコルや手順の整備なども重要な役割である．重症患者にすべての治療が安全かつ適切に行われるようにしなければならないため，集中治療医は重症病態の治療をしながら，全体をバランスよく管理する必要がある．よって重症病態に関する医学的な知識や技術だけでなく，各診療科の医師，看護師，薬剤師，臨床工学技士，理学療法士，作業療法士，管理栄養士，さらにはソーシャルワーカーなどすべてのメディカルスタッフのリーダーとしての役割

がある．

　そして，重症患者の初期治療では予後が不明確なことが多い．もし，治療中に明らかに救命が不可能であると判断した場合や，救命や延命を目的とした，それ以上の治療による負担を患者が受け入れられない場合は，緩和というゴールを設定する必要がある．集中治療医は救命力のみならず，終末期医療に関する緩和ケアの役割もある．

4　多職種によるチーム医療

　ICUでは集中治療医が中心となり，各診療科の医師，看護師，薬剤師，臨床工学技士，理学療法士，作業療法士，管理栄養士など，さまざまな職種のプロフェッショナルが多職種によるチームで診療にあたる．カンファレンスを通して多職種で密に連携して，知識と経験と技術を統合するチーム医療を実践する．疾患の治療だけでなく，早期社会復帰のためのリハビリテーションも治療早期から実施する．

5　ICU入室および退室基準

　ICU入室患者はICUでモニタリングまたは治療とケアを受けることで転帰を改善できる可能性がある重症患者，または重症化する可能性がある患者が適応となる．具体的には，気管挿管下または非侵襲的人工呼吸を要する呼吸不全，血管作動薬または循環補助装置を必要とする循環不全，集中的な神経系のモニタリングまたは脳保護療法を要する患者，バイタルサインが不安定で急性血液浄化療法を要する患者，集中的なモニタリングを必要とし緊急処置を要する可能性が高い患者，集中的な看護ケアを要し一般病棟では危険な状態に陥る可能性が高い患者である．一方，ICUのベッドには限りがあるため，重症化する前に早く入室させ，モニタリングして，早く異常をみつけ，早く退室させることが重要となる．ただし，ICUに入室しても転帰を改善できない患者は適応とならない．

　安定した病態でICUでの治療や非侵襲的モニタリングまたは頻回の体位変換，気道吸引，呼吸理学療法などの看護ケアを必要としなくなれば退室となる．

■文献
1) Pronovost PJ, Angus DC, Dorman T, et al. Physician staffing patterns and clinical outcomes in critically ill patients: a systematic review. JAMA. 2002; 288: 2151-62.

〈渡辺太郎〉

1-3 集中治療の中のリハビリテーションの位置づけ

1 集中治療領域の中の1つの治療戦略 図1

　集中治療領域では重症患者のICUでの救命率は飛躍的に向上したが，ICU退室後の健康問題の継続による日常生活動作や生活の質，社会復帰率の低さから，ICU在室中や退室後の運動・精神・認知機能障害が，集中治療後症候群（post-intensive care syndrome: PICS）と定義された[1]．

　原因は多数考えられているが，特に人工呼吸器装着患者では，せん妄を発症すると安静が保てず点滴ラインや気管チューブの自己抜去のリスクが高くなるため，鎮静・鎮痛薬が増量される．それが，さらにせん妄を増悪させ，安静臥床になり廃用が進むことが多くPICSを高率に発症する．そのため，2013年に米国のPAD（pain, agitation, and delirium）ガイドラインで，ICUにおける人工呼吸器装着患者のせん妄やICU-AW（ICU-acquired weakness）注1を予防することで，包括的な管理の改善を目指すABCDEバンドル 表1 が提唱された[2]．バンドルの中では，非薬物治療として早期の運動療法が推奨されている．リハビリテーションは，運動機能の維持が目的でありながら認知機能を維持する可能性が示唆されており[3]，運動機能だけでなく，せん妄の予防や改善が期待されている．

　ICUでは人工呼吸器装着患者が多いが，せん妄による不穏状態では良好な呼吸状態が保てず長期管理になり，人工呼吸器関連肺炎や人工呼吸器関連肺障害を生じ死亡率を高めてしまうことが多い．そのため，せん妄の予防や改善は集中治療領域において非常に重要である．

　集中治療領域のリハビリテーションの効果はせん妄の予防・改善だけには留まらない．人工呼吸器装着患者は，感染や手術侵襲により血管透過性が亢進することで肺の水分量が多くなり気管分泌物が増える．それに加えて，安静臥床や鎮痛・鎮静薬による咳嗽力の低下や重力により，無気肺を生じやすい．この無気肺を離床や腹臥位などのポジショニングにより予防・改善することが，呼

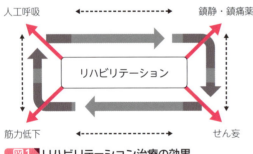

表1 ABCDEバンドル

A	毎日の覚醒トライアル
B	毎日の人工呼吸器離脱トライアル
C	A＋B，鎮静・鎮痛薬の選択
D	せん妄のモニタリング
E	早期運動療法

図1 リハビリテーション治療の効果
（Vasilevskis EE, et al. Chest. 2010; 138: 1224-33[4]を改変）

注1: ICU-AWとは
　PICSの運動機能障害の1つ．ICUに入室した重症患者に発症する急性の左右対称性のびまん性の四肢筋力低下で，重症疾患以外に原因が見当たらない症候群．＊詳細は第1章-4へ

器離脱に進める重要な治療手段となっている．

　リハビリテーションは，運動療法自体の認知機能改善効果だけでなく，離床やポジショニング，ストレッチなどによる疲労や疼痛緩和が鎮痛・鎮静薬を減量し，それがせん妄の予防や改善につながる．そして，せん妄の改善により，さらに高いステップの運動療法ができるようになり，その結果，無気肺を改善することにより呼吸状態を改善し，呼吸器離脱成功に至るサイクルを生み出しているのである 図1 ．

2 病期とリハビリテーションのタイミング 図2

❶超急性期

　複数臓器が予備力を奪われ，生体の恒常性維持が困難となっている時期である．酸素療法に抵抗性で急速に進行する低酸素血症を食い止め，必要十分な輸液の投与や循環作動薬を使用することにより循環器系の安定に努め，多臓器への影響を最小限に抑えることに重点を置く．

　循環動態に影響を及ぼさない呼吸状態にするためには，効率的なガス交換と，末梢組織への酸素供給を確保するとともに，酸素消費量を減らし需給供給のバランスを保つ必要がある．具体的には，酸素消費量を減らすために深鎮静と十分な鎮痛，解熱させる管理を行い，呼吸運動による消費を減らすために人工呼吸器の換気設定は調節換気として呼吸仕事量をすべてカバーする．

　離床など能動的運動による新たな酸素需要を許容できる余裕はなく，リハビリテーションは受動的運動のみが適応となる．重症呼吸不全では，しばしば荷重側である背側に広範な肺の虚脱を生じ低酸素血症の原因となるが，ポジショニングである腹臥位療法は，換気を均一化することで酸素化を改善し，生命予後を改善させる．

❷安定初期

　呼吸不全の原因となった疾患への治療が効果を発揮し，循環動態の安定が得られていて，カテコラミンなどの循環作動薬が使用されていても増量されることがない時期である．

　治療により呼吸不全の進行が食い止められた結果，人工呼吸器の換気設定は調節換気のままでも酸素濃度は減量できているため，人工呼吸器からの離脱準備を開始する．

　人工呼吸器装着期間の延長は，人工呼吸器関連合併症の増加や PICS，医療費の増大など負の結果をもたらすため，すみやかに離脱させることが優先される．まずは呼びかけで開眼する程度の鎮静レベルまで鎮静薬を減量し，頭高位で管理する．そして，調節換気から部分換気補助に変更し，自発呼吸運動を開始する．これらの処置により酸素需要が増し負荷がかかるため，その影響を観察し評価する．その結果，バイタルサインが変動しなければ，経腸栄養や離床のためのリハビリテーションとしてベッド上座位など能動的な練習を開始し，さらなる酸素需要による呼吸循環系への影響を評価する．中心静脈カテーテルや透析用カテーテルは鼠径部から留置されていると離床の妨げ

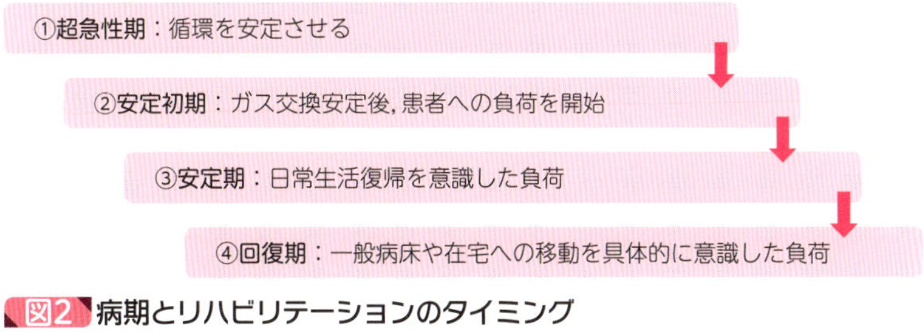

①超急性期：循環を安定させる
②安定初期：ガス交換安定後，患者への負荷を開始
③安定期：日常生活復帰を意識した負荷
④回復期：一般病床や在宅への移動を具体的に意識した負荷

図2 病期とリハビリテーションのタイミング

になるため，可能な限り頸部に移動する必要がある．

❸安定期

　新たな感染症など，合併症を併発しなければ，循環動態が問題となることがない時期である．鎮痛薬や鎮静薬は最小限の投与量にして意思疎通を図り，F_IO_2ならびにPEEPや補助換気の程度を日々漸減して人工呼吸器からの離脱が引き続き段階的に進められている過程にある．

　治療内容は継続か狭められており，リハビリテーションは，離床に重点を移していく．具体的には，端座位や車椅子への移乗，起立，足踏み，歩行へと順次ステップアップしていく．背景疾患の回復が遅い場合は，人工呼吸により酸素化能を維持したうえで離床を優先する場合もある．

❹回復期

　継続する治療内容で不要な介入を終了し，人工呼吸器からの離脱や，生体モニタリングや看護度を一般病棟にステップダウンする準備を行う時期である．

　人工呼吸器の補助は最低限となっており，抜管前の最終段階の時期である．覚醒トライアルを合格したら，自発呼吸トライアルを行い，合格しバイタルサインが安定して，意識レベルや咳嗽反射に問題がなければ，抜管を試みる．

　リハビリテーションは，離床をさらに強化し，一般病棟や退院後の生活を具体的に意識した負荷をかけていく．

　この4つの病期を意識してリハビリテーションを進めることで，バイタルサインを悪化させるリスクを最小限にして安全に施行ができるとともに，人工呼吸療法に遅れのないよう進められるため，人工呼吸療法の合併症も回避することが可能となる．

■文献

1) Needham DM, Davidson J, Cohen H, et al. Improving long-term outcomes after discharge from intensive care unit: report from a stakeholders' conference. Crit Care Med. 2012; 40: 502-9.
2) Barr J, Fraser GL, Puntillo K, et al. Clinical practice guidelines for the management of pain, agitation, and delirium in adult patients in the intensive care unit. Crit Care Med. 2013; 41: 263-306.
3) Chodzko-Zajko WJ, Proctor DN, Fiatarone Singh MA, et al. American College of Sports Medicine position stand. Exercise and physical activity for older adults. Med Sci Sports Exerc. 2009; 41: 1510-30.
4) Vasilevskis EE, Ely EW, Speroff T, et al. Reducing iatrogenic risks: ICU-acquired delirium and weakness--crossing the quality chasm. Chest. 2010; 138: 1224-33.

〈森　麻衣子〉

1-4 PICS (post-intensive care syndrome)

1 PICSの概念 図1

　PICSとは，post-intensive care syndrome（集中治療後症候群）の略で，ICU在室中もしくはICU退室後や病院を退院した後に生じる身体的障害，認知的障害，精神的障害のことである．近年，集中治療室での治療やケアの技術が発展したことにより，ICUに入室するような重症患者の死亡率は著しく改善している．敗血症においては，1990年から2017年にかけて死亡率が52.8％減少[1]し，急性呼吸窮迫症候群（ARDS）においては，1996年から2013年にかけて死亡率が35.4％から28.3％に減少[2]している．しかし，それとともにICUを退室した患者は，退室後も数年間にわたって身体的障害，認知的障害，精神的問題を抱え，多くの患者が入院以前のADLを取り戻せずに社会復帰が困難となっていることもわかってきた．また，ICUに入室していた患者の長期予後だけでなく，患者の家族の精神的障害にも影響[3,4]を及ぼす．

　PICSは，2010年にSCCM（アメリカ集中治療医学会）において新たな包括的な病態としてまとめられ，新しいICU領域の課題として研究されている．

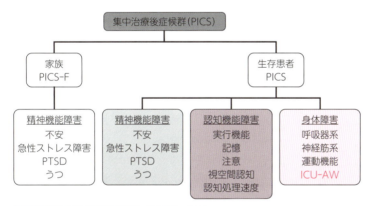

図1 集中治療後症候群（PICS）とは
（日本集中治療医学会．https://www.jsicm.org/provider/pics/pics01.html[5]）

2 身体的障害

　身体的障害は，呼吸器系，神経筋系，運動機能，ICU-AWなどがある．その中でも重症疾患によりICU入室後に生じる急性の左右対称性の四肢筋力低下をICU-acquired weakness（ICU-AW）と呼ぶ．敗血症，多臓器不全，長期人工呼吸管理などの基準を満たす重症患者の46％に発症したと報告されている．患者の多くはICU入室後数日〜2週間以内の早期に完成[6]する．従来，神経原性の重症多発性神経障害（critical illness polyneuropathy: CIP）や筋原性の重症筋障害（critical illness myopathy: CIM），その両方の特徴を有するcritical illness neuromyopathy（CINM）などに分類されていたが，これらを臨床上区別することが困難であることからまとめてICU-AWと呼ば

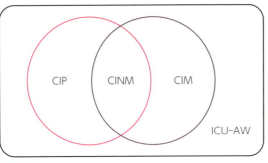

図2 ICU-AW

表1 ICU-AW の診断基準

下記の 1 かつ 2 かつ（3 or 4）かつ 5 を満たす
1. 重症病態の発展後に進展した全身の筋力低下
2. 筋力低下はびまん性（近位筋・遠位筋の両者），左右対称性，弛緩性であり，通常脳神経支配筋は犯されない
3. 24 時間以上空けて 2 回以上行った MRC スコアの合計スコアが 48 点未満，または検査可能な筋の平均的 MRC スコアが 4 点未満
4. 人工呼吸器に依存している
5. 背景にある重症疾患と関連しない筋力低下の原因が除外されている

MRC スコア：評価対象部位と徒手筋力テスト	徒手筋力テスト（MMT）
【評価対象部位】 上肢：手関節伸展，肘関節屈曲（上腕二頭筋），肩関節外転（三角筋） 下肢：足関節伸展，膝関節伸展（大腿四頭筋），股関節屈曲（腸腰筋） 評価対象部位を徒手筋力テストで評価し，四肢の合計スコアが 60 点満点となる	0：筋収縮なし 1：わずかな筋収縮のみ 2：重力を排除した自発運動が可能 3：重力に抵抗して自発運動が可能 4：重力やある程度の受動的抵抗に逆らう運動が可能 5：受動的抵抗に完全に逆らう運動が可能

(Stevens RD, et al. Crit Care Med. 2009; 37: S299-308[8])

れるようになった **図2**．

　ICU-AW の要因はさまざまである．ICU 入室中の炎症，不動化，栄養不良，高血糖，薬剤（ステロイド，筋弛緩薬，カテコラミン）などが神経や筋の障害となる．

　ICU-AW は診断されないことも多く，ICU-AW の症状を認めた 75％の患者のうち，18％の患者でしか ICU-AW と診断されなかった[7]．ICU-AW の診断のゴールドスタンダードは 2009 年にパブリッシュされた Stevens らの基準[8]である **表1**．診断基準にも含まれる MRC（Medical Research Council）スコアは，上下肢の左右それぞれ 3 つの筋群 12 カ所の筋力を徒手筋力テスト（manual muscle testing: MMT）で評価する．最小 0 点，最大 60 点の指標である．ICU-AW の診断に有用である．しかし，患者の協力を必要とするため鎮静薬を使用している際には過小評価となる可能性がある．そのため ICU-AW は覚醒している状態でないと正確な判定が困難となる．

　近年では，超音波や尿中のタイチンによっても ICU-AW の評価が可能であることがわかってきている．超音波検査では，超音波で筋肉の量や質の評価をする．尿中のタイチンとは，アクチンとミオシンをつなぐ 34,000 個以上のアミノ酸から構成される筋原線維の巨大な蛋白質である．筋肉の収縮に寄与しており，このタイチンの崩壊が ICU-AW の原因の 1 つとして提唱[9]されている．

3 認知機能障害

重症患者において，ICU 退室患者の 30～80％に認知機能障害が発症する．認知機能障害の代表的なものは，①せん妄（Delirium），②認知症（Dementia），③うつ病（Depression）で，それぞれの頭文字をとって 3Ds[5,10]と呼ばれている 図3．特にせん妄は ICU 在室中から生じることも多く，長期的な認知機能障害との関連が数多く報告[10]されている．その他にも長期的な記憶力，注意力，言語能力，意思決定，問題解決，実行機能，視覚空間認識などの能力[4,11,12]の低下などがある．

発症要因としては，代謝異常，脳虚血，過剰な炎症，血液脳関門の破壊，酸化ストレス，ミクログリアの活性化などが関係[13]していると考えられている．また，認知機能が障害された高齢者は，死亡率増加のリスクだけでなく，それによる医療費の増加にも関連し，さらに家族の大きな負担となるため，大きな社会問題となる．

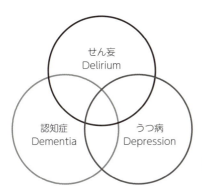

図3 PICS における認知機能障害: 3Ds
(Mandebvu F, et al. Crit Care Nurs Q. 2015; 38: 317-26[10])

4 精神機能障害

精神機能障害は，うつ病（depression），不安（anxiety），心的外傷後ストレス障害（post traumatic stress disorder: PTSD）などが構成する要素である．さらに睡眠障害などが含まれる．ICU 患者の生存者のうち約 1/3 が ICU 退室から 1 年後に精神機能障害を経験しており，うつ状態は 28％，不安は 17％，PTSD は 6％発症[14]していた．これらの精神的な問題は，患者の健康に関連する QOL に悪影響を及ぼす．そのため，ICU 在室中から精神的なアセスメントを行い，適切な対応が必要となる．

現在，うつ病，不安，PTSD などに対するスクリーニングテストが存在するが，PICS に対して特化したテストは存在しない．それぞれに対して評価スケールを用いる．

5 患者家族における PICS

PICS は生存している ICU 患者でのみで発生する一方，PICS-F（post-intensive care syndrome-family）は生存者および非生存者の家族で発生する．ICU に入室するような重症疾患を罹患した患者の家族には，心理的，身体的，社会的な要因があり，このような負担は ICU 入室前から病院退院後数カ月から数年という長期にわたり影響が続く[4]とされている．

ICU 入室患者は，家族の生活の質に大きな影響を与え，家族は ICU 滞在中および退院後数カ月間に不安，抑うつや PTSD を経験していた．また PICS-F は，患者の ICU 滞在の約 90 日後に 48％の家族に認められた．そのうち内訳は，うつ病が 13％，不安が 29％，PTSD が 39％[15]であった．

家族が抱えるストレスは，家族がもともと抱えている身体的および健康問題を悪化させうる．家族は，患者の入院中の介護のために仕事を休業することや，高額な医療費が発生した場合にその支払いのため経済的に困窮することもある．

6 PICS のケア

PICS は，ICU に関連する医療従事者が認識して，PICS 関連の要因について日々評価していくことが大切である．PICS は自然経過では完治することが困難のため，予防や早期介入が重要になる．PICS，PICS-F の減少のためには ABCDEFGH バンドルが提唱[16]されている 表2．2010 年に人工呼吸器装着患者に対して提唱された ABCDE バンドルは，過剰な鎮静を回避し，覚醒を促すことによりせん妄発生や筋力低下を回避するための包括的な介入策であるが，ABCDEFGH バンドルは，それに PICS，PICS-F 対策として FGH が加えられた概念となる．

現段階で，ABCDEFGH バンドル全体での PICS や PICS-F 予防をアウトカムにした臨床研究はないが，PICS や PICS-F 予防につながるものと期待されている．

表2 ABCDEFGH バンドル

ABCDE バンドル 人工呼吸器装着患者に対して提唱された	A: Awaken the patient daily: sedation cessation（毎日の覚醒トライアル） 毎日，鎮静薬を中止し意識レベルを確認する B: Breathing: daily interruptions of mechanical ventilation（毎日の呼吸器離脱トライアル） 毎日，人工呼吸器が離脱できるかどうかを確認する C: Coordination: daily awakening and daily breathing（A＋B の毎日の実践），Choice of sedation or analgesic exposure（鎮静・鎮痛薬の選択） 毎日 A＋B を実践することで，人工呼吸期間や ICU 滞在日数の短縮，死亡率の減少が報告されている 慎重に鎮静薬や鎮痛薬を選択し，投与量を最適化して中止するタイミングを考えることが重要 D: Delirium monitoring and management（せん妄のモニタリングとマネジメント） せん妄は認知機能障害の独立した危険因子であり，薬理学的介入のみならず，非薬理学的介入（光・騒音対策，音楽療法など）を行いせん妄を予防することが重要 E: Early mobility and exercise（早期離床） 早期リハビリテーションを行うことで，PICS を予防できたとする報告があり期待されている ABCDE バンドルでは，鎮静，せん妄，不動化が PICS のリスクであることを強調しており，それらのリスクを減らすために ABCDE バンドルが導入され実践されている
ABCDEFGH バンドル ABCDE バンドルに，PICS，PICS-F を予防するために「FGH」が追加された概念	F: Family involvement（家族を含めた対応），Follow-up referrals（転院先への紹介状），Functional reconciliation（機能的回復） 家族の希望・疑問を治療計画に組み込んだり，ICU ラウンドに家族が立ち会ったりすることで家族の不安が軽減するという報告がある 患者の機能的回復には医師・看護師と理学療法士との連携が重要であることが強調されている G: Good handoff communication（良好な申し送り伝達）申し送り事項に PICS や PICS-F の情報を盛り込むことで，スムーズな治療の継続性を担保し PICS 予防にもつながる H: Handout materials on PICS and PICS-F（PICS や PICS-F についての書面での情報提供） PICS や PICS-F に関するパンフレットの活用や ICU 日記 ICU 日記は集中治療によって歪んでしまった記憶を正し，心理的回復を促すツールとして今日注目されている

(Vasilevskis EE, et al. Chest. 2010; 138: 1224-33[16])

■文献

1) Rudd KE, Johnson SC, Agesa KM, et al. Global, regional, and national sepsis incidence and mortality, 1990-2017: analysis for the Global Burden of Disease Study. Lancet. 2020; 395: 200-11.
2) Zhang Z, Spieth PM, Chiumello D, et al. Declining mortality in patients with acute respiratory distress syndrome: an analysis of the acute respiratory distress syndrome network trials. Crit Care Med. 2019; 47: 315-23.
3) Inoue S, Hatakeyama J, Kondo Y, et al. Post-intensive care syndrome: its pathophysiology, prevention, and future directions. Acute Med Surg. 2019; 6: 233-46.
4) Needham DM, Davidson J, Cohen H, et al. Improving long-term outcomes after discharge from intensive care unit: report from a stakeholders' conference. Crit Care Med. 2012; 40: 502-9.
5) 日本集中治療医学会. PICS 集中治療後症候群. https://www.jsicm.org/provider/pics/pics01.html（2023 年 10 月 1 日閲覧）
6) Stevens RD, Dowdy DW, Michaels RK, et al. Neuromuscular dysfunction acquired in critical illness: a systematic review. Intensive Care Med. 2007; 33: 1876-91.
7) Meyer-Frießem CH, Malewicz NM, Rath S, et al. Incidence, time course and influence on quality of life of intensive care unit-acquired weakness symptoms in long-term intensive care survivors. J Intensive Care Med. 2021; 36: 1313-22.
8) Stevens RD, Marshall SA, Cornblath DR, et al. A framework for diagnosing and classifying intensive care unit-acquired weakness. Crit Care Med. 2009; 37: S299-308.
9) Swist S, Unger A, Li Y, et al. Maintenance of sarcomeric integrity in adult muscle cells crucially depends on Z-disc anchored titin. Nat Commun. 2020; 11: 4479.
10) Mandebvu F, Kalman M. The 3 Ds, and newly acquired cognitive impairment: issues for the ICU nurse. Crit Care Nurs Q. 2015; 38: 317-26.
11) Brummel NE, Balas MC, Morandi A, et al. Understanding and reducing disability in older adults following critical illness. Crit Care Med. 2015; 43: 1265-75.
12) Desai SV, Law TJ, Needham DM. Long-term complications of critical care. Crit Care Med. 2011; 39: 371-9.
13) Evans L, Rhodes A, Alhazzani W, et al. Surviving sepsis campaign: international guidelines for management of sepsis and septic shock 2021. Intensive Care Med. 2021; 47: 1181-247.
14) Unoki T, Sakuramoto H, Uemura S, et al. Prevalence of and risk factors for post-intensive care syndrome: multicenter study of patients living at home after treatment in 12 Japanese intensive care units, SMAP-HoPe study. PLoS One. 2021; 16: e0252167.
15) Harlan EA, Miller J, Costa DK, et al. Emotional experiences and coping strategies of family members of critically ill patients. Chest. 2020; 158: 1464-72.
16) Vasilevskis EE, Ely EW, Speroff T, et al. Reducing iatrogenic risks: ICU-acquired delirium and weakness--crossing the quality chasm. Chest. 2010; 138: 1224-33.

〈住永有梨〉

1-5 ICUで用いる代表的な薬剤

　ICUで用いられる薬剤には鎮痛・鎮静薬，循環作動薬，抗凝固薬，抗菌薬，電解質補正液，輸液・栄養剤などが挙げられる．それぞれの薬剤の投与目的，投与方法，投与経路を確認することは全身管理の基本である．

　リハビリテーションに際しては，呼吸循環を維持するためのデバイスだけでなく，静脈ルート，動脈ライン，中心静脈カテーテルなどの留置物がどの部位に挿入されているかを必ず確認する必要がある．特に重症患者のリハビリテーションを行う場合には，緊急薬剤投与ルートを確保しておく．

　この章においては，特にリハビリテーション時に重要な鎮痛・鎮静薬，および循環作動薬について解説する．

1 鎮痛・鎮静薬

▶ 1-1 適応

　ICUでの鎮静薬はルーチンに導入・増量するのではなく，まずは不穏の原因を考えることが重要である．人工呼吸中の適切な鎮痛，呼吸苦やせん妄に対する対応，低血糖やアルコール離脱症状など代謝性の異常も考慮し対処することが必要である．

　深い鎮静は患者のADL低下を招くだけでなく，PTSDと関連するという報告がある．適切な鎮痛を行い，日中は鎮静の遮断を試みることで早期リハビリテーション介入が可能となる．

　日々の鎮静の必要性を評価することで，過鎮静を予防し，人工呼吸器装着時間，ICU滞在期間，入院期間を短縮させることができる．

▶ 1-2 痛みの評価，鎮静の評価

　鎮痛，鎮静を毎日評価し鎮痛・鎮静薬の投与量を調整する．BPSやRASSなどのスケール（第1章-6. ICUリハビリテーションにおける評価を参照）を用いて鎮痛・鎮静の目標を定める[2-4]（例：BPS: 5点以下，RASS: 0〜−1〔夜間は−2も可〕など）　図1．

▶ 1-3 主な鎮痛・鎮静薬剤

❶フェンタニル

■特徴

　麻薬性鎮痛薬（オピオイド）で，モルヒネよりも効果発現時間が短く，血圧低下の副作用のリスクが低いため，ICUで最も頻用される．活性のある代謝産物が産生されないため，臓器障害による遷延の影響が少ない．人工呼吸中は，気管チューブの違和感に伴う咽頭喉頭痛に対して使用される．

■投与中の注意点

　ECMO症例では，フェンタニルは回路に吸着するためモルヒネにスイッチする．術後鎮痛ではPONV（術後の嘔気・嘔吐）の一因となりうる．

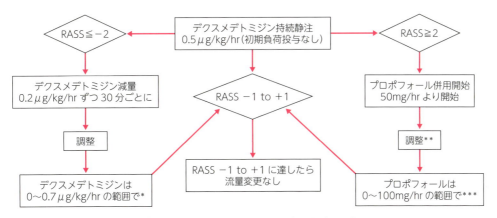

目標 RASS に達するまで 30 分ごとに観察,目標に達したら 2 時間ごとに観察し調整
HR＜50 の徐脈が発現したら ICU Dr コール
*　　デクスメデトミジン最大投与時に目標 RASS に達しない場合は,プロポフォール併用開始
**　 目標 RASS に達するまでプロポフォールを調整,併用時はプロポフォールより減量.off 後はデクスメデトミジンを調整
***　プロポフォール最大投与量でも無効なら ICU Dr(ICU 専従医＋ラウンド医師)コール

図1　RASS 評価に基づく鎮静薬投与プロトコルの例
(Degrado JR, et al. J Pain Res. 2011; 4: 127-34[5],成人 ICU 患者に対する人工呼吸中の鎮痛鎮静薬投与プロトコル Ver1.5_190704.昭和大学集中治療部[6])

❷デクスメデトミジン

■特徴
選択的 α_2 受容体拮抗薬.呼吸抑制が少なく,鎮静されるが容易に覚醒する状態を維持できる.デクスメデトミジンを使用しながらの抜管が可能.弱い鎮痛作用があると考えられており,オピオイド必要量を下げられる可能性がある.

■投与中の注意点
血管拡張作用が強く,低血圧の患者での投与には注意が必要.徐脈となりやすい.嘔気・嘔吐の副作用がある.

❸プロポフォール

■特徴
GABA-A 作動薬.効果発現が早く,効果消失までの時間も比較的短い.肝障害/腎障害があっても薬物動態は変わらない.

■投与中の注意点
血管拡張作用が強く,血圧低下が起こりやすい.血管刺激性があり,投与時に血管痛がある.プロポフォール症候群のリスクがあるため,長期間の大量投与は避ける.48 時間以上の持続投与を行う場合には CK,TG をフォローする.

❹ミダゾラム

■特徴
GABA-A 作動薬.強い抗不安作用がある.プロポフォールに比べ循環動態への影響が少なく,低血圧の患者にも選択しやすい.

■投与中の注意点
効果が遷延しやすく,人工呼吸使用期間/ICU 滞在時間を延長させる可能性がある.脂溶性が高く,肥満患者ではより効果が遷延しやすい.せん妄のリスクが高くなる.

❺モルヒネ

■特徴

　麻薬性鎮痛薬（オピオイド）で長時間作用型．血中濃度の変化が緩徐で離脱症状の発現リスクが低いとされる．フェンタニルと比較してICU滞在期間を遷延させる可能性が指摘されているが，長期間人工呼吸管理を要する症例や呼吸苦が強い症例，緩和的治療で主に用いられる．

■投与中の注意点

　肝臓でグルクロン酸抱合され腎臓から排泄される．代謝産物に活性があり，腎障害では蓄積され鎮静効果が遷延するため半分量での投与が望ましい．ヒスタミン遊離作用があり皮膚瘙痒感が誘発されることがある．ECMO回路では，フェンタニルが吸着されるためモルヒネにスイッチする．

▶ 1-4　その他

　集中治療後症候群（PICS）の報告では，ICU生存退室者の60％以上に精神症状がみられるとされ，約30％でうつを発症するとされる．十分な鎮痛，適切な鎮静を行っても疼痛や不眠などの訴えが続く場合には抗精神病薬・不眠治療薬の調整を検討する．

2　循環作動薬

▶ 2-1　適応

　主に敗血症性ショック，心不全治療，不整脈治療などで使用される．
　循環作動薬使用中は体位変換や運動負荷での血圧変動に特に注意が必要である．
　低用量の循環作動薬で血圧が維持できることがリハビリテーションの適応となる．

▶ 2-2　主な循環作動薬

❶ノルアドレナリン

■特徴

　敗血症性ショックの治療において昇圧薬の第一選択薬となっている．α受容体の血管収縮作用が強いが，β刺激作用による心収縮増強と心拍数増加作用がある．短時間で作用発現し半減期も短い．

■投与中の注意点

　強い血管収縮作用があり，高用量投与中は腎障害，皮膚壊死，腸管虚血のリスクとなる．血圧が変動しやすく積極的な離床は避ける．

❷ドブタミン

■特徴

　$β_1$受容体の作用が強く，心収縮増強と心拍数増加作用がある．心機能が低下した心不全の治療や，敗血症性ショックによる左室収縮力低下に対して用いられる．

■投与中の注意点

　$β_2$，α受容体作用により血圧低下がみられることがあるので注意する．

❸バソプレシン

■特徴

　V1a受容体に作用し血管を収縮させ血圧を上昇させる．主に敗血症性ショックで用いられる．ノ

ルアドレナリンを増量しても血圧が保たれない場合に，ノルアドレナリンと併用することが多い．
■投与中の注意点
　ノルアドレナリン同様，腎機能障害，皮膚壊死，腸管虚血に注意する．ノルアドレナリンに追加してバソプレシンを使用している患者では全身管理が優先され，積極的なリハビリテーションの必要性については個々に議論が必要である．

❹アドレナリン
■特徴
　α作用，β作用が強く，血管収縮作用および心収縮増強作用がある．敗血症性ショックでノルアドレナリンを増量しても血圧が保たれない場合に追加投与する．ノルアドレナリン，バソプレシンと併用することもある．敗血症性ショックによる左室収縮力低下に対して使用されることもある．
■投与中の注意点
　不整脈を誘発することがあるため注意が必要．アドレナリンを併用して血圧を維持している患者では積極的なリハビリテーションは避けることが多い．

❺ランジオロール
■特徴
　β遮断作用があり，頻脈に対するレートコントロールで用いられる．β_1受容体に選択性が高く，半減期が短いため循環が不安定な頻脈でも用いられることがある．
■投与中の注意点
　頻脈性心房細動などのレートコントロールで用いられており，投与中のリハビリテーション中では頻脈・不整脈が再燃することがある．体位変換・離床により血圧低下しやすいため注意が必要である．

まとめ
- ICUでのリハビリテーションでは投与されている薬剤について投与目的，投与方法，投与経路を毎回確認することが重要である．
- 適切な鎮痛・鎮静が得られ，低用量の循環作動薬で血圧が維持できる患者がリハビリテーションの適応となる．
- 鎮痛・鎮静の評価，循環動態など評価し，全身状態の観察を継続しつつリハビリテーションを実施する．

■文献
1) Devlin JW, Skrobik Y, Gélinas C, et al. Clinical practice guidelines for the prevention and management of pain, agitation/sedation, delirium, immobility, and sleep disruption in adult patients in the ICU. Crit Care Med. 2018; 46: e825-73.
2) Payen JF, Bru O, Bosson JL, et al. Assessing pain in critically ill sedated patients by using a behavioral pain scale. Crit Care Med. 2001; 29: 2258-63.
3) 日本集中治療医学会 J-PAD ガイドライン作成委員会，編．日本版・集中治療室における成人重症患者に対する痛み・不穏・せん妄管理のための臨床ガイドライン．日集中医誌．2014; 21: 539-79.
4) 日本呼吸療法医学会，人工呼吸中の鎮静ガイドライン作成委員会，編．人工呼吸中の鎮静のためのガイドライン．人工呼吸．2007; 24: 146-67.
5) Degrado JR, Anger KE, Szumita PM, et al. Evaluation of a local ICU sedation guideline on goal-directed administration of sedatives and analgesics. J Pain Res. 2011; 4: 127-34.
6) 昭和大学集中治療部．成人 ICU 患者に対する人工呼吸中の鎮痛鎮静薬投与プロトコル Ver1.5_190704.

〈松永奈緒〉

1-6 ICU リハビリテーションにおける評価

　集中治療室 (intensive care unit: ICU) に入室する重症患者は病態が不安定である．そのため，リハビリテーションを安全に実施する際には，適切な評価から重症患者の病態の把握とリハビリテーションを開始するための適切な評価と判断が重要になる．本稿では，ICU でリハビリテーションを開始するにあたり必要な評価と観察のポイント，そしてリハビリテーションの効果を把握するための評価について述べる．

1　ICU でリハビリテーションの「開始」と「中止」を判断するための評価

　ICU でリハビリテーションの開始と中止を判断する際には，『重症患者リハビリテーション診療ガイドライン 2023』[1]に記載されている「重症患者の離床と運動療法の開始基準」 表1 と「重症患者の離床と運動療法の中止基準」 表2 を参考にすることをお勧めする．

❶重症度

　ICU に入室する重症患者の重症度は，acute physiology and chronic health evaluation（APACHE）Ⅱ，sequential organ failure assessment（SOFA）スコア 表3 ，quick SOFA スコア 表4 [2]で評価する．

❷疼痛（鎮痛）

　ICU に入室する重症患者は，人工呼吸器やドレーン類，その他の侵襲度の高い医療処置により，痛みを体験していることが多い．
　疼痛の評価は，「自己申告可能な場合」は Numerical Rating Scale（NRS），Visual Analogue Scale（VAS），または Face Rating Scale（FRS）を使用し，「自己申告不能な場合」は Behavioral Pain Scale（BPS） 表5 ，Critical-Care Pain Observation Tool（CPOT） 表6 [3]を使用する．

❸意識障害

　意識障害を評価する際は，「意識」を正確に評価し，ICU では継時的に評価することが必要になる．意識障害を評価する代表的なスケールは，Glasgow Coma Scale（GCS）と Japan Coma Scale（JCS）がある．GCS は世界的に使用されている評価スケール，JCS は国内で使用される評価スケールで，短時間，かつ，簡便に意識レベルの評価を行うことができる．また，欧米の神経集中治療室（neurointensive care unit: Neuro ICU）では，Full Outline of Unresponsiveness スコア（FOUR スコア） 表7 [4]がよく使用される．挿管されている重症患者で言語評価が不能な場合にも使用でき，脳幹反射の評価ができない GCS の欠点を補うことができる．eye response（開眼），motor response（運動反応），brainstem reflexes（脳幹反射），respiration（呼吸）を各 0〜4 点で評価し，合計 0〜16 点で評価する．

表1 重症患者の離床と運動療法の開始基準案

カテゴリ	項目・指標	判定基準値あるいは状態
自覚症状	痛み	（自己申告可能な場合）NRS≦3 または VAS≦30 mm （自己申告不能な場合）BPS≦5 または CPOT≦2 耐えがたい痛みや苦痛の訴えがない
	疲労感	耐えがたい疲労感がない
	呼吸困難	突然の呼吸困難の訴えがない
神経系	鎮静，不穏（RASS）	-2≦RASS≦$+1$ （安全管理のためのスタッフ配置が十分な場合）RASS$+2$ も可
	意識レベル（GCS や JCS）	呼びかけで開眼する程度
呼吸器系	呼吸数（RR）	5/min≦RR≦40/min
	経皮的動脈血酸素飽和度（SpO_2）	SpO_2≧88％または≧90％
	吸入酸素濃度（F_IO_2）	F_IO_2<0.6
	呼気終末陽圧（PEEP）	PEEP<10 cmH_2O
	人工呼吸の管理方針	Lung rest（肺を休ませる）設定ではない
循環器系	心拍数（HR）	40 bpm≦HR≦130 bpm
	収縮期血圧（sBP）	90 mmHg≦sBP≦180 mmHg
	平均動脈圧（MAP）	60 mmHg≦MAP≦100 mmHg
	昇圧薬の投与量	開始前時点で直近に新規投与開始または増量がない
	不整脈	循環動態が破綻する可能性のある不整脈がない
	心筋虚血	新規心筋虚血を示唆する心電図変化や未治療の心筋虚血がない
デバイス	デバイスやカテーテル類	挿入部が適切に固定されている
その他	頭蓋内圧（ICP）	ICP<20 mmHg かつ開始前時点で直近に値の増加がない
	体温（BT）	BT<38.5℃ 低体温療法中ではない
	出血	活動性の出血がない ヘモグロビン濃度≧7 g/dL
	骨格系	不安定な骨折がない
	脳血管イベント	24 時間以内に脳血管イベントがない
	血栓塞栓症	血栓塞栓症がコントロールされている
	臓器虚血	新規発症もしくはコントロールされていない臓器虚血がない

離床や運動療法を開始するには患者または患者家族の同意が必須であり，開始基準の使用は患者または患者家族の同意が得られたことを前提としている．

BPS: Behavioral Pain Scale, BT: body temperature, CPOT: Critical-Care Pain Observation tool, ICP: intracranial pressure, NRS: Numeric Rating Scale, RASS: Richmond Agitation-Sedation Scale, RR: respiratory rate, VAS: Visual Analogue Scale
（日本集中治療医学会集中治療早期リハビリテーション委員会，編．重症患者リハビリテーション診療ガイドライン2023．日集中医誌．2023; 30: S905-72[1]）

表2 重症患者の離床と運動療法の中止基準案

カテゴリ	項目・指標	判定基準値あるいは状態	備考
自覚症状	痛み，苦痛	耐えがたい痛み・苦痛の訴え	
	疲労感	耐えがたい疲労感	
	呼吸困難	突然の呼吸困難の訴え	
神経系	意識レベル（GCS，JCS）	開始時と比べて意識レベル低下の出現	
	表情	苦悶表情，顔面蒼白，チアノーゼの出現	
	鎮静（RASS），不穏	RASS≦−3 または 2＜RASS 不穏状態による危険行動の出現	
	四肢の随意性	四肢脱力の出現	
呼吸器系	呼吸数（RR）	RR＜5/min または RR＞40/min	・一過性の場合を除く
	動脈血酸素飽和度（SpO_2）	SpO_2＜88％または＜90％	・酸素化不良が著しい症例ではSpO_2＜88％ ・一過性の場合を除く
	呼吸パターン	突然の吸気あるいは呼気努力の亢進（胸鎖乳突筋などの頸部呼吸補助筋の活動性亢進，鎖骨上窩の陥凹，腹筋群の収縮など）	・聴診などにより気道閉塞の所見も合わせて評価
	人工呼吸器	換気設定変更後も改善しない非同調	
		バッキング	・吸引による気道分泌物などの除去により改善の有無を評価
		気管チューブの抜去の危険性または事故抜去	
循環器系	心拍数（HR）	HR＜40 bpm または HR＞130 bpm	・中止基準に該当しない場合でも，著しい心拍数の低下や上昇がある場合は，離床や運動療法を中止し，医師に相談する ・一過性の場合を除く
	収縮期血圧（sBP）	sBP＜90 mmHg または sBP＞180 mmHg	・左記基準値より逸脱して離床や運動療法を開始している場合には，医師を含めチームで中止基準を設定する．同様に，中止基準に該当しない場合でも著しい血圧低下や血圧上昇がある場合は，離床や運動療法を一時的に中止し，医師に相談する ・一過性の場合を除く
	平均血圧（MAP）	MAP＜60 mmHg または MAP＞100 mmHg	
	心電図所見	治療を要する新たな不整脈の出現，心筋虚血の疑い	
デバイス	デバイス，カテーテル類	カテーテル抜去の危険性（あるいは抜去），カテーテル挿入部の出血や流量低下	
その他	患者による拒否または中止の訴え		
	ドレーン排液の性状	活動性出血の示唆	
	術創の状態	創部離開	
	発汗（多汗），冷汗		

RASS: Richmond Agitation-Sedation Scale，RR: respiratory rate.
（日本集中治療医学会集中治療早期リハビリテーション委員会，編．重症患者リハビリテーション診療ガイドライン2023．日集中医誌．2023; 30: S905-72[1]）

表3 SOFA スコア

スコア	0	1	2	3	4
意識 Glasgow coma scale	15	13〜14	10〜12	6〜9	<6
呼吸 PaO_2/F_IO_2 (mmHg)	≧400	<400	<300	<200 および呼吸補助	<100 および呼吸補助
循環	平均血圧 ≧70 mmHg	平均血圧 <70 mmHg	ドパミン<5 μg/kg/分あるいはドブタミンの併用	ドパミン5〜15 μg/kg/分あるいはノルアドレナリン≦0.1 μg/kg/分あるいはアドレナリン≦0.1 μg/kg/分	ドパミン>15 μg/kg/分あるいはノルアドレナリン>0.1 μg/kg/分あるいはアドレナリン>0.1 μg/kg/分
肝 血漿ビリルビン値 (mg/dL)	<1.2	1.2〜1.9	2.0〜5.9	6.0〜11.9	≧12.0
腎 血漿クレアチニン値 尿量(mL/日)	<1.2	1.2〜1.9	2.0〜3.4	3.5〜4.9 <500	≧5.0 <200
凝固 血小板数($\times 10^3/\mu L$)	≧150	<150	<100	<50	<20

(江木盛時, 他. 日本版敗血症診療ガイドライン2020. 日集中医誌. 2021; 28: S1-411[2]); Vincent JL, et al. Intensive Care Med. 1996; 22: 707-10)

表4 quick SOFA スコア

意識変容
呼吸数≧22回/分
収縮期血圧≦100 mmHg

感染症あるいは感染症を疑う病態で, quick SOFA (qSOFA) スコアの3項目中2項目以上が存在する場合に敗血症を疑う.
(江木盛時, 他. 日本版敗血症診療ガイドライン2020. 日集中医誌. 2021; 28: S1-411[2]); Seymour CW, et al. JAMA. 2016; 315: 762-74.)

表5 Behavioral Pain Scale (BPS)

項目	説明	スコア
表情	穏やかな 一部硬い(たとえば, まゆが下がっている) 全く硬い(たとえば, まぶたを閉じている) しかめ面	1 2 3 4
上肢	全く動かない 一部曲げている 指を曲げて完全に曲げている ずっと引っ込めている	1 2 3 4
呼吸器との同調性	同調している 時に咳嗽, 大部分は呼吸器に同調している 呼吸器とファイティング 呼吸器の調整がきかない	1 2 3 4

(日本集中治療医学会 J-PAD ガイドライン作成委員会, 編. 日本版・集中治療室における成人重症患者に対する痛み・不穏・せん妄管理のための臨床ガイドライン. 日集中医誌. 2014; 21: 539-79[3]); Payen JF, et al. Crit Care Med. 2001; 29: 2258-63)

表6 Critical-Care Pain Observation Tool (CPOT)

指標	状態	説明	点
表情	筋の緊張が全くない	リラックスした状態	0
	しかめ面・眉が下がる・眼球の固定，まぶたや口角の筋肉が萎縮する	緊張状態	1
	上記の顔の動きと眼をぎゅっとするに加え固く閉じる	顔をゆがめている状態	2
身体運動	全く動かない（必ずしも無痛を意味していない）	動きの欠如	0
	緩慢かつ慎重な運動・疼痛部位を触ったりさすったりする動作・体動時注意をはらう	保護	1
	チューブを引っ張る・起き上がろうとする・手足を動かす/ばたつく・指示に従わない・医療スタッフをたたく・ベッドから出ようとする	落ち着かない状態	2
筋緊張（上肢の他動的屈曲と伸展による評価）	他動運動に対する抵抗がない	リラックスした	0
	他動運動に対する抵抗がある	緊張状態・硬直状態	1
	他動運動に対する強い抵抗があり，最後まで行うことができない	極度の緊張状態あるいは硬直状態	2
人工呼吸器の順応性（挿管患者）または	アラームの作動がなく，人工呼吸器と同調した状態	人工呼吸器または運動に許容している	0
	アラームが自然に止まる	咳きこむも許容している	1
	非同調性: 人工呼吸の妨げ，頻回にアラームが作動する	人工呼吸器に抵抗している	2
発声（抜管された患者）	普通の調子で話すか，無音	普通の声で話すか，無音	0
	ため息・うめき声	ため息・うめき声	1
	泣き叫ぶ・すすり泣く	泣き叫ぶ・すすり泣く	2

（日本集中治療医学会 J-PAD ガイドライン作成委員会，編．日集中医誌．日本版・集中治療室における成人重症患者に対する痛み・不穏・せん妄管理のための臨床ガイドライン．2014; 21: 539-79[3]）; Gélinas C, et al. Clin J Pain. 2007; 23: 497-505）

表7 Full Outline of Unresponsiveness スコア（FOUR スコア）

項目	点	説明
開眼 [E] eye response	4	自発的開眼，指示で開眼，追視，まばたき
	3	開眼しているが，追視なし
	2	閉眼しているが，大きな声で開眼する
	1	閉眼しているが，痛み刺激で開眼する
	0	痛み刺激でも開眼しない
運動反応 [M] motor response	4	指示に応じて親指を立てる，もしくはピースサインができる
	3	痛みの場所を認識し，四肢をもってくる
	2	痛み刺激で屈曲反応
	1	痛み刺激で伸展反応
	0	痛み刺激でも反応なし，もしくは全身性ミオクローヌス状態
脳幹反射 [B] brainstem reflexes	4	対光反射と角膜反射を認める
	3	一側瞳孔の散瞳同定
	2	対光反射，もしくは角膜反射の消失
	1	対光反射と角膜反射の消失
	0	対光反射，角膜反射と咳反射の消失
呼吸 [R] respiration	4	非挿管，呼吸は規則的
	3	非挿管，チェーンストークス呼吸パターン
	2	非挿管，呼吸は不規則
	1	呼吸器の呼吸回数よりも，呼吸数が多い
	0	呼吸器で呼吸をしている，無呼吸がある

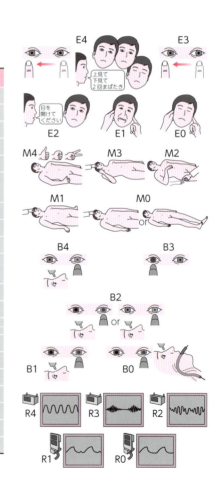

(Wijdicks EF, et al. Am Neurol. 2005; 58: 585-93[4]）

表8 Richmond Agitation-Sedation Scale（RASS）

スコア	用語	説明	
+4	好戦的な	明らかに好戦的な，暴力的な，スタッフに対する差し迫った危険	
+3	非常に興奮した	チューブ類またはカテーテル類を自己抜去：攻撃的な	
+2	興奮した	頻繁な非意図的な運動，人工呼吸器ファイティング	
+1	落ち着きのない	不安で絶えずそわそわしている，しかし動きは攻撃的でも活発でもない	
0	意識清明な落ち着いている		
−1	傾眠状態	完全に清明ではないが，呼びかけに10秒以上の開眼およびアイコンタクトで応答する	呼びかけ刺激
−2	軽い鎮静状態	呼びかけに10秒未満のアイコンタクトで応答する	
−3	中等度鎮静状態	呼びかけに動きまたは開眼で応答するがアイコンタクトなし	
−4	深い鎮静状態	呼びかけに無反応，しかし身体刺激で動きまたは開眼	身体刺激
−5	昏睡	呼びかけにも身体刺激にも無反応	

（Sessler CN, et al. Am J Respir Crit Care Med. 2002; 166: 1338-44）

表9 Confusion Assessment Method for the Intensive Care Unit（CAM-ICU）

1. 急性発症または変動性の経過	ある	なし

A. 基準線からの精神状態の急性変化の根拠があるか？
　　または
B.（異常な）行動が過去24時間の間に変動したか？ すなわち，移り変わる傾向があるか，あるいは鎮静スケール（例えばRASS），GCSまたは以前のせん妄評価の変動によって証明されるように，重症度が増減するか？

2. 注意力欠如	ある	なし

注意力スクリーニングテスト（ASE）の聴覚か視覚のパートでスコア8点未満により示されるように，患者は注意力を集中させるのが困難だったか？

3. 無秩序な思考	ある	なし

4つの質問のうちの2つ以上の誤った答えおよび/または指示に従うことができないことによって証明されるように無秩序あるいは首尾一貫しない思考の証拠があるか？

質問（交互のセットAとセットB）
セットA
1. 石は水に浮くか？
2. 魚は海にいるか？
3. 1グラムは，2グラムより重いか？
4. 釘を打つのにハンマーを使用してもよいか？

セットB
1. 葉っぱは水に浮くか？
2. ゾウは海にいるか？
3. 2グラムは，1グラムより重いか？
4. 木を切るのにハンマーを使用してもいいか？

指示
1. 評価者は，患者の前で評価者自身の2本の指を上げて見せ，同じことをするよう指示する．
2. 今度は評価者自身の2本の指を下げた後，患者にもう片方の手で同じこと（2本の指を上げること）をするよう指示する．

4. 意識レベルの変化	ある	なし

現在の意識レベルは清明以外の何か，例えば，用心深い，嗜眠性の，または昏迷であるか？（例えば評価時にRASSの0以外である）
意識明瞭：自発的に十分に周囲を認識し，また，適切に対話する．
用心深い/緊張状態：過度の警戒．
嗜眠性の：傾眠傾向であるが，容易に目覚めることができる，周囲にある要素には気付かない，あるいは自発的に適切に聞き手と対話しない．または，軽く刺激すると十分に認識し，適切に対話する．
昏迷：強く刺激した時に不完全に目覚める．または，力強く，繰り返し刺激した時のみ目覚め，刺激が中断するや否や昏迷患者は無反応の状態に戻る．

全体評価（所見1と所見2かつ所見3か所見4のいずれか）	はい	いいえ

CAM-ICUは，所見1＋所見2＋所見3または所見4を満たす場合にせん妄陽性と全体評価される．所見2：注意力欠如は，2種類の注意力スクリーニングテスト（ASE）のいずれか一方で評価される．

＜聴覚ASEの具体的評価方法＞
患者に「今から私があなたに10の一連の数字を読んで聞かせます．あなたが数字1を聞いた時は常に，私の手を握りしめることで示して下さい．」と説明し，たとえば「2・3・1・4・5・7・1・9・3・1」と，10の数字を通常の声のトーンと大きさ（ICUの雑音の中でも十分に聞こえる大きさ）で，1数字1秒の速度で読み上げ，スコア8点未満の場合（1のときに手を握ると1点，1以外で握らない場合も1点）は所見2陽性（注意力欠如がある）となる．

＜視覚ASEの具体的評価方法＞
視覚ASEに使用する絵は，Web上（http://www.icudelirium.org/delirium/monitoring.html）から無料でダウンロード可能である．Packet AとPacket Bは，それぞれがひとくくりの組であり，いずれか一方を用いて評価する．
ステップ1：5枚の絵を見せる．
　指示：次のことを患者に説明する．「_____さん，今から私があなたのよく知っているものの絵を見せます．何の絵を見たか尋ねるので，注意深く見て，各々の絵を記憶して下さい．」そしてPacket AまたはPacket B（繰り返し検査する場合は日替わりにする）のステップ1を見せる．ステップ1のPacket AまたはBのどちらか5つの絵をそれぞれ3秒間見せる．
ステップ2：10枚の絵を見せる．
　指示：次のことを患者に説明する．「今から私がいくつかの絵を見せます．そのいくつかは既にあなたが見たもので，いくつかは新しいものです．前に見た絵であるかどうかを，「はい」の場合には首をたてに振って（実際に示す），「いいえ」の場合には首を横に振って（実際に示す）教えて下さい．」そこで，どちらか（Packet AまたはBの先のステップ1で使った方のステップ2）の10の絵（5つは新しく，5つは繰り返し）をそれぞれ3秒間見せる．
スコア：このテストは，ステップ2における正しい「はい」または「いいえ」の答えの数をスコアとする．高齢患者への見え方を改善するために，絵を15cm×25cmの大きさにカラー印刷し，ラミネート加工する．眼鏡をかける患者の場合，視覚ASEを試みる時，彼/彼女が眼鏡を掛けていることを確認しなさい．
ASE, Attention Screening Examination; GCS, Glasgow coma scale; RASS, Richmond Agitation-Sedation Scale.
（日本集中治療医学会J-PADガイドライン作成委員会，編．日本版・集中治療室における成人重症患者に対する痛み・不穏・せん妄管理のための臨床ガイドライン．日集中医誌．2014; 21: 539-79[3]）；Tsuruta R, et al. ICUのためのせん妄評価法（CAM-ICU）トレーニング・マニュアル．2002）

表10 Intensive Care Delirium Screening Checklist（ICDSC）

1．意識レベルの変化： （A）反応がないか，（B）何らかの反応を得るために強い刺激を必要とする場合は評価を妨げる重篤な意識障害を示す．もしほとんどの時間（A）昏睡あるいは（B）昏迷状態である場合，ダッシュ（−）を入力し，それ以上評価は行わない． （C）傾眠あるいは，反応までに軽度ないし中等度の刺激が必要な場合は意識レベルの変化を意味し，1点である． （D）覚醒，あるいは容易に覚醒する睡眠状態は正常を意味し，0点である． （E）過覚醒は意識レベルの異常と捉え，1点である．	0, 1
2．注意力欠如： 会話の理解や指示に従うことが困難．外からの刺激で容易に注意がそらされる．話題を変えることが困難．これらのいずれかがあれば1点．	0, 1
3．失見当識： 時間，場所，人物の明らかな誤認，これらのうちいずれかがあれば1点．	0, 1
4．幻覚，妄想，精神障害： 臨床症状として，幻覚あるいは幻覚から引き起こされていると思われる行動（例えば，空を掴むような動作）が明らかにある，現実検討能力の総合的な悪化，これらのうちいずれかがあれば1点．	0, 1
5．精神運動的な興奮あるいは遅滞： 患者自身あるいはスタッフへの危険を予測するために追加の鎮静薬あるいは身体抑制が必要となるような過活動（例えば，静脈ラインを抜く，スタッフをたたく），活動の低下，あるいは臨床上明らかな精神運動遅滞（遅くなる），これらのうちいずれかがあれば1点．	0, 1
6．不適切な会話あるいは情緒： 不適切な，整理されていない，あるいは一貫性のない会話，出来事や状況にそぐわない感情の表出．これらのうちいずれかがあれば1点．	0, 1
7．睡眠・覚醒サイクルの障害： 4時間以下の睡眠．あるいは頻回な夜間覚醒（医療スタッフや大きな音で起きた場合の覚醒を含まない），ほとんど一日中眠っている，これらのうちいずれかがあれば1点．	0, 1
8．症状の変動： 上記の徴候あるいは症状が24時間の中で変化する（例えば，その勤務帯から別の勤務帯で異なる）場合は1点．	0, 1
合計点が4点以上であればせん妄と評価する．	

（日本集中治療医学会 J-PAD ガイドライン作成委員会，編．日本版・集中治療室における成人重症患者に対する痛み・不穏・せん妄管理のための臨床ガイドライン．日集中医誌．2014; 21: 539-79[3]）；卯野木 健，他．看技．2011; 57: 45-9）

❹鎮静深度

PADIS ガイドラインでは人工呼吸管理中の重症患者に対して，適切な鎮静管理を実施することが推奨されている．また安全に離床や運動療法を開始していくうえで適切に鎮静管理がなされているか評価することは重要である．ICU で使用される鎮静深度のスケールは，Richmond Agitation-Sedation Scale（RASS）表8[3] と Sedation-Agitation Scale（SAS）である．特に RASS はリハビリテーションの開始や進行基準として使用されることが多い．

❺せん妄

重症患者においてせん妄は，多臓器不全の1つとして脳の機能不全という観点で評価をすることは重要である．せん妄の評価をするためには妥当性ある評価スケールを使用することが推奨されており，Confusion Assessment Method for the Intensive Care Unit（CAM-ICU）表9[3] あるいは Intensive Care Delirium Screening Checklist（ICDSC）表10[3] が ICU では使用される．

❻呼吸

リハビリテーション開始には，呼吸数，経皮的動脈血酸素飽和度（SpO$_2$）を観察し，また人工呼

表11 動脈血液ガス分析の指標

検査項目	基準値	概要
酸塩基平衡 (pH)	7.35〜7.45	体内の水素イオンの活性の指標 pH 7.35 未満で酸血症（アシデミア） pH 7.45 以上でアルカリ血症（アルカレミア）
動脈血酸素分圧 (PaO_2)	80〜100 Torr	酸素化能の指標 60 Torr 以下で呼吸不全
動脈血炭酸ガス分圧 ($PaCO_2$)	35〜45 Torr	換気能の指標 35 Torr 未満で呼吸性アルカローシス 40 Torr 以上で呼吸性アシドーシス
P/F 比 (PaO_2/FiO_2)	450〜470 mmHg	酸素化能 ARDS 重症度分類 　─軽症：　300 mmHg 以下 　─中等症：200 mmHg 以下 　─重症：　100 mmHg 以下
重炭酸イオン (HCO_3^-)	22〜26 mEq/L	pH 調節の代謝性の指標 22 mEq/L 未満で代謝性アシドーシス 26 mEq/L 以上で代謝性アルカローシス

（横山仁志, 編. リハ実践ポケット手帳〜PT・OT・STのリスク管理. 横浜：ヒューマン・プレス；2021. p.165[5]）

吸管理となっている重症患者は，吸入酸素濃度（FiO_2），呼気終末陽圧（PEEP）を追加して観察する必要がある．

また呼吸状態を把握するうえでは，動脈血液ガス分析を理解する必要がある．基準値[5]は **表11** を参考にしていただきたい．酸素化能は P/F 比［動脈血炭酸ガス分圧（PaO_2）÷吸入酸素濃度（FiO_2）］で評価し，換気能は動脈血酸素ガス分圧（$PaCO_2$）で評価する．人工呼吸管理中の重症患者のリハビリテーションの換気能を観察するポイントとしては，呼気終末炭酸ガス分圧（$PETCO_2$）を参考にするとよい．人工呼吸中の突然の $PETCO_2$ 低下は肺塞栓症の発症を疑う所見となり，さらにリハビリテーションを実施中では気管チューブの閉塞や接続のはずれなどに気づくポイントとなる．

❼ 循環

循環の評価には，心拍数，収縮期血圧（sBP），平均血圧（MAP）［（収縮期血圧−拡張期血圧）÷3＋拡張期血圧］，昇圧薬の投与量，不整脈を観察し評価する必要がある．また水分出納（In/Out バランス）は，尿量や出血量などの排出量（Out）と輸液や輸血，薬剤投与量などの摂取量のバランスから評価し，また体重の増減から水分出納の観察をする．過剰な輸液は電解質バランスを崩し，心臓や腎臓への負荷を大きくする．逆に少ない場合には，脱水症状を引き起こすこともあり，リハビリテーション実施中に循環動態が不安定になるリスクを事前に把握することも可能になる．

2　ICU リハビリテーションで使用される評価

❶ 身体機能

重症患者で，急性に発症する左右対称性のびまん性四肢筋力低下を認めることがあり，ICU-acquired weakness（ICU-AW）と呼ぶ．ICU-AW を疑うような筋力低下を認めた場合は，まずは筋力の評価を行う．24 時間以上空けて 2 回以上施行した medical research council（MRC）スコアが 60 点満点中 48 点未満，または検査可能な筋の平均 MRC スコアが 4 点未満であり，重症患者

に発症した急性の四肢筋力低下であればICU-AWの疑いのある患者に該当となる．また，6分間歩行試験と握力はPICSの身体機能の評価として使用される．

❷認知機能

ICU退室後にMMSEやHDS-R，MoCA-Jを使用して評価することをお勧めする．ICU入室中，もしくは人工呼吸管理中の重症患者にも使用できる認知機能評価としてJikei Command following Scale（JCoS）が開発されている．こちらの評価スケールも参考にされたい．また退院後の認知機能の調査と評価としてShort-Memory Questionnaire（SMQ）が使用されることが多い．

❸精神機能

重症患者の生存者のうちの多くは不安，うつ，心的外傷後ストレス障害（posttraumatic stress disorder: PTSD）を発症するといわれている．不安，うつ，PTSDに対しての心理検査は多く存在するが，ICUを経験した重症患者に対して，決められた評価スケールは存在しない．しかしPTSDの評価はImpact of Event Scale-Revised（IES-R）が研究では多く報告され使用されている．IES-Rは，PTSDの症状評価尺度として国際的に評価が高く，また心理測定尺度としての信頼性と妥当性の検証がされている．不安，うつの評価は，Hospital Anxiety and Depression Scale（HADS）とPatient Health Questionnaire-9（PHQ-9）が挙げられ，多くの研究で使用されている．

❹ADL

一般的なADL評価として使用されるものにBarthel Index（BI），機能的自律度評価法（FIM），Katz indexがある．ICUで使用することは適切ではないが，ICU退室後のフォローアップ時期に経時的な変化を評価することに使用することは適している．一方，ICUの環境で使用できるADL評価として，集中治療室活動度スケール（Intensive Care Unit Mobility Scale: IMS），functional status score for the ICU（FSS-ICU），Physical Function in Intensive Care Test（PFIT）があるので，参考にしていただきたい．

❺QOL

ICUリハビリテーションや研究では，MOS 36-Item Short-Form Health Survey（SF-36®）やEuroQOL 5 Dimension（EQ-5D）を使用して健康関連QOLを評価していることが多い．いずれも日本語版が開発され，信頼性・妥当性も確認されているが，使用にあたっては申請が必要となる．

❻摂食・嚥下

ICUの重症患者で，挿管チューブおよび気管切開チューブによる声帯などの損傷や麻痺，神経筋障害による筋力低下，咽頭・喉頭の感覚障害，せん妄・疾患・鎮静薬による意識障害，胃食道逆流，呼吸障害による呼吸と嚥下の同期不全などによる摂食嚥下障害はICU-acquired swallowing disorders（ICU-ASD）[6]，またはpostextubation dysphagia（PED）[7]と呼ばれ，近年注目されている．

抜管後，摂食・嚥下のスクリーニングとして，口腔内の観察は，Oral Health Assessment Tool日本語版（OHAT）による口腔アセスメントが有用である．また摂食・嚥下のベッドサイドで実施できるスクリーニング検査に，反復唾液嚥下テスト（Repetitive Saliva Swallowing Test: RSST），改訂水飲みテスト（Modified Water Swallow Test: MWST），フードテスト（Food Test: FT）がある．

❼栄養

　重症患者のリハビリテーションを実施していくうえで，栄養状態はリハビリテーション効果にも影響を与える．そのため，重症患者の栄養状態を把握しておくことは重要である．ICU で使用される栄養評価は，nutrition risk in the critically ill（NUTRIC スコア）や modified nutrition risk in the critically ill（mNUTRIC スコア）によって栄養リスクとアセスメントがなされている．

　また低栄養診断国際基準に Global Leadership Initiative on Malnutrition（GLIM 基準）が採用され，低栄養の診断では GLIM 基準が使用される．注意しなければならないのは，GLIM 基準は単独では低栄養の診断はできず，必ず Nutritional Risk Screening（NRS2002）や Malnutrition Universal Screening Tool（MUST），Mini Nutritional Assessment（MNA），Subjective Global Assessment（SGA）などの世界的にも使用されているスクリーニング評価を実施することが条件であり，低栄養リスクがあると判断された重症患者に GLIM 基準を用いて低栄養の診断を実施することが必要である．

■文献

1) 日本集中治療医学会集中治療早期リハビリテーション委員会，編．重症患者リハビリテーション診療ガイドライン 2023．日集中医誌．2023; 30: S905-72.
2) 江木盛時，小倉裕司，矢田部智昭，他．日本版敗血症診療ガイドライン 2020．日集中医誌．2021; 28: S1-411.
3) 日本集中治療医学会 J-PAD ガイドライン作成委員会，編．日本版・集中治療室における成人重症患者に対する痛み・不穏・せん妄管理のための臨床ガイドライン．日集中医誌．2014; 21: 539-79.
4) Wijdicks EF, Bamlet WB, Maramattom BV, et al. Validation of a new coma scale: The FOUR score. Am Neurol. 2005; 58: 585-93.
5) 渡邊陽介，最上谷拓磨，佐々木祥太郎，他．動脈血液ガス分析の検査項目と基準値．In: 横山仁志，編．リハ実践ポケット手帳〜PT・OT・ST のリスク管理．横浜: ヒューマン・プレス; 2021. p.165.
6) Macht M, White SD, Moss M. Swallowing dysfunction after critical illness. Chest. 2014; 146: 1681-9.
7) El Solh A, Okada M, Bhat A, et al. Swallowing disorders post orotracheal intubation in the elderly. Intensive Care Med. 2003; 29: 1451-5.

〈久保寺宏太〉

1-7 ICUリハビリテーションを行う前の情報収集

1 事前に情報収集を行う目的は？

　一般病床でも事前情報は必要であるが，ICU入室患者では多くの機材や薬剤が使用されており全身状態からも介入時のリスクが高い．そのため，リハビリテーションを行う際のリスク管理を主眼に置いて情報収集を行う．そのうえで，そもそも介入が可能かの判断や人員配置や時間帯まで事前に調整するため事前情報収集は必須である．

2 事前に確認する項目は？

全症例で必須の確認項目

個人情報	年齢，性別，身長・体重
主訴・病歴	入院前経過，ICU入室までの経過，診断名
既往歴・併存症	既往歴や現在治療中の疾患，手術や処置の有無，既往による禁忌事項
病名告知	悪性疾患などで，患者自身・家族へ病名が告げられているか
挿入物・デバイス	挿入部位，デバイス設定
バイタルサイン	呼吸数，SpO_2，意識レベル，心拍数，血圧，体温
安静度	安静度，早期離床プロトコルのSTEP
開始/中止基準	心拍数・血圧・呼吸数・SpO_2・意識レベルなどの許容範囲

　ここまでは最低限押さえておきたい項目である．介入時には変わっている可能性もあるが，見落としを減らすことや変化を追うために事前に確認し，これらの情報とベッドサイドでの診察をもとにリスク評価を行う．

余裕があれば…

患者・家族への説明	主に医師による病状説明
ICU入室前のADL	入室前のリハビリテーション状況，入院前ADL
社会背景	これまでの受診歴，家庭環境，経済状況
治療方針	ICU退室の条件

　これらは方向性を決めるうえで必要な項目である．余裕がなければ次回介入時でも許容されるが，介入前に確認すると，初回介入時の評価内容を検討でき，足りない情報の確認も行うことができる．

さらに慣れれば…

検査結果	血液・尿などの検査結果，画像検査の所見
栄養管理	栄養投与経路，カロリー
薬剤	内服・点滴・外用薬

ここまでの内容は，病態を理解したうえでの解釈が必要だが，医師の記載にないリスクや目標も評価できるようになる．

3 情報収集の方法

情報を事前に集める場合カルテを参照するが，カルテといっても医師・看護師・薬剤師・栄養士・ソーシャルワーカー（SW）の記録や，患者プロファイル，紹介状，経過表，指示簿，血液・画像検査など多岐にわたるため，情報収集を行う順序や項目を決めておくと効率的である．まず大まかな流れを把握し，残りの情報を埋めるようにカルテを参照していくが，施設ごとにカルテの形態や職種による記載内容は異なるため自施設に合った順序で行う．以下の手順は参考である．

まず，医師記録（入院/入室サマリー）を確認し，入院までの経過や既往歴，入院後の経過を把握する．記載がまだ少ない場合，紹介状があれば確認すると情報を得る助けとなる．その後，経過表や指示簿などから挿入物・デバイス，バイタルサイン，安静度，開始/中止基準を確認する．そして，各患者に応じて残りの情報収取を行う．病名告知や患者・家族への説明は，医師記載だけでなく看護師やSWの記録をみると理解度も含めて記載されている場合もあり有用である．社会背景やADLについては看護師やSWが記載していることが多く，薬剤については薬剤師記録に患者への説明や調整中の薬が記載されている場合もあり，栄養管理は栄養士記録でも確認できる．

4 各項目の詳細

- **個人情報**：概ね変わらないが，体重についてはこれまでの経過と直近の測定日を確認する．
- **主訴・病歴**：入院の理由・ICU入室の理由を意識しながら経過を整理してまとめていく．
- **既往歴・併存症**：リスクや安静度に関わる疾患は特に注意し，コントロール状況も確認する．
- **挿入物・デバイス**：挿入部位やデバイス設定を把握し，全体の安静度には記載されていないことの多い部位・関節ごとの安静度や離床に必要な人員を確認する．
- **バイタルサイン**：デバイス設定や鎮痛・鎮静薬，昇圧薬などによって修飾されるため，推移だけでなくデバイス・薬剤（昇圧薬や鎮痛，鎮静薬など）の使用状況も確認する．
- **安静度**：早期離床プロトコルが実施されていれば，現在のSTEPも把握するとよい．
- **開始/中止基準**：明記されていなければカンファレンスで直接確認を行う．
- **病名告知**：特に悪性疾患では患者・家族へ病名が告げられているか確認を行う．
- **家族・患者への説明**：予後や今後の方針など他職種と統一するよう確認する．
- **入院前/ICU入室前のADL**：一般病床にいた患者ではその際の離床状況も聴取しておく．
- **社会背景**：家庭環境や経済状況，かかりつけを含めこれまでの医療や介護の使用状況について．
- **治療方針**：入室直後は方針が定まっていないこともあるが，ICU退室条件を意識し整理する．
- **検査結果**：解釈ができるようになると記載にない情報も拾い上げることができる．
- **栄養管理**：食事量や投与カロリーによってリハビリテーションの頻度や強度を検討できる．
- **薬剤**：ふらつきや眠気など離床のリスクになり得る薬剤は特に注意して確認する．

表1 ICU で早期離床や早期からの積極的な運動を原則行うべきでないと思われる場合

①担当医の許可がない場合
②過度に興奮して必要な安静や従命行為が得られない場合（RASS≧2）
③運動に協力の得られない重篤な覚醒障害（RASS≦－3）
④不安定な循環動態で，IABP などの補助循環を必要とする場合
⑤強心昇圧薬を大量に投与しても，血圧が低すぎる場合
⑥体位を変えただけで血圧が大きく変動する場合
⑦切迫破裂の危険性がある未治療の動脈瘤がある場合
⑧コントロール不良の疼痛がある場合
⑨コントロール不良の頭蓋内圧亢進（≧20 mmHg）がある場合
⑩頭部損傷や頸部損傷の不安定期
⑪固定の悪い骨折がある場合
⑫活動性出血がある場合
⑬カテーテルや点滴ラインの固定が不十分な場合や十分な長さが確保できない場合で，早期離床や早期からの積極的な運動により事故抜去が生じる可能性が高い場合
⑭離床に際し，安全性を確保するためのスタッフが揃わないとき
⑮本人または家族の同意が得られない場合

（日本集中治療医学会早期リハビリテーション検討委員会．集中治療における早期リハビリテーション〜根拠に基づくエキスパートコンセンサス〜．日集中医誌．2017; 24: 255-303）

5 リスク評価・管理について

　ICU におけるリハビリテーションの開始/中止基準が示されているものとしては，日本集中治療医学会より 2017 年に発刊された『集中治療における早期リハビリテーション〜根拠に基づくエキスパートコンセンサス〜』[1]があった　表1 ．2023 年に同学会から『重症患者におけるリハビリテーション診療ガイドライン J-ReCIP 2023』が発刊となり，離床と運動療法の開始/中止基準について CQ が作成されている．いずれも臨床研究が十分に行われておらず，まだ一定の見解が得られていないが，「重症患者の離床と運動療法の開始基準案」「重症患者の離床と運動療法の中止基準案」（p.21, 22 参照）を参考にチームで開始と中止について検討することが推奨されている（この運動療法には床上での関節可動域練習や神経筋電気刺激，嚥下練習は含まれていないため個別に検討が必要である）．

　他に米国集中治療医学会から出された『集中治療室における成人患者の痛み，不穏/鎮静，せん妄，不動，睡眠障害の予防および管理のための臨床ガイドライン』，いわゆる PADIS ガイドラインにもリハビリテーションの開始/中止基準が記載されている（PADIS ガイドラインは 2013 年に出された PAD ガイドラインに不動〔Immobility〕と睡眠障害〔Sleep disturbance〕の要素が追加されアップデートされたものである．日本集中治療医学会より日本語訳が出されている）．Immobility の中でリハビリテーションについても言及されており，17 件の研究を検討し心臓血管系・呼吸器系・神経系・その他の項目について基準が設けられている　表2 ．

　いずれの基準も疾患別ではないため，患者ごとに医師の方針や基準を確認する必要はある．ただ，事前の指示が不十分で当日のカンファレンスなどで確認が必要な場合もあり，一般的な基準として確認が必要な項目を洗い出す目的でも使用できる．

表2 ベッド上やベッド外での身体的リハビリテーションやモビライゼーションの開始および中止のための安全基準の要約

系	開始基準[a]	中止基準[a]
系	リハビリテーションやモビライゼーションは下記の項目をすべて満たしたときに「開始」できる:	リハビリテーションやモビライゼーションは下記の項目のいずれかひとつでも当てはまったときには「中止」される:
心血管系	・心拍数が60〜130拍/分, ・収縮期血圧が90〜180 mmHg, または ・平均血圧が60〜100 mmHg	・心拍数<60拍/分または>130拍/分, ・収縮期血圧<90 mmHgまたは>180 mmHg, または ・平均血圧<60 mmHgまたは>100 mmHg
呼吸器系	・呼吸数が5〜40回/分 ・SpO_2≧88% ・F_IO_2<0.6 かつ PEEP<10 ・気道(挿管チューブまたは気管切開)が適切に確保されている	・呼吸数<5回/分または>40回/分 ・SpO_2<88% ・適切な気道確保(挿管チューブまたは気管切開)への懸念
神経系	・声がけに対し開眼できる さらに,以下の臨床所見と症状が「ない」: ・新規または症候性の不整脈 ・心筋虚血が懸念される胸痛 ・不安定な脊髄損傷や病変 ・不安定型の骨折 ・活動性またはコントロールされていない消化管出血	・指示に従わない,意識混濁,攻撃的,興奮といった意識状態の変化 さらに以下の臨床所見や症状,事象が生じたり,臨床的に関連が明らかなとき: ・新規/症候性の不整脈 ・心筋虚血が懸念される胸痛 ・人工呼吸器との非同調 ・転倒転落 ・出血 ・医療機器の誤抜去または誤作動 ・患者または医療者の観察によって報告された苦痛
その他	以下の状態でも運動を行ってよいかもしれない ・一般に股関節の運動を避ける必要がある大腿シースを除く大腿部血管アクセス・デバイス ・持続腎代替療法実施中 ・血管作動薬投与	

SpO_2=酸素飽和度

[a]公表されている臨床研究やエキスパートオピニオンに基づくが,臨床的判断の代わりとすべきではない.すべての値は,個々の患者の臨床症状や「正常」値,病院内での最近の傾向,臨床家が規定した目標や目的といった観点から,必要に応じて解釈または修正されるべきである.

(Devlin JW, et al. Crit Care Med. 2018; 46: e825-73. 日本語訳: 日本集中治療医学会. https://www.sccm.org/sccm/media/PDFs/PADIS-Guidelines-Japanese-2019.pdf)

■文献
1) 日本集中治療医学会早期リハビリテーション検討委員会.集中治療における早期リハビリテーション〜根拠に基づくエキスパートコンセンサス〜.日集中医誌.2017; 24: 255-303.

〈深澤美葉〉

第2章 医学的管理機器と呼吸循環モニタリング

2-1 臓器評価と補助・代替療法（総論）

1 集中治療における臓器評価

　集中治療を必要とする患者は，生命維持に必要な臓器機能が障害されているか，そのリスクが高まっている状態にある．ここでいう臓器機能とは，中枢神経，循環器，呼吸器，腎，肝，血液凝固系と感染防御機能である．集中治療の業務では，これら臓器機能の変化を適切な機器を用いてリアルタイムでモニタリングし，その結果から臓器機能を評価し，必要に応じて時機を得た介入を実施し，その結果を観察し，再度モニタリングする，というサイクルを繰り返していく 図1 ．機能評価ではさまざまなスコアリングシステムが用いられている．本邦で使用される代表的なスコアとして Sequential Organ Failure Assessment（SOFA）（p.23 参照）や Acute Physiologic And Chronic Health Evaluation（APACHE）があり，特別な技術や診断装置がなくても評価可能である．いずれも，標的臓器を定め，それぞれの臓器の状態を検査データや臨床症状により数値化する．

　各臓器の評価が終われば，次に治療の優先度を検討する．複数臓器が障害されている場合，各臓器の残存機能や予備力を判定し主要病態の進行速度を推定したうえで，治療介入による影響（副作

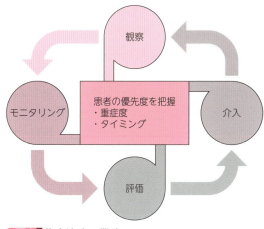

図1 集中治療の業務サイクル

用）も踏まえ，どの臓器を優先して治療するか，あるいは保護するかを選択する．ある臓器の治療が，他の重要臓器にとって有益とは限らないからである．

また，医療経済的な視点からも機器を用いた治療介入の効果が検討されてきた．腎代替療法はその一例である．血液透析について持続的に行うか，間歇的に行うか，腎機能障害のどのタイミングで行うか，など多施設研究で多角的に評価されてきたが，臨床現場での対応はまだ一定ではない．高価な治療法であり，感染や血栓形成など患者予後に影響する合併症も少なくないことから，その適応については議論が続いている．

集中治療における治療方針は総合的な評価によって決められ，臓器機能の改善や悪化があれば逐次変更修正される．治療介入のタイミングは極めて重要であるが，治療による有害事象を回避するために離脱のタイミングも同様に重要である．そのために，24時間休むことのない治療体制が配置され，多くの人手や医療機器を用い監視することこそが，集中治療が一般病棟や外来の治療と異なる点である．

2 補助・代替療法と早期リハビリテーション

臓器機能障害が重症化し内科的治療による回復を待つだけの時間的猶予がなければ，医療機器を用いた補助・代替療法が行われる．循環器，呼吸器，腎への補助・代替療法は，現代の集中治療において欠かせないものであり，生命予後を左右する重要な役割をもつ．循環器では，intra-aortic balloon pumping（IABP）や extracorporeal membrane oxygenation（ECMO）があり，最近ではIMPELLAも用いられる．呼吸器では人工呼吸補助が行われ，抵抗性の場合は人工呼吸器からの肺保護を目的にECMOが用いられる．循環補助のECMOが静脈脱血・動脈送血（V-A ECMO）であるのに対し，呼吸補助のECMOは静脈脱血・静脈送血（V-V ECMO）が行われる．腎補助としての血液透析は，循環動態への負荷の可否により間歇か持続かを選択する．また，さまざまな血中物質の除去を目的として血液浄化も行われる．これらの機器による治療は，臓器機能回復のゲームチェンジャーとなる一方で，安全に施行するために患者の無動化や深鎮静といった対応が行われてきた．2003年にARDS患者の身体機能が人工呼吸中の無動化により長期的に制限され生命予後にも影響を及ぼすことが報告され[1]，早期リハビリテーションの重要性が叫ばれるようになった．

しかし，早期リハビリテーションの対象患者は上記のような臓器機能障害を有する患者である．リハビリテーションの内容によりさまざまな程度の運動負荷が発生し，特に呼吸循環器系の負担は避けられない．また，リハビリテーション実施のために，補助・代替療法を継続できる場合，一時中断が必要となる場合などさまざまである．早期リハビリテーションに関わるスタッフは臓器モニタリングや評価，デバイスを用いた治療に関する基礎知識をもち，臓器機能への影響を事前に想定しておく．すなわち，対象患者の臓器機能の経時的変化を理解し臓器予備力を把握したうえで，安全かつ有効なリハビリテーションメニューを立案実行する．最近では，床上で実施できる患者負担の少ないリハビリテーション支援機器も数多く開発されており，これら医療機器の活用も視野に入れたい．

かつては，補助・代替療法の実施中はデバイス関連トラブルを恐れるあまり，深い鎮静や安静臥床を強いる傾向にあった．しかし，無動化の有害性と早期離床の重要性を示す医学的証拠が蓄積されるにつれ，これら機器を用いた治療に並行してリハビリテーションを積極的に行う試みが普及してきた．急性呼吸不全に対する人工呼吸や人工肺を用いた体外循環では，リハビリテーションを積極的に行うことでめざましい成果をあげている．有効性を示す医学的証拠はいまだ十分といえず，さらなる研究成果が期待される．

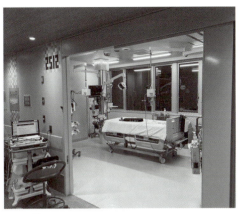

図2 昭和大学病院 Medical/Surgical ICU の室内設備

早期離床や検査のための患者移動を前提に設計された．

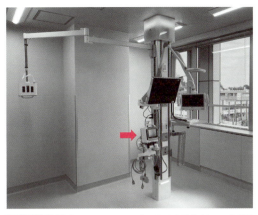

図3 集約化されたコンパクトな医療ガス・電源供給システム

1本の柱に医療ガスと吸引，電源とともに生体情報モニターや照明，テレビなどすべての設備が設置され，床面だけでなく空間の有効利用が可能となった．生体情報モニターは分離型で，患者移動では矢印の部分の入力部だけを外しポータブルモニターとして使用できる．

　最後に，治療機器ではないが，リハビリテーションを行うためにICUの環境整備も重要である．ICUの広さには保険診療上の規定が定められているが，構造物により有効活用できる広さが制限されることがある．**図2**に当院のMedical/Surgical ICUの設備を提示した．2枚扉は完全に開放できるため，人工呼吸器や体外循環装置をつけたままでもストレスなく通過できる．人工呼吸のまま歩行ができるように機器は天吊り方式ではなくスタンドアローンとし，集中治療に必要な医療ガスやモニタリング機器はすべて1つの柱（コラム）に集約してデッドスペースをなくし，床面だけでなく空間を含めた省スペースを実現した**図3**．生体情報モニターは分離型で，移動の際にはドックから外しそのままポータブルモニターとなる．このように早期リハビリテーションを実施することを前提に設計しておくことは，現代のICUにおいて欠かせない．

■文献

1) Herridge MS, Cheung AM, Tansey CM, et al. One-year outcomes in survivors of the acute respiratory distress syndrome. N Engl J Med. 2003; 348: 683-93.

〈小谷　透〉

2-2 人工呼吸器

1 人工呼吸器導入の目的

　人工呼吸器導入の目的は大きく3つあり，酸素化の改善・適切な換気量の維持・呼吸仕事量の軽減である．肺に陽圧をかけることで，肺胞の虚脱を防ぎ（虚脱した肺胞を開通させ）シャントを減少させることで酸素化を改善する．また換気量を保つことでガス交換異常を是正し高二酸化炭素血症の改善が期待でき，人工呼吸器で呼吸を補助することで呼吸仕事量を軽減することができる．

2 人工呼吸器導入の基準

　酸素マスクなど通常の酸素療法，さらには高流量鼻カニューレシステム（high flow nasal cannula: HFNC/nasal high flow: NHF）や非侵襲的陽圧換気（noninvasive positive pressure ventilation: NPPV）を行っても「酸素化」「換気」「呼吸仕事量」に問題があり，患者の状態が改善しない場合に人工呼吸器が用いられる．
　酸素化が維持されていても高二酸化炭素血症となれば人工呼吸の適応となることに注意する．
　高流量酸素療法として HFNC が普及している．HFNC についての説明は他項に譲るが，HFNC を行っても低酸素，高二酸化炭素血症が改善しない場合は，人工呼吸器の導入を常に考える必要がある．
　一方で，NPPV は，人工呼吸器と同様に陽圧換気を行うことが可能であるが，「患者が非協力である」「意識が低下している」「排痰困難である」「血行動態不安定である」場合には中止する必要があり，気管挿管による人工呼吸管理を検討する．人工呼吸器は意識レベルや循環動態などの全身状態を考慮しての導入が重要であるともいえる．

3 人工呼吸器のモード

　人工呼吸器には換気方式や，患者の呼吸に対する同期方法などに応じてさまざまなモードが存在する 図1 ．同様の換気を行うモードでも人工呼吸器の機種によって呼び名が異なるため，注意が必要である．
　ここでは臨床でよく使用されるモードについて解説する．

❶量規定換気（volume control ventilation: VCV）

　設定した一回換気量で強制換気が行われる．気道抵抗や肺コンプライアンス(肺の膨らみやすさ)に関係なく，安定した換気量を保つことができる．しかし，気がつかないうちに肺に高い圧がかかってしまい，人工呼吸関連肺傷害（VALI）につながる恐れがある．

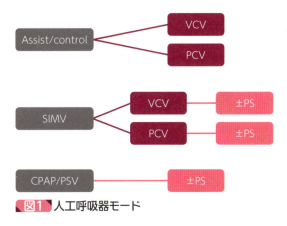

図1 人工呼吸器モード

❷圧規定換気（pressure control ventilation: PCV）

設定した換気圧で強制換気が行われる．設定した圧以上の圧が肺にかかることはないが，気道抵抗や肺コンプライアンスの影響を受けて換気量が変動してしまうため，換気量の変動には注意が必要である．

❸Assist/control（A/C）

自発呼吸がない場合は設定された呼吸回数で，PCV（またはVCV）で強制換気を行う．自発呼吸がある場合はすべての人工呼吸に同期して強制換気を行う．吸気時間は設定した数値に固定される．重症呼吸不全の患者でよく用いられる換気モードである．

❹Synchronized intermittent mandatory ventilation（SIMV）

自発呼吸がない場合は設定された呼吸回数，PCV（またはVCV）で強制換気を行い，自発呼吸に同期して換気することも可能である．A/Cと異なるのは自発呼吸が設定した呼吸回数を超えた場合には，設定されたpressure support（PS）で呼吸補助を行う点である（PSが0の場合もありうる）．PCV（またはVCV）とPSによる換気の2種類の換気パターンが存在することになり，患者はそれを予測できないためA/Cと比較して呼吸仕事量が増加する可能性が指摘されている．

❺Continuous positive airway pressure（CPAP）±pressure support（PS）

自発呼吸にPEEPを付与した換気方法．患者の自発呼吸がある場合に用いられる．患者の自発呼吸に同期してPSでサポートすることも可能で，多くの場合PSを付与している．挿管による人工呼吸の場合，挿管チューブを通して呼吸するため，少なくとも挿管チューブによって増加した気道抵抗分はサポートする必要がある．吸気時間は患者自身が決定できるため，最も同調性に優れたモードといえる．一方で患者の吸気努力が十分でない場合，十分な換気量が保てず肺胞虚脱を起こす可能性がある．

これ以外にも人工呼吸器には多くのモードが存在するが，重症呼吸不全ではA/Cから開始して，呼吸が改善すればCPAPに変更し，人工呼吸器からの離脱に向かっていくのが一般的である．

4 患者-人工呼吸器非同調

人工呼吸管理中では，しばしば患者-人工呼吸器非同調が問題となることがある．これは，患者の呼吸パターンと人工呼吸器からの送気パターンにずれがある状態であり，患者の不快感が増すだけでなく，呼吸仕事量の増加や人工呼吸期間の延長とも関連があることが報告されている．非同調は

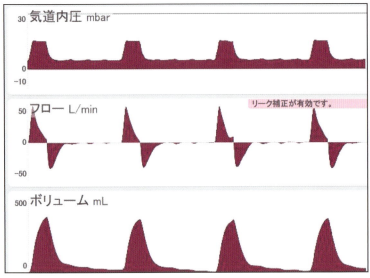

A: 非同調がない状態

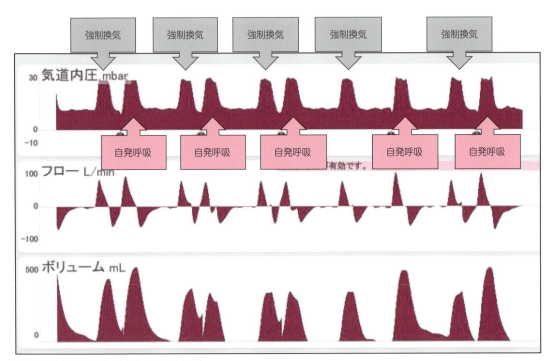

B: 非同調がある場合（リバーストリガー）

図2 人工呼吸器に表示される波形
Aの波形は非同調がなく安定した呼吸状態の時の人工呼吸器の波形である．一方Bでは，リバーストリガーと呼ばれる非同調がみられており，A/Cで強制換気が行われた後に自発呼吸が生じており，呼吸が2回連続して行われている．

人工呼吸期間を通じて25%の患者で生じているとされ，遭遇する頻度の高い事象である．人工呼吸器のグラフィック波形（圧波形や流量波形）を観察することで発見可能であり，波形が通常と異なる場合は注意が必要である 図2 ．

5 人工呼吸中の肺傷害（VALIとP-SILI）

　急性呼吸窮迫症候群（ARDS）患者においては，2000年に肺保護のために一回換気量を6 mL/理想体重とした低容量換気の有効性が報告されて以降，長らく肺保護換気として低容量換気が行われてきた．その後，肺保護につながるさらなるエビデンスが数多く報告され，COVID-19のパンデミックによってもさらに急性呼吸不全に対する人工呼吸について多くの研究が行われ，その理解が進んできたといえる．特に腹臥位療法は死亡率の改善につながることが報告されており[1]，特にCOVID-19のパンデミックによって重症呼吸不全患者が急増した影響もあって，多くの施設で実施されるようになった．

　人工呼吸管理において重要なことは，呼吸不全から回復するまでの間，いかにして人工呼吸による肺傷害を最小限とした管理ができるかである．そのためには，一回換気量の制限やプラトー圧の制限など人工呼吸器の設定だけでなく，患者の吸気努力による肺傷害（patient self inflicted lung injury: P-SILI）を防ぐことが重要であることがわかってきた[2]．自発呼吸を残した人工呼吸管理は，換気血流不均衡の是正から酸素化を改善し，横隔膜萎縮を防ぐと考えられており，可能な限り自発呼吸を残した人工呼吸管理が望まれる．

　しかし，呼吸困難感の増大から患者が強く息を吸おうとすることで胸腔内に過剰な陰圧がかかり，結果として肺傷害を起こしてしまうリスクも存在する．P-SILIを防ぐためには人工呼吸器設定を適正化して患者の呼吸困難感を軽減させるだけでなく，鎮静の調整や筋弛緩薬の投与が必要になる．Moderate-severe ARDS患者を対象とした72時間の筋弛緩薬で死亡率の改善が報告されており，今後重症呼吸不全患者管理においてP-SILIを防ぐために筋弛緩薬の使用がさらに広まっていくと思われる．一方で，筋弛緩薬の使用は横隔膜を含めた全身の筋萎縮とも関連があるとされており，可能な限り投与期間を短縮する必要がある．

6 人工呼吸と横隔膜

　人工呼吸と完全に同期した人工呼吸では横隔膜の萎縮をきたすことが知られており，これは人工呼吸器誘発性横隔膜障害（ventilator induced diaphragmatic dysfunction: VIDD）と呼ばれる．筋弛緩薬，ステロイド，アミノグリコシドなどの薬剤も筋萎縮との関連が示唆されている．

　一方で，横隔膜への適切な負荷はウィーニング困難患者の人工呼吸器の離脱を促進することも知られている．しかし人工呼吸器のサポートを減らせばよいわけではなく，過小なサポートでは先に述べたようなP-SILIを起こすリスクを増大させ，吸気努力の増大によって酸素消費量が増大することも報告されている．このように人工呼吸器によるサポートは過剰でも過小でも害があることが知られている．横隔膜活動を適切に保ち，VIDD，P-SILIを防ぐためには，横隔膜のモニタリングが有用であるとされている．エコーを用いて横隔膜を観察する方法や，横隔膜電位を測定する方法（NAVA）などが知られているが，特殊な技術や機器を要する．P0.1は人工呼吸中に気道を閉塞した時の0.1秒間に生じる気道内圧の変化であり，吸気努力の指標として用いられている．これは多くの人工呼吸器において簡単な操作で測定可能な指標であり，日常的な吸気努力モニタリングの指標として有用である．

7 人工呼吸管理中のリハビリテーション

　2007年に人工呼吸管理中における早期からのリハビリテーションは，安全かつ神経筋障害の予防に有効であることが報告された．その後も多くのRCTなどが行われ，ICU滞在期間・入院期間の短縮，運動能力の改善，非せん妄期間の延長などが報告されている[3]．その一方で重大な合併症はほとんど報告されていない．しかし，人工呼吸管理中のリハビリテーションでは低酸素血症や血圧低下，不整脈などの重篤な合併症を起こすリスクが常に存在するのも事実である．日々のカンファレンスでその日の患者の状態に応じたリハビリテーションプランについて多職種で検討し，リハビリテーション開始前にはバイタルサインや呼吸状態（酸素化だけでなく，呼吸様式や人工呼吸器の波形も）の確認を十分に行う必要がある．何か異常や疑問点があれば，医師や看護師とコミュニケーションをとりリハビリテーションプランを再検討することで，リハビリテーションを中止することなく安全に進められる可能性がある．

　また重症呼吸不全の患者では肺胞が虚脱しやすく，高いPEEPをかけて肺胞を開いている．そのような患者では呼吸回路が外れ，圧が解除されてしまうと容易に肺胞が虚脱し著明な低酸素となる危険性があるため，呼吸回路の扱いには細心の注意が必要である．

　呼吸状態がよくない患者においては，一時的に酸素濃度や，呼吸器条件を上げることで離床を進められる可能性もあり，多職種で日々コミュニケーションをとりながら，その日の患者の状態に応じたリハビリテーションを模索することが重要である．

■文献
1) Guérin C, Reignier J, Richard JC, et al. Prone positioning in severe acute respiratory distress syndrome. N Engl J Med. 2013; 368: 2159-68.
2) Brochard L, Slutsky A, Pesenti A. Mechanical ventilation to minimize progression of lung injury in acute respiratory failure. Am J Respir Crit Care Med. 2017; 195: 438-42.
3) Lang JK, Paykel MS, Haines KJ, et al. Clinical practice guidelines for early mobilization in the ICU: a systematic review. Crit Care Med. 2020; 48: e1121-8.

〈染井將行〉

2-3 HFNC/NPPV

呼吸不全は呼吸器疾患だけでなく，循環器や消化器，神経筋疾患，内分泌疾患などでも起こりえる．救命するためにはなんらかの方法でただちに酸素を補給し酸素化を保つ必要がある．

一般的な酸素投与の方法としては鼻カニューレやマスクなどがあるが，これらでは十分な酸素化が保たれない場合には，他の非侵襲的な方法として，高流量鼻カニューレ酸素療法（high-flow nasal cannula: HFNC）と非侵襲的陽圧換気（non-invasive positive pressure ventilation: NPPV）が用いられる 図1 ．

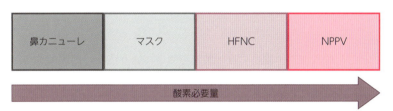

図1 非侵襲的酸素投与法

1 高流量鼻カニューレ酸素療法（HFNC）

HFNCは高流量の酸素を経鼻的に非侵襲的に投与する装置である．鼻に装着する専用のカニューレの使用と加温加湿を行うことで，患者の負担がほとんどなく高流量の酸素を経鼻的に投与することが可能である．鼻カニューレやマスクなどで酸素化が保たれない場合に用いられる 図1 ．装着には特殊な技術を要することはなく，酸素量と酸素濃度を設定するだけで簡便に使用することができる．高流量の酸素を投与することで，安定したFiO_2を確保し酸素化を保つことに加え，死腔のウォッシュアウトや軽度の呼気終末陽圧（positive end-expiratory pressure: PEEP）がかかることも期待できる．また加湿加温することにより線毛運動を維持し排痰を促進する効果もある．

▶ 1-1 適応

呼吸不全を呈するすべての疾患が対象となる．また抜管後の酸素療法にも用いられる．

▶ 1-2 方法

図2 のように専用の鼻カニューレを装着する．投与する酸素流量（5～60 L/分）および酸素濃度（21～100％）を設定し使用する．また加温加湿器を稼動する．

▶ 1-3 特徴（利点と欠点）

❶高流量・高濃度の酸素投与

最大で，酸素流量60 L/分，酸素濃度100％まで設定することができる．通常の鼻カニューレやマスクの場合は呼吸をした際に空気と混ざるため設定よりも酸素流量や濃度が低下するが，HFNCで

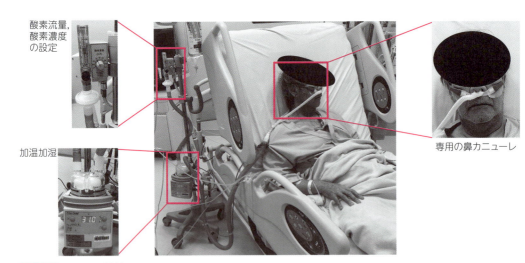

図2 HFNCの装着

は空気との混合が少なく設定した酸素流量・濃度に近い酸素を気道に送り込むことができる．

❷死腔のウォッシュアウト

高流量の酸素投与により上気道（口腔および鼻腔）の解剖学的死腔を洗い流すことができる．これにより換気量の割合が増加し，CO_2の再吸収を防ぐことにつながる[1]．

❸軽いPEEP効果

上気道の圧が上がることにより軽いPEEPがかかる．口を閉じている時には酸素流量10 L/分あたりPEEPは平均0.7 cmH_2O 上昇し，口が開いている時には10 L/分あたりPEEPは平均0.35 cmH_2O 上昇するといわれている[2]．

❹気道クリアランスの最適化

加温加湿により気道の湿度を保ち気道粘膜のクリアランスを最適化することができる．これにより排痰を促すことや感染予防につながる．

❺口腔ケアや会話が可能

経鼻による酸素投与法のため，カニューレを装着したまま口腔ケアを行うことができ，会話も可能である．

❻在宅管理も可能

慢性呼吸不全の患者については在宅管理も可能である．

❼圧管理はできない

経鼻的に酸素を投与する方法であり，NPPVや気管挿管による人工呼吸管理のように陽圧管理を行うことはできない．このためHFNCで酸素化が保たれない場合には，NPPVや気管挿管の適応となる 図1．

1-4 リハビリテーションのポイント

HFNC は NPPV や気管挿管による人工呼吸管理に比べ，体位変換や上下肢の運動を行いやすいのが利点である．呼吸不全が進行し NPPV や気管挿管にならないために，HFNC 管理下での腹臥位療法や呼吸理学療法，早期リハビリテーションなどが重要となる．

2 非侵襲的陽圧換気（NPPV）

NPPV は気管挿管を行わず，非侵襲的に人工呼吸管理を行う方法である．顔に密着した専用のマスクにより気道を確保し，酸素投与と陽圧換気を行う．鼻カニューレやマスク，HFNC を用いた酸素療法で酸素化が保たれない場合や，CO_2 の貯留を認める場合に使用される．気管挿管する必要がないことが最大の利点であるが，これが欠点となることもある．

2-1 適応

呼吸不全の中でも特に慢性閉塞性肺疾患（chronic obstructive pulmonary disease: COPD）の急性増悪や心原性肺水腫，免疫不全例における呼吸不全，挿管人工呼吸管理中の COPD に対する抜管およびウィーニング時などによい適応となる[3]．低酸素血症に加えて二酸化炭素の蓄積を伴う II 型呼吸不全に対しては特に有効性を発揮する[4]．

一方で，対象となる患者はマスク着用に対して協力的であり，マスクによる気道確保が十分に行える必要がある．呼吸を補助する装置であるため呼吸停止時や意識状態が悪い場合には装着できない．また循環動態が不安定な状態，心筋梗塞や不安定狭心症が疑われる場合には推奨されない．さらに顔の外傷や術後，先天的な異常などでマスクがフィットしない場合にも使用できない[3]．

その他にも以下の場合には使用できない．
- 2つ以上の臓器不全がある
- 咳反射がないか弱い
- ドレナージされていない気胸がある
- 嘔吐や腸管の閉塞，アクティブな消化管出血がある
- 大量の気道分泌物がある

2-2 方法

図3 のように専用のマスクを顔に密着させ空気の漏れがないよう装着する．人工呼吸器の換気モードと圧を設定する．使用する換気モードとしては，S/T（spontaneous/timed）モードや CPAP（continuous positive airway pressure），AVAPS（average volume assured pressure support）などがある．人工呼吸器を稼働した後に，マスクからの空気の漏れがないか，機械と同調しているかなどを確認する．またマスクによる顔の皮膚トラブルが起きやすいため注意する．マスクの種類には，一般的に使用される口鼻を覆うフルフェイスマスクに加え，顔全体を覆うトータルフェイスマスクや鼻だけを覆うネーザルマスクなどがあり，状況に応じて使い分ける．

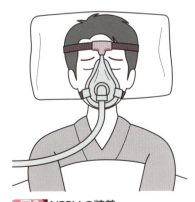

図3 NPPV の装着

▶ 2-3 特徴（利点と欠点）

❶ 気管挿管による合併症の回避
気管挿管を行わないため，挿管時の気道損傷，食道誤挿入やチューブを留置することにより起こる人工呼吸器関連肺炎（VAP）などの合併症を回避することができる[5]．

❷ 着脱することができる
比較的容易に着脱が可能なため，酸素化が保たれるようなら一時的に外して会話をすることや，施行時間を調整することができる．一方で，安定して使用するには患者の協力が不可欠である．

❸ 圧管理を行うことができる
酸素投与だけでなく圧設定を行えるため，換気量が低下や，CO_2貯留を認める場合でも改善が期待できる．

❹ 在宅管理も可能
慢性呼吸不全患者には在宅でも使用することができ，主な対象疾患としてはCOPDや肺結核後遺症，神経筋疾患，睡眠時無呼吸症候群などがある．

❺ 気道確保が不安定
気管挿管されていないため，気道確保が不安定であり適切な換気を得ることができないこともある．また気管吸引を行うことは困難である．さらに誤嚥や胃膨満を起こすリスクがあり注意を要する．

▶ 2-4 リハビリテーションのポイント

NPPV管理中にリハビリテーションを行う際には，装着しているマスクがずれないよう気をつける必要がある．リハビリテーション開始前に必ずマスクのフィットに問題がないかを確認したうえでリハビリテーションを行うことが重要である．人工呼吸器のアラームが鳴った場合にはリハビリテーションによりマスクがずれていないか，配管が抜けていないかなどを確認する．

■文献

1) Nagata K, Kikuchi T, Horie T, et al. Domiciliary high-flow nasal cannula oxygen therapy for patients with stable hypercapnic chronic obstructive pulmonary disease. A multicenter randomized crossover trial. Ann Am Thorac Soc. 2018; 15: 432-9.
2) Parke RL, Eccleston ML, McGuinness SP. The effects of flow on airway pressure during nasal high-flow oxygen therapy. Respir Care. 2011; 56: 1151-5.
3) 日本呼吸器学会, NPPVガイドライン作成委員会, 編. NPPV（非侵襲的陽圧換気療法）ガイドライン 改訂第2版. 東京: 南江堂; 2015.
4) Nava S, Hill N. Non-invasive ventilation in acute respiratory failure. Lancet. 2009; 374: 250-9.
5) Antonelli M, Conti G, Rocco M, et al. A comparison of noninvasive positive-pressure ventilation and conventional mechanical ventilation in patients with acute respiratory failure. N Engl J Med. 1998; 339: 429-35.

〈大田 進〉

2-4 ECMO

1 ECMOとは何か？

　ECMO（extracorporeal membrane oxygenation）は，重症心不全・呼吸不全に対して膜型人工肺とポンプからなる体外循環を用いて循環および呼吸のサポートを行う生命維持装置である．ECMOでは血管内に留置した脱血カニューレから血液を体外に引き出し，人工肺でガス交換を行い，送血カニューレから体内に送り込むことで，循環および呼吸のサポートを行う．ECMOには大きく分けて2種類あり，静脈から脱血した血液を酸素化して動脈に戻すVeno-Arterial ECMO（V-A ECMO）と静脈から脱血した血液を酸素化して静脈に戻すVeno-Veno ECMO（V-V ECMO）に分類される 図1 図2 ．V-A ECMOは酸素化だけでなく循環補助も可能であり，重症心不全の

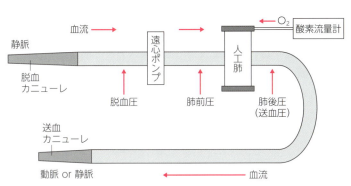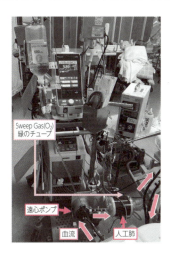

図1 ECMO回路の概略図と実際の写真

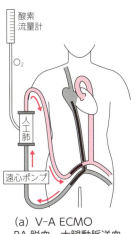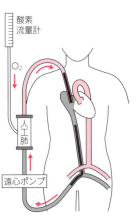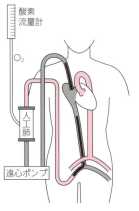

(a) V-A ECMO
RA脱血―大腿動脈送血

(b) V-V ECMO
IVC脱血―RA送血

(c) V-V ECMO
RA脱血―IVC送血

図2 カニュレーションの位置
IVC: 下大静脈，RA: 右房

患者や心肺蘇生時に用いられる．一方，V-V ECMOでは循環補助効果はなく，重症呼吸不全に対する酸素化の維持のために用いられる．

　V-A ECMO，V-V ECMO両者とも，ECMOそのものは治療ではなくあくまで心臓や肺が回復するまでのつなぎであり，ECMOによるサポート中に原疾患の治療を行う必要がある．またECMOによる治療成績を向上させるためには，合併症を防ぐ管理が重要であり，特に出血性合併症や感染症には注意が必要である．

2 V-A ECMO

　V-A ECMOでは心臓の機能と肺の機能，両方を補助することが可能である．通常は，内頸静脈や大腿静脈から挿入した脱血カニューレの先端位置が右房付近となるように留置し，鎖骨下動脈（順行送血）や大腿動脈（逆行送血）から挿入した送血カニューレを通して血液を送り込むことで循環と呼吸の両方を補助する．まったく心臓が動いていない時はECMOが全循環を担う状態となるが，自己心からの拍出がある状態では自己心から送り出された血液と，ECMOから送り出された血液が混合されて全身に供給される．この際には，自己心から送り出された血液は自己肺で酸素化された血液であり，ECMOによる人工肺で酸素化された血液と酸素含有量が異なるため，特に自己肺でのガス交換能が低下している場合には注意が必要である．自己心から拍出された血液とECMOから送り出された血液が混ざり合う点をmixing pointと呼ぶ．これは自己の心機能やECMOから送り出される血液の量などによって変動する．自己肺でのガス交換能が落ちている状態では，このmixing pointの位置によっては脳などの重要臓器に十分な酸素が供給されていないことがあるので注意が必要である．そのためV-A ECMO中は，両側上肢での血液ガス分析，酸素飽和度のモニタリングや，近赤外線分光法（near infrared spectroscopy: NIRS）を用いた脳灌流血の局所酸素飽和度のモニタリングを行っている施設もある．

3 V-V ECMO

　2009年に成人重症呼吸不全に対するV-V ECMOの有効性が報告され[1]，COVID-19パンデミックの際にも重症呼吸不全に対して使用され良好な成績を収めた．V-V ECMOでは静脈から脱血した血液を人工肺でガス交換を行った後に静脈に戻すことで，呼吸補助を行っている．V-A ECMOとの大きな違いは循環補助がない点である．循環が保たれているが，酸素化が維持できない，高二酸化炭素血症のコントロールがつかない場合に適応となる．もう1点，V-A ECMOと大きく異なる点は脱血と送血がともに静脈であるため，ECMOでガス交換を行い体内に戻した血液が再びECMO回路に脱血される再循環（recirculation）が起こることである．再循環そのものは避けることができないが，再循環率が高くなると，ECMOでガス交換を行った血液を効率よく全身に届けられず，結果として酸素化が低下することになる．人工呼吸器の設定は，一般的にV-V ECMO中は肺を休ませるために人工呼吸器設定は圧を下げた設定（lung rest）とすることが多い．

4 ECMO使用中の酸素化

$$酸素供給量 = 1.34 \times SaO_2/100 \times Hb \times CO$$

　この式を暗記する必要はないが，酸素供給量を保つためにはHbを保ち（貧血をふせぎ），CO（心

拍出量）を保つことが重要であることを覚えておいていただきたい．そのためECMO中はHbを高め（10 g/dL程度）に保ち，心拍出量モニタリングを行うことが多い．Hb，COが適切に保たれていれば，ECMO中のSpO$_2$は70〜80％程度でも許容される．全身の酸素化を保つためには，患者の酸素消費量を適切に保つことも重要であり，そのためには適切な鎮静・鎮痛が必要である．

ECMO中に酸素化低下をきたす要因は人工肺の機能不全，自己肺での酸素化の低下，酸素消費量の増大，mixing pointの変化（V-Aの場合）などさまざまであり，それらが複合的に影響していることもある．

5 ECMO使用中のトラブル

ECMOは生命維持装置であり，そのトラブルは生命に直結する危険性がある．日本体外循環技術医学会は421施設にアンケート調査を行い，2019〜2020年の2年間でECMOなどの補助循環における突然のポンプ停止や流量低下を経験したことがあると回答した施設は77/421（18％）であり，どの施設でも起こる可能性があるトラブルといえる．その原因としては，血液凝固による回路トラブルと折れ曲がりなどによるカニューレトラブルが最も多かったと報告されている．回路が突然停止した場合には，まず人を集め，患者バイタルサインを確認しながら，原因検索，対処を行う必要がある．ECMO回路のどこに異常が生じているかは，ECMO回路の各場所でモニタリングされている圧を参考にすることができる 図3 表1 図4 ．

このようなトラブルが生じた際に，チーム全員で対応できるようにECMO管理に関わるスタッ

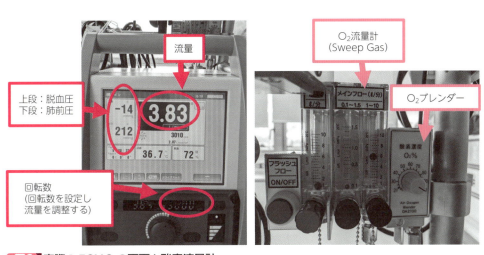

図3 実際のECMOの画面と酸素流量計

表1 ECMO回路異常と異常部位による回路内圧の変化

	流量	脱血圧	肺前圧	肺後圧（送血圧）
脱血不良	↓	↓↓↓	↓	↓
遠心ポンプ異常	↓	↑	↓↓	↓↓
人工肺異常	↓	↑	↑↑	↓↓
送血不良	↓	↑	↑↑↑	↑↑↑

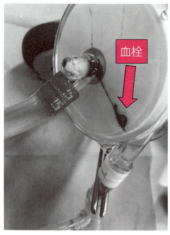

図4 遠心ポンプに生じた血栓

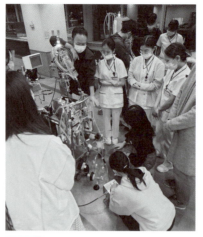

図5 院内でのウォーターラボを使用したECMOシミュレーションの様子

院内でのECMO勉強会の様子．輸液で満たした回路を使い，実際にECMO回路に触れながら，回路停止時のシミュレーションを行っている．

フ全員がECMOに対する理解を深め，緊急対応時のシミュレーションを行っておくことが重要である 図5 ．

6 ECMO中のリハビリテーション

　ECMO中のリハビリテーションの有効性についてのエビデンスは限られているが，他の病態と同様にECMO中のリハビリテーションは重要であると考えられている．ECMOは患者にとって生命維持装置でありその取扱いに細心の注意が必要であるが，十分な注意を払えば，ECMO中のリハビリテーションも安全に施行でき，呼吸機能や筋力を改善できる可能性が報告されている[2,3]．ECMO中のリハビリテーションでは，送脱血カニューレが鼠径部から挿入されていることが多く，股関節の屈曲によるカニューレの圧迫には注意が必要であるが，ECMO管理に精通した施設では歩行まで行っている施設も存在する．鼠径部の圧迫などによってリハビリテーションが進められない患者ではベッドサイドエルゴメーターを使用し上肢だけのリハビリテーションが有効である可能性もある．

　ECMO中の患者のリハビリテーションでは，体位や刺激によって患者が覚醒することでECMO流量の変動，酸素消費量が増加するなどのリスクがあることにも注意が必要である．V-A ECMO中で循環が不安定である患者や，V-V ECMO中で覚醒や酸素需要の増大に伴って吸気努力が増大するような患者においては，循環の安定化や肺保護が最優先であり，あえてリハビリテーションを進めないという選択も重要である．また，リハビリテーションを安全に行うためにはマンパワーも重要であり，安全にリハビリテーションを行えるだけの人員を確保する必要がある．

　ECMO中のリハビリテーションでは熟練した医師，看護師，理学療法士，臨床工学士など多職種で患者の病態を共有し，連携していくことが重要である．

■文献

1) Peek GJ, Mugford M, Tiruvoipati R, et al. Efficacy and economic assessment of conventional ventilatory support versus extracorporeal membrane oxygenation for severe adult respiratory failure（CESAR）: a multicentre randomised controlled trial. Lancet. 2009; 374: 1351-63.
2) Abrams D, Javidfar J, Farrand E, et al. Early mobilization of patients receiving extracorporeal membrane oxygenation: a retrospective cohort study. Crit Care. 2014; 18: R38.
3) Ferreira DDC, Marcolino MAZ, Macagnan FE, et al. Safety and potential benefits of physical therapy in adult patients on extracorporeal membrane oxygenation support: a systematic review. Rev Bras Ter Intensiva. 2019; 31: 227-39.

〈染井將行〉

2-5 IABP/IMPELLA

　近年，機械的循環補助（mechanical circulatory support: MCS）の進歩はめざましく，集中治療領域における治療体系にも大きな変化が起きている．現在本邦で使用可能な MCS は従来の大動脈内バルーンパンピング（intra-aortic balloon pumping: IABP），経皮的心肺補助装置（percutaneous cardiopulmonary support: PCPS）に加え，2017 年 10 月からは循環補助用心内留置型ポンプカテーテル（IMPELLA）も臨床での使用が開始された．経皮的に緊急導入可能でより強力なサポートの得られるデバイスとして使用頻度は年々増加しており，最新のガイドラインでは心原性ショック治療戦略の中核を担うデバイスとして組み込まれている．心原性ショックは依然予後不良な疾患であるが，このような新規デバイスの開発や管理技術の進歩によりその治療成績は向上しつつあり，現在も日々新たな知見が蓄積されている．拡大を続ける治療選択肢に対して，集中治療チームはそれに追従した知識やスキルのブラッシュアップが求められる．リハビリテーションに携わるスタッフも，MCS 管理中の廃用進行予防のため，限られた安静度の中でより効果的な介入ができるよう，各々のデバイスに対する理解を深めておくことが重要である．本稿では IABP，IMPELLA について概説する．

1 IABP

　IABP は比較的簡便に経皮的挿入が可能なデバイスであり，他の MCS と比較しても侵襲度が低いことから臨床で目にする機会も多い．血行動態が不安定な急性冠症候群のほか，強心薬を含めた内科治療抵抗性の重症心不全でも使用される．大腿動脈（もしくは上腕動脈/腋窩動脈）から下行大動脈にバルーンカテーテルを留置し，患者の心電図波形や血圧波形を指標に，心周期に同期してバルーンを拡張，収縮させることで循環をサポートする．IABP による循環動態上の効果は 2 つある．1 つは心臓の拡張期にバルーンが拡張する diastolic augmentation，もう 1 つは心臓の収縮期にバルーンが収縮する systolic unloading である．Diastolic augmentation ではバルーンの拡張により大動脈近位の血管内容量が増加することで拡張期圧が上昇し，その多くが拡張期に供給される冠動脈血流を増加させる（心筋酸素供給量の増加）．一方，systolic unloading ではバルーンの収縮により血管内容量が急速に減少することで後負荷が減少し，心仕事量の軽減（心筋酸素消費量の減少）や心拍出量の増加につながる 図1 ．一般的に自己心拍に対し 1:1 の補助で開始し，離脱に向かう時は 1:2，1:3 と補助比率を下げていく．

　代表的な合併症として下肢虚血，動脈損傷，挿入部の出血，感染，バルーンカテーテルの破損などが挙げられるが，リハビリテーションの際に特に注意したいのは出血と下肢虚血，カテーテルの屈曲である．IABP 挿入側の股関節屈曲は禁忌であり当院でも安静度を一律にベッドアップ 30°までとしているが，肥満の患者などはカテーテルの挿入角度が大きくなるとトラブルが多くなる．そのため，施設で定められた安静度の範囲内であっても，実際に挿入部の状態や下肢の色調を随時観察することが必要である．いずれの合併症も致命的となり得るため，発見した場合は早急にチーム内での共有を行い迅速な対処ができるよう心がけたい．

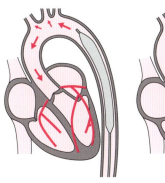

Diastolic augmentation   Systolic unloading

図1 IABP

2 IMPELLA

　IMPELLAは近年新たに導入されたデバイスであり現時点では使用可能な施設も限られるが，IABPと比較してより強力な循環サポートが可能であり，心原性ショックの治療戦略に大きな変革をもたらしている．経皮的または経血管的に左心室内に挿入し循環補助を行う心内留置型ポンプカテーテルであり，カテーテル先端にある小型軸流ポンプのインペラ（羽根車）が回転することで左心室内にある吸入部から血液を吸い込み，カニューレを経て上行大動脈内にある吐出部へ送血する図2．制御装置でインペラ（羽根車）の回転速度を変更することで補助流量の調整が可能であり，モニター上は流量の少ない，つまりサポート力が小さい方からP1～P9の9段階で表示される．IMPELLAを使用することにより得られるメリットは大きく2つある．1つは左室から直接脱血することにより左室拡張末期容量，左室拡張末期圧が低下し，左心負荷が軽減されることで心筋酸素消費量の低下が得られる．特に劇症型心筋炎や広範囲急性心筋梗塞では，自己心機能の回復を促進すると考えられ，早期導入による梗塞範囲縮小の報告がされている[1]．逆行性に送血を行い左心負荷になるPCPSと異なり，より生理的に左心補助が行える点はIMPELLA最大の利点といえる．もう1つは自己心周期によらず定常流で流量の補助を行うことで平均動脈圧の上昇と臓器灌流の維持が期待できる．このようにIMPELLAは循環補助を行うと同時に左室負荷の軽減も図ることが可能なMCSである．

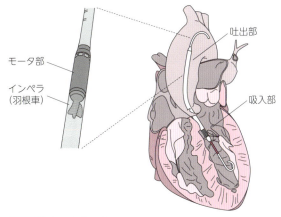

図2 左心室内に留置されたIMPELLA

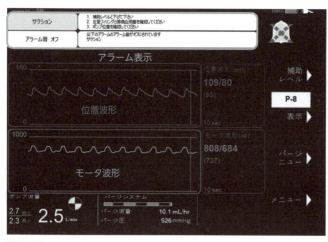

図3 IMPELLA 制御装置

　IMPELLAのデバイス自体も改良が進められており，現在本邦で使用可能なものはIMPELLA CP, IMPELLA 5.5 の2種類である．2つの大きな違いは最大補助流量，アクセス血管，耐久日数であり，急性期には大腿動脈から経皮的に挿入可能な IMPELLA CP をまず使用し，さらなる補助を要する場合や推奨使用日数の8日を経過しても離脱困難な場合は IMPELLA 5.5 へのエスカレーションを検討する．IMPELLA 5.5 は外科的に鎖骨下動脈に吻合した人工血管を介して心内に留置するため手技がやや煩雑ではあるが，より高流量の補助が可能であり，使用可能日数も 30 日間と長い．さらに下肢の屈曲ができることから離床が可能となり，リハビリテーションを進められる点も大きなメリットである．急性増悪期を脱し状態が安定した後，植込み型補助人工心臓や心臓移植までのブリッジとしても用いられている．

　IMPELLA 留置に伴う合併症として IABP と同様，挿入部の出血や下肢虚血に注意が必要であるほか，特有のものとしてはポンプによる溶血や大動脈弁の損傷が挙げられる．リハビリテーションの際に注意したい点としては，体動によるポンプカテーテルの位置ずれがある．IMPELLA が有効に作用するためには数 cm 単位で左室内の適切な位置へ留置することが重要であるが，集中治療室帰室後に位置ずれが起こり調整を余儀なくされることも経験する．これらの異常が起きた際には鋭敏にアラーム表示がされるが，実際にモニター波形を観察することも重要である．モニターの詳細な解説は成書に譲るが，図3 の位置波形やモータ波形がリハビリテーションの前後で変化なく，いずれもパルス状の波形であることを確認したい．

3　実臨床での使用

　IMPELLA など画期的な MCS が開発されているもののやはり心原性ショックの予後が不良であることは変わりなく，特に急性心筋梗塞によるものは 30 日死亡率が 40〜50％と依然高いのが現状である[2]．近年，その要因の1つとして，適切な治療介入の遅れが指摘されている．心原性ショックの重症度分類として米国心血管インターベンション学会の提唱する SCAI ショック分類が注目されている．重症度の低い方から Stage A〜E の 5 段階に分けられるが[3]，Kapur らはこの重症度による予後を検討している．同研究では治療開始時に比較的重症度が低いと判断された Stage B（低灌流所見を認めないものの血圧低下または頻脈を認める状態）の 90％がその後 Stage C〜E に増悪しており，Stage C（低灌流所見を認め強心薬，昇圧薬，MCS などの治療介入を要する状態）と判

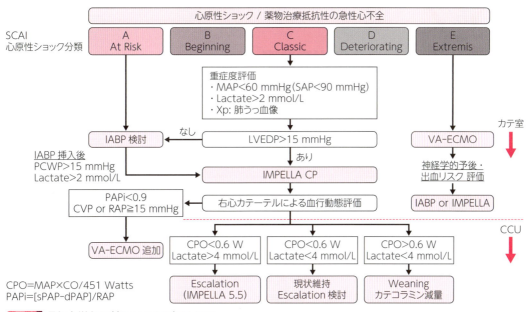

図4 昭和大学心原性ショックプロトコル

断された群より院内死亡率が高い傾向がみられた[4]．この結果からも，重症度の層別化を行い，ステージの低い段階でも必要に応じてMCSによる早期治療介入をしていくことが，治療成績の向上につながると考えられる．

具体的なMCSの選択や導入のタイミングに関しては環境因子なども含めた多くの因子が絡むことから明確な基準はなく，各施設がこれまでのエビデンスを基に独自のプロトコルを作成している．当院でもSCAIショック分類をベースにプロトコルを作成し 図4 ，治療指針の共有を図っている．当院では平均血圧60 mmHg以下，乳酸値2 mmol/L以上，胸部X線の肺うっ血像の簡便な3項目でスクリーニングを行い，カテーテルにより左室拡張末期圧を測定したうえで，Stage BからMCSの導入を検討している．治療開始後も留置した右心カテーテルの測定値や乳酸値などを指標に，チームカンファレンスを通して常に治療のエスカレーション，離脱の検討を行う．その際，廃用の進行度合いやリハビリテーションの介入状況も方針決定の重要な因子となるため，リハビリテーションを担当するスタッフにも積極的に参加してもらいたい．

■文献

1) Saku K, Kakino T, Arimura T, et al. Left ventricular mechanical unloading by total support of impella in myocardial infarction reduces infarct size, preserves left ventricular function, and prevents subsequent heart failure in dogs. Circ Heart Fail. 2018; 11: e004397.
2) Ouweneel DM, Eriksen E, Sjauw KD, et al. Percutaneous mechanical circulatory support versus intra-aortic balloon pump in cardiogenic shock after acute myocardial infarction. J Am Coll Cardiol. 2017; 69: 278-87.
3) Baran DA, Grines CL, Bailey S, et al. SCAI clinical expert consensus statement on the classification of cardiogenic shock: this document was endorsed by the American College of Cardiology (ACC), the American Heart Association (AHA), the Society of Critical Care Medicine (SCCM), and the Society of Thoracic Surgeons (STS) in April 2019. Catheter Cardiovasc Interv. 2019; 94: 29-37.
4) Kapur NK, Kanwar M, Sinha SS, et al. Criteria for defining stages of cardiogenic shock severity. J Am Coll Cardiol. 2022; 80: 185-98.

〈小倉邦弘　新家俊郎〉

2-6 CRRT/IRRT

1 急性血液浄化療法

　急性腎障害（AKI）を発症し短期間の腎障害の進行（糸球体濾過量が 10 mL/分/1.73 m² 未満に低下），薬物治療抵抗性の体液過剰や心不全，高度の高カリウム血症などを呈した重症例では緊急の補正が必要となり，急性血液浄化療法が検討される．急性血液浄化療法には腎代替療法（renal replacement therapy: RRT），アフェレシス療法，免疫吸着療法があり，尿毒素や体内蓄積物質の除去，体液過剰の補正にはRRTが選択される．RRTは腎臓の生理的機能の低下を代償する治療法であり，腎機能自体を改善させることはできない．

　ICUなどの集中治療室では，高度のAKIや心不全を合併した症例が多く，循環動態が不安定なため，緩徐に尿毒素の除去や体液補正ができる持続的腎代替療法（continuous renal replacement therapy: CRRT）を施行することが多い．一方，血行動態が安定した症例では間欠的腎代替療法（intermittent renal replacement therapy: IRRT）が選択される．

　CRRTには後述する持続血液透析（continuous hemodialysis: CHD），持続血液透析濾過法（continuous hemodiafiltration: CHDF），持続血液濾過法（continuous hemofiltration: CHF）などの方法があり，AKIの原因や病態により選択するが，施行頻度が高い方法はCHDFである．一方，IRRTには血液透析（hemodialysis: HD）や血液透析濾過法（hemodiafiltration: HDF），血液濾過法（hemofiltration: HF）などがあり，CRRTと同様に除去する尿毒素の分子量の違いや循環動態などを参考に治療法が選択される．

2 RRTの原理

　RRTは対外循環による治療法と腹膜透析に大別される．本稿では対外循環について記載する．

▶ 2-1 拡散と限外濾過，吸着の原理

　RRTは拡散，限外濾過，吸着の原理によって物質の除去が行われる．拡散は半透膜を通して濃度勾配に従って物質が移動する原理である．限外濾過は陰圧をかけることで半透膜を介して血液側から排液側へ水分や溶質が移動する原理を利用し，血液中の水分と水分中に含まれる血液成分と同濃度の溶質が除去される．HDはダイアライザ内で血液側の成分と透析液の成分が半透膜（透析膜）を介した拡散原理で移動し，限外濾過により除水を行う．HFは半透膜（濾過膜）を介した限外濾過により物質を除去する．HFでは濾過に伴い血液側の溶液量が減じるが溶質濃度は変わらないため，濾過相当分の補液を行い，血液中の溶質濃度を低下させる．HDFで用いられる半透膜はHDでの拡散とHFの限外濾過作用を組み合わせた性能をもつ．CRRTの原理もIRRTと同様であり，CHDはHDの，CHFはHFの，CHDFはHDFの原理を利用して治療を行う．

　吸着は吸着カラムや持続緩徐式血液濾過器（ヘモフィルター）の膜表面に物質を結合することで除去する原理を利用している．CHDFなどでは特殊なヘモフィルターを使用し炎症性サイトカイン

などの除去が可能である．

▶ 2-2 CRRT/IRRT の代表的な治療モード

　CRRT には CHD，CHF，CHDF の 3 種類がある．どの種類を用いるかは除去したい物質のサイズなど特性や除水量を考えて選択する．

　CHD は主に小分子量物質を除去する．小分子量〜中分子量物質を除去する場合は CHD と CHF の機能を持ち合わせた CHDF を選択する．高カリウム血症の患者に対し CRRT を行う場合は，小分子量物質の除去が可能な CHD や CHDF を選択する．CHF は主に限外濾過の原理を用いて物質の除去を行うため，横紋筋融解症による AKI 患者でミオグロビンなどの中分子量物質を除去したい場合などで選択する．

　IRRT には HD，HDF，HF に大別される．IRRT の各治療モードは CRRT の治療モード（CHD，CHDF，CHF）と同じであり，持続的か間欠的かの違いと置換液量や補液量の総量の違い（間欠的手法の方が大量の置換・補液が可能）である．溶質の除去能は，ダイアライザは小分子の除去には優れているが，ヘモダイアフィルターやヘモフィルターに比べて大分子の除去は困難である．HD では主に小分子量物質を除去し，HF は中〜大分子物質の除去が可能である．HDF で用いられる半透膜は小〜大分子量物質の除去が可能である．

3　RRT の回路

▶ 3-1　RRT 回路の構成

　IRRT の回路はバスキュラーアクセス，ポンプ，回路，抗凝固薬，ダイアライザ（HD 用）・ヘモダイアフィルター（HDF）・ヘモフィルター（HF 用），透析液，置換液（HDF，HF で使用）で構成される．

　CRRT の回路はバスキュラーアクセス，ポンプ，回路，抗凝固薬，ヘモフィルター，透析液・置換液で構成されている．

　CRRT の回路図を 図1 に示す．患者の血液はバスキュラーアクセスから回路内へポンプによ

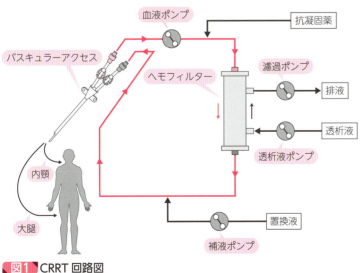

図1 CRRT 回路図

り導かれ，回路内の血液はヘモフィルターに到達し，透析液・置換液の介した溶質の除去，水分除去後，患者の体内へ戻される．

▶ 3-2　器材

❶ バスキュラーアクセス

　IRRTでは内シャント，人工血管，動脈表在化，長期留置カテーテルなどを使用し，透析を行う．一方，CRRTにおいては持続的に治療を行うこと，体動や体位変換や抑制などによる穿刺針の抜去などのリスクからカテーテルを留置する必要がある．長期留置カテーテルはCRRTにも使用可能である．

　留置カテーテル挿入部位は内頸静脈または大腿静脈が選択される．鎖骨下静脈へのバスキュラーアクセスカテーテル挿入は，鎖骨下静脈狭窄を起こし，静脈高血圧症による上肢の浮腫を起こすリスクや，同側にシャントや人工血管があった場合は閉塞するリスクが高まるため，禁忌である．

　内頸静脈と大腿静脈の選択は，感染症のリスクを考慮すると内頸静脈を選択することが多い．内頸静脈へのカテーテル留置はリハビリテーションで下肢を動かすことが可能なため，メリットがある．

❷ 透析膜の種類と特性

　第2章-1項で述べたIRRTのダイアライザ（HD用）やヘモダイアフィルター（HDF）内には，中空糸構造の半透膜が存在し，膜の性状により水分や溶質の除去性能，抗血栓性，生体適合性が異なる．セルローストリアセテート（CTA）膜，ポリスルホン（PS）膜，ポリエーテルスルホン（PES）膜，ポリメチルメタクリレート（PMMA）膜，AN69ST膜などがあり，患者の病態や膜に対するアレルギーなどを考慮して使い分ける．

　CRRTの溶質除去能はIRRTに準じ，CHDでは小分子量物質，CHFとCHDFでは小～中分子量物質の除去が可能である．CHDFで炎症性サイトカインの除去を期待する場合にはPMMA膜やAN69ST膜を使用する．

❸ 透析液と補充液

　RRTの透析液，補充液の組成はブドウ糖，電解質，pH調整剤，重炭酸などが生体内の細胞外液組成と透析膜を介した拡散変化を加味して調整されている．CRRTで用いられる透析液・補充液はヘモフィルターを通して拡散と限外濾過の原理により，溶質を除去して欠乏している物質を補充する．透析組成はRRTを施行することで，正常体液組成に近づくように構成されている．CRRTに使用する置換液の組成を以下に示す：Na 140 mEq/L，K 2.0 mEq/L，Ca 3.5 mEq/L，Mg 1.0 mEq/L，Cl 113 mEq/L，酢酸 0.5 mEq/L，HCO_3 35 mEq/L，ブドウ糖 100 mg/dL．

❹ 抗凝固薬

　対外循環では透析回路内が凝固するため抗凝固薬が必要となる．RRTではヘパリン，低分子ヘパリンあるいはナファモスタットが使用される．ナファモスタットにアレルギーがある患者ではヘパリンを使用する．ヘパリンにアレルギーがある患者またはヘパリン起因性血小板減少症の疑いがある患者ではアルガトロバンを使用することがある．CRRTを必要とする患者では出血リスクが高く，抗凝固薬にナファモスタットが使用される場合が多い．

4 CRRTとIRRTの設定

RRFは血液流量（Q_B），透析液流量（Q_D），補液流量（Q_S），濾過流量（Q_E），除水量を設定する．
Q_Bは少ないほど循環動態に影響を与えにくいが，少なすぎると膜に掛かる負担が大きくなり，回路凝固のリスクが高くなる．多すぎると脱血不良を起こし，これも回路凝固のリスクになる．

　　HDの設定：Q_B 150〜300 mL/分，Q_D 400〜500 mL/分
　　HDFの設定：Q_B 150〜300 mL/分，Q_D 400〜600 mL/分，前希釈補液流量（Q_S）8〜15 L/時
　　CHDFの設定：Q_B 80〜200 mL/分，$Q_D+Q_S=600$ mL/時

日本では保険診療の関係から$Q_D+Q_S=600$ mL/時で行われることが多い．$Q_D:Q_S$は1:1の比で行われることが多いが，CHDのように小分子を除去したい場合にはQ_Dの割合を大きくし，CHFのように中分子〜高分子を除去したい場合にはQ_Sの割合を大きくする．

除水量は循環動態を参考に決定する．除水量は$Q_E-(Q_D+Q_S)$で決まるため，Q_E，Q_D，Q_Sを調節して除水量を設定することができる．

5 CRRTとIRRTの適応と選択

CRRTとIRRTの選択には，患者の病態が関係する．RRTは薬物治療抵抗性の体液過剰，高度の尿毒症や高カリウム血症，代謝性アシドーシスが適応となる．循環動態が不安定な心不全ではCRRTが選択される頻度が高い[1]．一方，非医学的理由，例えばベッドコントロールの問題，RRTを開始する時間帯（夜間帯），マンパワーの問題など，医療施設の問題も影響因子となる．

▶ 5-1 心不全

AKIが進行して利尿薬を使用しても，十分な尿量が得られない場合がRRTの適応となる．集中治療を要するAKI患者では治療や栄養の補給のために輸液製剤の投与量が多くなるが，投与される点滴製剤の総量に対して尿量が少なくなると，体重の増加や胸部X線検査などで肺うっ血などの所見が認められる．このような症例の多くは循環動態が悪く，急な体液量や尿毒素の補正が困難であり，CHDFなどの緩徐で持続的なCRRTで補正を行う．血圧などの血行動態が保たれている場合はHDやHDFなどのIRRTが選択される．また，CHDFなどで心不全症状が改善して循環動態が安定すれば，IRRTへ移行が可能である．尿毒素の蓄積や電解質異常などが軽度の場合には，体液量を中心に補正する体外限外濾過（extra-corporeal ultrafiltration method: ECUM）が行われることもある．

▶ 5-2 高カリウム血症

血清カリウム値の上昇を認め，しびれや心電図異常などの自他覚症状を認める場合はRRTが検討される．高度の高カリウム血症は血清カリウム値6.0 mEq/L程度と考えられるが，症例によりRRTでの除去を行うタイミングが異なる．AKIでは利尿薬によるカリウムの排泄効果が得られない場合が多く，また，代謝性アシドーシスを合併するため高カリウム血症が遷延することが多い．消化管出血が原因の高カリウムで貧血に対する輸血が必要な場合や腫瘍崩壊症候群など細胞内からのカリウム流失が増加する場合では，柔軟にRRTの適応を考える必要がある．一般にCHDFはHDやHDFと比較して時間あたりのカリウム除去量が少なく，血清カリウム値が低下する速度が遅いため，早期にカリウム値の是正が必要な症例ではHDが選択される．

▶ 5-3 代謝性アシドーシス

AKI に伴い高度の代謝性アシドーシス（pH＜7.15, HCO_3＜10 mEq/L）を示す場合は RRT を考慮する．AKI を伴わない代謝性アシドーシス（メトホルミンによる乳酸アシドーシスなど）でも RRT を施行することがある．

▶ 5-4 尿毒症

AKI の進行に伴い尿毒症を発症するとさまざまな症状がみられる．意識障害，腎性網膜症，尿毒症性肺水腫，消化器症状などが出現する場合は RRT を導入する．

6 CRRT の合併症

CRRT の合併症には血圧低下，出血，電解質異常などがある．RRT を必要とする患者は心不全や敗血症などでショックに至っており，血圧が低い患者が多い．CRRT 施行中の血圧低下は除水量に依存し，循環血液量が減少することが原因となる．患者の状態に沿った除水量の調整が必要である．また，DIC の合併から出血傾向がある患者では，CRRT を施行するために抗凝固薬を持続的に投与されているため，出血リスクがより高くなる．

長期の CRRT 施行例では，透析液・補充液組成のカリウム・リン・マグネシウム濃度が低く設定されているため，各因子の低下に注意が必要である．

7 CRRT 終了のタイミング

AKI の病態が改善し，尿量が維持できれば CRRT の終了，あるいは IRRT へ移行が可能となる．CRRT からの離脱には呼吸状態（呼吸管理からの離脱）や循環動態（昇圧薬の使用量）などを総合的に判断してタイミングを決定する．

8 リハビリテーション時の注意点

CRRT は持続的に水分除去と溶質除去を行うため血圧が下がりにくいが，患者がベッド上に拘束される問題があり，負担が大きくなる．IRRT は時間を決めて水分の除去と溶質の除去を行うため，血圧が下がりやすい．

▶ 8-1 透析機器のアラーム

透析機器のアラームが鳴るとポンプがいったん停止する．対処に時間がかかると透析回路内が凝固するため早期に運転を再開する必要がある．運動療法中のアラームの原因は，体動や体位変換に伴う透析用カテーテルの位置異常からの脱血不良のことが多い．カテーテルが内頸静脈に入っている場合は下肢の運動療法が比較的施行しやすく，カテーテルが大腿静脈に入っている場合は上肢の運動療法が施行しやすい．カテーテルが内頸静脈に入っている場合で上肢のリハビリテーションを行う場合は，頭部〜首の運動を伴わない上肢の徒手療法を行うなどの配慮が必要と思われる．一方，大腿静脈にカテーテルが留置されている場合は，股関節屈曲を伴う運動をしても CRRT 治療に影響しないとの報告があるが[2]，股関節の屈曲・伸展を繰り返しているうちにカテーテルが屈曲しやすくなり，脱血不良を起こす原因となり得るため，留置則の股関節〜大腿への運動療法には注意が必

要である．

▶ 8-2　いつリハビリテーションを行うのがよいのか？

　IRRTの場合，非透析日のリハビリテーションが推奨されている．透析日は透析前あるいは透析後に行うことになるが，透析前後の病態がリハビリテーションに影響することがある．心不全患者では透析前のリハビリテーションで呼吸状態が悪化することがあり，透析後では血圧が低下するため，血行動態を確認したリハビリテーションが重要となる．一方，透析中のリハビリテーションの有効性が検証されており，運動能が改善して入院期間が短縮された結果が報告されている[3]．

　CRRTの場合は透析中にリハビリテーションを行うことになる．前述の通り，運動療法などが透析機器のアラームの原因となる可能性があるため，事前に担当医や臨床工学技士（CE）などの医療チーム内で治療内容を検討することが望ましい．一般にはCRRT施行中の患者では，循環動態がよくないのでリハビリテーション中に急変する危険はある．しかしCRRT中であってもリハビリテーションが可能であれば行いたいと考えている医師は多い．チーム内でリハビリテーションを行うタイミング（CRRT施行中や回路交換時のCRRT停止時間中）や施行内容（運動療法や徒手療法などの介入方法，施行時間など），リハビリテーション施行中の医師やCEの立ち会いについて，などを検討することが望ましい．安全で積極的なリハビリテーションの実践には体制作りが重要である．

■文献

1) Chaïbi K, Dreyfuss D, Gaudry S. Debate: intermittent hemodialysis versus continuous kidney replacement therapy in the critically ill patient: the choice should be evidence based. Clin J Am Soc Nephrol. 2023; 18: 661-7.
2) 瀧本さち，開　正宏，都築通孝，他．股関節屈曲を伴うリハビリテーションが経大腿静脈アプローチによるCHDF脱返血に影響するかの検討．日透析医学会誌．2023; 56: 85-9.
3) Anding-Rost K, von Gersdorff G, von Korn P, et al. Exercise during hemodialysis in patients with chronic kidney failure. NEJM Evid. 2023; 2: EVIDoa2300057.

〈林　純一　本田浩一〉

2-7 呼吸循環モニター

1 呼吸循環の生理学

呼吸器系は気道・肺胞・胸郭で構成されて酸素を大気から体内に取り込み，二酸化炭素を体内から体外（大気中）へ排出する働きがある．循環器系は心臓と血管，リンパ管で構成されて心臓から血管内に血液を循環させ，酸素・栄養素を組織へ送り届け，二酸化炭素や老廃物を組織から運び去る働きがある．身体は血液が全身の細胞を循環することで生命が維持されるが，呼吸循環システムは心臓の左心室から各臓器や骨格筋などの循環路で全身の組織に酸素を送る体循環と，右心室から肺動脈を経て肺胞でのガス交換が行われる肺循環で成り立っている[1]．図1．

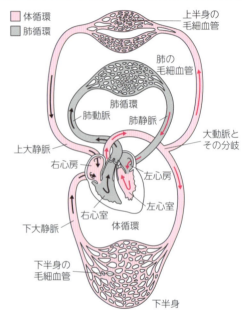

図1 体循環と肺循環のメカニズム

2 リハビリテーションにおける呼吸循環のメカニズム

身体運動において筋収縮に伴うエネルギー需要の増大を呼吸循環システムが支えている．そのため，リハビリテーション中は骨格筋でO_2消費量が増大するため，肺で分時換気量（一回換気量×換気回数）と心拍出量（一回拍出量×心拍数）の増加が起こる 図2[2]．臨床でもリハビリテーション中に過度な負担が加わることで患者の呼吸回数や心拍数の増加が起こることがある．またICUでは生体侵襲によって生じるサイトカインを中心とした免疫反応や神経・内分泌ホルモンの賦活化による反応などによって不安定な循環動態に陥ることがある．さらに創部痛やドレーンの刺入部の疼痛など，活動による痛みや苦痛によって呼吸回数や心拍数の増大が関連していることがあるため，リハビリテーション中の呼吸循環のモニタリングが重要となる．

3 モニタリングとは

ICUにおける早期離床や早期からの積極的な運動による有害事象の発生頻度は低いとの報告があり[3]，運動開始前の患者の問題点の評価と実施中のモニタリングが重要である[4]．ICUにおける早期離床の有害事象の発生頻度が低い一方で，長期的な視点では，運動負荷時の過剰な血圧上昇は将

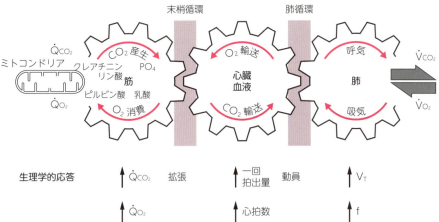

図2 ワッサーマンの歯車

(Wasserman K. 運動負荷テストの原理とその評価法: 心肺運動負荷テストの基礎と臨床. 東京: 南江堂; 1999. p.2-3[2])

来の高血圧や虚血性心疾患，心臓突然死，脳血管障害，左室肥大，心不全発症の予測因子になりうるとの報告がある[5]．そのため，リハビリテーション前に必ず主治医や多職種と開始前の患者の問題点の評価以外にも開始基準を明確にすることや，実施中の安全確保と運動を中止判定するための適切なモニタリングが重要となる．

4 循環モニタリング

モニター心電図は心筋細胞の活動電位を3点誘導によってモニタリングする．主に心拍数の変動や不整脈の観察などができるが，虚血性のST変化は12誘導心電図に比して劣る．非観血的血圧計による血圧測定によるモニタリングは，血圧の変動や組織循環不全，各臓器への血流低下などが観察できる．ここでは，主にICUで用いられる機会が多い動脈ラインによる観血的血圧測定とフロートラックセンサーについて解説する．

❶動脈ラインによる観血的血圧測定

動脈ラインとは，直接動脈にカテーテルを挿入し，留置して管理する．またトランスデューサーつきの圧ラインセットと接続することで観血的に血圧をモニタリングして，必要な心拍出量を推測する時に有用である．さらに動脈ラインからの動脈血採血により，循環以外にも体内の酸塩基平衡を測定する血液検査ができる．

血圧は，Ⓐ心室の収縮期に血液が送り出された血液が動脈の血管内にかかる圧が収縮期血圧で，Ⓑ心室の拡張期に静脈から血液が心臓壁に受ける圧が拡張期血圧という．Ⓒ平均血圧は動脈圧を平均化した値で，臓器血流の指標とされていて，平均血圧（MAP）＝脈圧÷3＋拡張期血圧で求めることができる．また脈圧は収縮期血圧と拡張期血圧の差で，一回拍出量が増加すると収縮期血圧が大きくなり，拡張期血圧が高くなることで脈圧が小さくなる 図3 ．

ICUでは重症患者が多いため，血管内脱水や出血の影響で血圧低下がみられた場合，必要時は昇圧薬や輸液・輸血などを行っている．血圧低下の指標として，収縮期血圧90 mmHg以下を指標と

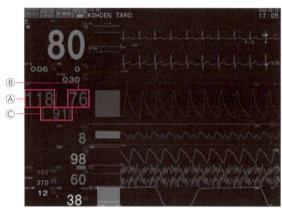
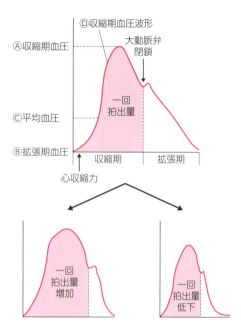

図3 生体情報モニター

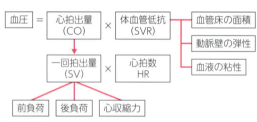

図4 血圧を規定する因子

することが多く，敗血症では平均血圧 65 mmHg 以下の場合は輸液負荷や昇圧薬で管理することとなっている．

Ⓓ収縮期血圧波形が大きいと面積が広くなり一回拍出量が多く，Ⓓ収縮期血圧波形が小さいと面積が小さく一回拍出量が少なくなる．動脈圧波形情報に基づいて，心拍出量をはじめとする各種パラメーターを連続的に測定してモニタリングしたのが，フロートラックセンサーになる 図4 ．

❷フロートラックセンサー（FloTrac™, Edwards）

フロートラックセンサーは，普段使用している動脈留置カテーテルに専用のキットをセットする．実際の動脈圧波形の情報に基づいて，心拍出量（CO），一回拍出量（SV），一回拍出量変化（SVV）など，各種フローパラメーターを連続で循環動態をモニタリングできる 表1 ．心拍出量（CO）は一回拍出量（SV）×心拍数（HR）であり，一回拍出量（SV）は前負荷，後負荷，心収縮力の3つの因子によって規定される[6]．

一回拍出量変化（stroke volume variation: SVV）は輸液反応性の指標を自動的かつ連続的に表示することができる．循環血液量が低下している場合，動脈ラインの波形は呼吸性変動が大きくなるため，前負荷の指標としてSVVを観察する．SVVの値が10〜15%を超えている場合は，循環血液量が低下していると考えられるため，リハビリテーション中に血圧が低下する可能性がある．その場合，事前に主治医と確認をし，必要時は輸液や輸血を行って，循環動体が安定したタイミング

表1 フロートラックシステムで得られる循環動態パラメーター

略称	名称	内容	基準値
CO	心拍出量 (cardiac output)	心臓が1分間に送り出す血液の量 (一回拍出量×心拍数)	4.0〜8.0 mL/分
CI	心係数 (cardiac index)	心拍出量÷体表面積で算出する値	2.5〜4.0 L/分/m²
SV	一回拍出量 (stroke volume)	心室が一回の収縮で拍出する量	60〜100 mL/beat
SVI	一回拍出量係数 (stroke volume index)	一回拍出量÷体表面積で算出する値	33〜47 mL/beat/m²
SVV	一回拍出量変化 (stroke volume variation)	一回拍出量の呼吸性変動を変化率(%)で表した値	10〜15%
SVR	体血管抵抗 (systemic vascular resistance)	左室の拍出に対する抵抗	800〜1,200 dyne・秒/cm⁵
SVRI	体血管抵抗係数 (systemic vascular resistance index)	体血管抵抗算出時,心拍出量の代わりに心係数を使用したもの	1,970〜2,390 dyne・秒・m²/cm⁵

※ SVR/SVRI の測定には中心静脈圧の入力が必要.
(エドワーズライフサイエンス. https://www.edwards.com/jp/professionals/products/flotrac[6])

でリハビリテーションを開始することが望ましい.SVV は人工呼吸器の PEEP や不整脈などによって影響を受けることがあるため,患者の状態の評価が重要となる[7].

5 呼吸モニタリング

呼吸数は,心電図電極を貼っているとインピーダンス法でモニタリングできる.電極間の抵抗値の変化から波形と数値を表示しており,呼吸のリズムや深さ,速さなどをモニターから視認できる一方,体動や浅い呼吸では信頼性が落ちるので注意が必要である.また,パルスオキシメーターは侵襲を加えることなく皮膚を通して,酸素と結合した酸素化ヘモグロビンと酸素が離れた還元ヘモグロビンを光の吸収度から経皮的に酸素飽和度(SpO_2)が測定できる.さらに,カプノメーターは呼気に含まれる二酸化炭素(CO_2)を測定するための機器で,呼気終末二酸化炭素分圧(以下 E_TCO_2)値と,その波形が表示される.それぞれのモニタリングはガス交換の指標となる酸素化と換気の評価ができる.

人工呼吸器を装着している患者では,人工呼吸器のグラフィックがモニタリングできるが本稿では割愛する.

❶パルスオキシメーター

SpO_2 はパルスオキシメーターで測定することができ,ガス交換の指標となり酸素化を評価することができる.リハビリテーション中に主に指に装着して簡易的に測定することができるが,循環血液量や末梢循環の状態で大きく変動して末梢循環不全などの低灌流状態では正確に測定できないことがある.また体動の影響を大きく受けて,脈波が乱れていて SpO_2 の値が正確に測定されないことがあるため,身体所見と自覚症状と一緒に観察を行う.

実際に SpO_2 が低下している場合,酸素需要が高くなって換気回数や心拍数の増加などの身体所見や呼吸困難,動悸,胸部不快感などの自覚症状が出現する可能性がある.

SpO_2 が低値の場合は低酸素血症を疑い,モニタリングや観察を強化することが多い.しかし,COPD の病態では SpO_2 が高値の場合,CO_2 ナルコーシスを生じる可能性が高い.そのため,リハ

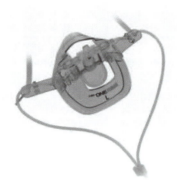

図5 成人用 cap-ONE マスク YG-272T
（日本光電工業．https://medical.nihonkohden.co.jp/iryo/products/supplies/monitor/yg272t.html）

ビリテーション中の患者の病態を考慮して，目標の SpO_2 を設定してモニタリングをすることが重要である[8]．

❷カプノメーター

E_TCO_2 はカプノメーターで測定することができ，換気能力の指標となり換気状態を評価することができる．正常な心機能と肺機能であれば，E_TCO_2 は実際の動脈血中の二酸化炭素分圧（$PaCO_2$）の値とほぼ同じ値になる．しかし，I 型呼吸不全で肺胞気動脈血酸素分圧較差（$AaDO_2$）が開大する低酸素血症の場合は，$PaCO_2$ と E_TCO_2 の差が大きくなる．

正常な心機能や肺機能の場合，E_TCO_2 の基準値は 35〜45 Torr となるが，分時換気量が普段より低下した場合，頻呼吸や深い呼吸パターンなどになっている．逆に分時換気量が普段より増加した場合，徐呼吸や浅い呼吸パターンなどになっている．

非挿管患者の場合，実際にカプノメーターを装着して E_TCO_2 を測定しながらリハビリテーションを実施することは困難である．しかし，日本光電工業の cap-ONE マスク 図5 を使用すると酸素投与しながら，非挿管の状態で E_TCO_2 を測定することができる．I 型呼吸不全や COPD などの II 型呼吸不全の患者に対して，E_TCO_2 をモニタリングしながら，換気状態を可視化しながらリハビリテーションを実施することができる．

■文献

1) 本間研一, 監修. 大森治紀, 大橋俊夫, 総編集. 標準生理学. 第9版. 東京: 医学書院; 2019.
2) Wasserman K, 著, 谷口興一, 訳. 運動負荷テストの原理とその評価法: 心肺運動負荷テストの基礎と臨床. 東京: 南江堂; 1999. p.2-3.
3) 日本リハビリテーション医学教育推進機構, 日本急性期リハビリテーション医学会, 日本リハビリテーション医学会, 監修. 急性期のリハビリテーション医学・医療テキスト. 東京: 金芳堂; 2020.
4) 日本集中治療医学会早期リハビリテーション検討委員会. 集中治療における早期リハビリテーション〜根拠に基づくエキスパートコンセンサス〜. 日集中医誌. 2017; 24: 255-303.
5) 道下竜馬. 運動負荷による血圧変動. 血圧. 2015; 22: 521-5.
6) フロートラックセンサー. エドワーズライフサイエンス. https://www.edwards.com/jp/professionals/products/flotrac
7) 嘉嶋勇一郎, 今村 浩. 低侵襲的評価法: フロートラックセンサーによる低侵襲的評価法の長所と短所. ICU と CCU. 2019; 43: 155-9.
8) 竹内真太, 鈴木啓介, 著. 美津島 隆, 山内克哉, 監修. リハビリテーションに活かす呼吸・循環モニタリング—モニター心電図から生体情報を読み解く. 東京: メジカルビュー社; 2019. p.161-74.
9) 阿南英明. ビジュアルでわかる救急・ICU 患者の ME 機器からみた呼吸・循環管理. 東京: メディカ出版; 2018. p.96.

〈水流洋平〉

2-8 リハビリテーション支援機器

ICUでリハビリテーションを実施していくうえで，病態や重症度，人工呼吸器のみならず複数の機器の装着，人員不足など，さまざまな理由により通常の早期リハビリテーション，離床や運動療法が実施できないこともある．近年，ICUでのリハビリテーションを支援してくれる機器が開発されてきている．本稿では，リハビリテーションの支援機器を紹介する．

1 運動療法を支援する機器

❶床上エルゴメーター

『重症患者リハビリテーション診療ガイドライン2023』[1]では，床上エルゴメーターを行うことを弱く推奨（GRADE 2D: エビデンスの確実性「非常に低」）とし，ADLや運動耐用能，筋力などの向上に対する相対的価値はあるとしている．当院では特に床上エルゴメーターの導入は積極的な離床が困難な重症患者に導入している．Kimawiら[2]は35分間の床上エルゴメーターのプロトコルを作成し，その安全性と可能性について報告している．当院では15分で実施できる短縮版プロトコル 図1 を独自に作成し実施している．床上エルゴメーターは臥位の姿勢でも上肢 図2 または下肢 図3 の部位別に目的に合わせて運動療法を提供できるため参考にしていただきたい． 図2

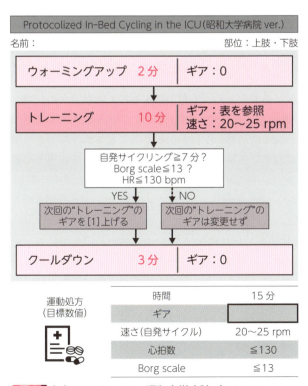

図1 床上エルゴメーター昭和大学病院プロトコル（短縮版）

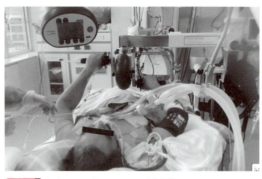 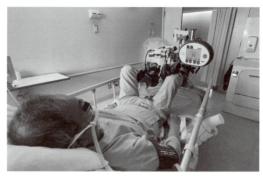

図2 床上エルゴメーター（上肢）　　　図3 床上エルゴメーター（下肢）

の重症患者は ECMO，人工呼吸管理により積極的な離床が実施困難だっため床上エルゴメーターによる運動療法を患者同意のもと導入している．床上エルゴメーターを実施する際は，挿入物や重症患者の病態を考慮して導入することを検討していただきたい．

❷神経筋電気刺激

床上エルゴメーターと同様に『重症患者リハビリテーション診療ガイドライン2023』[1]より，神経筋電気刺激を行うことを弱く推奨（GRADE 2B：エビデンスの確実性「中」）している．ICU-AW の予防効果を含めて今後の研究に期待するが，当院ではベルト電極式骨格筋電気刺激法（G-TES：ホーマーイオン研究所）を導入し，床上エルゴメーターと同様に積極的に離床が困難な重症患者を対象に実施している．近年では，床上エルゴメーターと組み合わせて神経筋電気刺激を実施する試みもあり，『重症患者リハビリテーション診療ガイドライン2023』でも取り上げられているため，参考にしていただきたい．

2 離床を支援する機器

重症患者の離床は，安全に実施することが必要なため，人員の確保や挿入物などへの配慮が必要である．実際に離床の阻害因子として，重症患者自身の不穏やせん妄といった精神症状のコントロール不良，生理学的不安定性，自力での端座位姿勢の保持が困難である基本動作能力と介助量などがある．しかし，臨床ではこれらの阻害因子に多職種で連携して対処しながら重症患者の離床を実施していくこととなる．

❶端座位保持を支援する機器

当院のプロトコルでは，1回の離床，特に端座位保持練習は20分を目安に設定している．その際に自力で端座位保持が困難な場合は，人工呼吸の事故抜管のリスクも考慮し，2人以上の人員で離床を実施していくことが多い．当院では端座位保持の練習，離床を実施する際は，人工呼吸管理中の重症患者で自力保持が困難な場合は端座位保持テーブル Sittan®（しったん，パラマウントベッド）図4 を使用している．このような端座位保持テーブルを使用することで端座位保持練習中の人員が最低限で済む．また患者自身の負担軽減も達成でき効果的な端座位保持と練習を提供することができる．当院では，自力で端座位保持が困難な重症患者には，端座位練習を必要最低限な人員で実施すること図5 と，また重症患者自身の自発的な活動を促すこと図6 を目的として積極的に使用している．

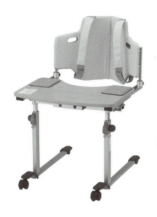

図4 端座位保持テーブル Sittan®（しったん）
（パラマウントベッド．https://www.paramount.co.jp/lineup/2/2000053/818）

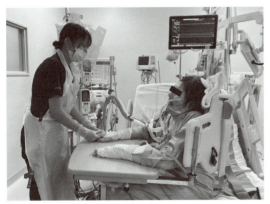

図5 端座位保持練習の様子

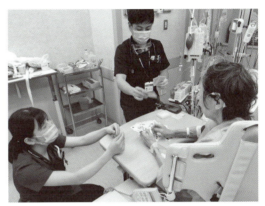

図6 端座位姿勢で活動（トランプ）をしている様子

❷立位練習を支援する機器

　離床プロトコルを進めていくうえで，人工呼吸管理中の重症患者が立位練習へとステップアップしていくこともあるが，その際にICU-AWの発症などにより立位の介助量が大きく，また立位練習の負荷量が重症患者自身にとって大きく負担になると判断した場合は，端座位姿勢からの立ち上がり練習を見送ることも経験する．その際に当院では，最大で82°まで傾斜角度を設定することができるVitalGo Total™ Lift Bed（販売：パラマウントベッド）図7を使用して，立位練習の負荷量を段階をおいて実施する．写真の重症患者はECMOも使用しICUでの加療が長期化した患者で，自力で立ち上がることが困難であった．また立位などの粗大運動になると呼吸困難感を引き起こし，効果的な離床，立位練習を実施することが困難だったため，傾斜角度を段階的に設定しながら離床を経験した患者である図8．

　また重症患者の離床は，リハビリテーションに関わる理学療法士のみならず，医師や看護師も実施していくこととなる．立位に介助を要する重症患者や人工呼吸などの挿入物によって人員の確保が必要になる．しかし，このような立位練習を支援してくれる機器を使用することで，理学療法士が不在の時にも効果的，かつ，安全に離床を実施することが実行可能となるため，参考にしていただきたい．

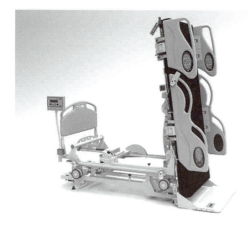

図7 VitalGo Total™ Lift Bed

(パラマウントベッド．https://www.paramount.co.jp/english/product/detail/index/10/104)

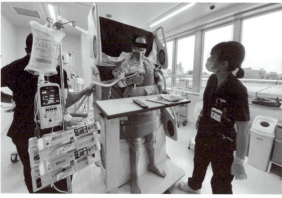
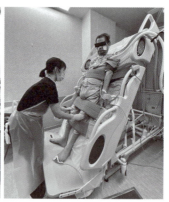

図8 立位練習の様子

■文献

1) 日本集中治療医学会集中治療早期リハビリテーション委員会, 編. 重症患者リハビリテーション診療ガイドライン2023. 日集中医誌. 2023; 30: S905-72.
2) Kimawi I, Lamberjack B, Nelliot A, et al. Safety and feasibility of a protocolized approach to in-bed cycling exercise in the intensive care unit: quality improvement project. Phys Ther. 2017; 97: 593-602.

〈久保寺宏太〉

第3章 ICUに入室する代表的な疾患

3-1 敗血症，敗血症性ショック

1 敗血症・敗血症性ショックの定義と診断基準

　敗血症はICUへの入室を要する代表的な病態である．医療技術の発展により敗血症の死亡率は下がってきているものの，依然として20％近くと非常に高い水準にある．近年では高齢者の増加に伴う併存疾患の増加，免疫抑制作用のある薬剤の進歩と普及なども相まって，敗血症に罹患する患者数と死亡者数は増加の一途を辿っている．

　現在の敗血症の定義は，2016年のSepsis-3[1]で公表された．詳細は原著論文や成書に譲るが，Sepsis-3ではこれまでの「感染に伴う全身性の炎症」から「感染による臓器不全の進行」へと大きく舵が切られた．本邦では『日本版敗血症診療ガイドライン2020（J-SSCG2020）』[2]がSepsis-3に準じて策定されており，敗血症は「感染症によって重篤な臓器障害が引き起こされる状態」，敗血症性ショックは「急性循環不全により細胞障害および代謝異常が重度となり，ショックを伴わない敗血症と比べて死亡の危険性が高まる状態」と定義されている．

　敗血症の診断においても，Sepsis-3に準じ，ICU外で感染症が疑われる成人にはqSOFA（quick sequential organ failure assessment）スコア（p.23参照）を用いてスクリーニングを行う．qSOFAは①意識変容（GCS＜15），②呼吸数≧22回/分，③収縮期血圧≦100 mmHg，の3項目からなり，2項目以上が該当する場合に敗血症を疑う．敗血症の確定診断にはSOFAスコア（p.23参照）を用いる．SOFAスコアは意識，呼吸，循環，肝，腎，凝固の6項目からなり，ICUにおける重症度評価スコアとして広く用いられてきた．これを用いて臓器障害の評価を行い，総合点で2点以上の急上昇があれば敗血症の確定診断とする．敗血症の基準を満たし①適切な輸液後も平均血圧≧65 mmHgを維持するために血管作動薬が必要，かつ②血中乳酸値＞2 mmol/L，の場合には敗血症性ショックと診断する 図1 ．

　qSOFAは簡便ではあるが感度が低いことが指摘されており，『敗血症診療国際ガイドライン2021（SSCG2021）』[3]ではスクリーニングツールとしてqSOFAを単独で用いないことが推奨されている．

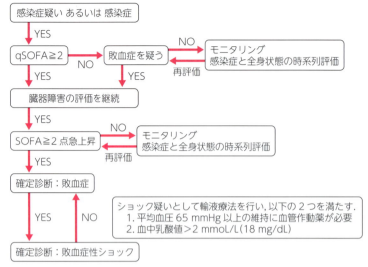

図1 敗血症と敗血症性ショックの診断の流れ
（江木盛時，他．日本版敗血症診療ガイドライン2020．日集中医誌．2021; 28: S1-411[2]）

2 ICUで行われる治療の流れと範囲

ここではJ-SSCG2020[2]に沿って，敗血症の標準的な治療の流れについて述べる．

❶初期輸液蘇生・循環作動薬

敗血症に伴う血圧低下は，末梢血管の拡張や脱水，心機能低下が組み合わさって起こる．患者が血圧低下を伴う場合には，初期輸液蘇生として 30 mL/kg の細胞外液補充液を最初の3時間で投与することが推奨されている．一方で過剰な輸液は組織の浮腫や静脈血うっ滞から臓器不全を引き起こすため，特に腎機能や心機能が低下している症例では注意が必要である．敗血症性ショックの患者に用いる循環作動薬としては，ノルアドレナリンを第一選択で使用する．ノルアドレナリン単独で平均血圧≧65 mmHg が維持できない場合は，バソプレシンの併用を考慮する．血管作動薬は，局所の静脈炎や，血管外漏出した場合には組織障害を招くことがあるため，原則として中心静脈路を確保して投与することが望ましい．

❷感染源のコントロールと抗菌薬治療

血液培養を2セット以上採取後に，経験的な広域抗菌薬の投与を速やかに行う．並行して感染源検索のために単純X線，CT検査などの各種画像評価を行い，感染源を同定する．同定できたら感染源のコントロールが可能か検討し，介入可能な場合には処置を実施する．抗菌薬は，各種培養結果や薬剤感受性試験結果を元に，より狭域なものに変更（デエスカレーション）が可能か日々検討する．

❸呼吸管理

肺炎はもちろんのこと，肺以外が感染源の敗血症においても呼吸不全は頻度の高い合併症である．敗血症は間接損傷によるARDSの原因として最も頻度が高く，予後も不良である．詳細は第2章や次項「重症肺炎・急性呼吸窮迫症候群」を参照されたい．

❹痛み・不穏・せん妄の管理

　人工呼吸中の敗血症患者に対しては，鎮痛優先・light sedation のプロトコルを用いること，1日1回の鎮静薬中止を行うことが推奨されている．鎮静薬としてはベンゾジアゼピンよりもプロポフォールやデクスメデトミジンの使用を優先する．第1章で触れた『PADIS ガイドライン』[4]では薬物療法によるせん妄予防効果はすべて否定的であったが，J-SSCG2020 ではデクスメデトミジンが敗血症に伴うせん妄予防に有効な可能性を指摘している．

❺その他の治療

　敗血症に伴う急性腎障害に対する血液浄化療法，敗血症性 DIC（播種性血管内凝固）に対する治療，VTE（静脈血栓塞栓症）対策，栄養療法，血糖管理など，敗血症には他にも多くの合併症とその治療が存在する．詳細は成書を参照されたい．

3 PICS と ICU-AW，RH スタッフ（PT/OT/ST）が介入できること

　第1章で解説した PICS/ICU-AW は，ICU 患者の長期予後のみならず，患者・家族の精神にも影響を及ぼすものとして広く認識され始めている．J-SSCG2020[2]でも独立した章で取り上げ，①早期リハビリテーション，②他動関節運動療法，③神経筋電気刺激療法，の3つの介入についてクリニカルクエスチョンを提示しており，以下でそれぞれについて述べる．

❶早期リハビリテーション

　ICU 患者における早期リハビリテーションは，患者の筋肉量増加，早期離床の促進，運動機能や ADL 改善などの効果が数多く報告されている．J-SSCG2020 では，敗血症患者において PICS 予防のために早期リハビリテーションを行うことを推奨している．なお，ここでの早期リハビリテーションの定義は「理学療法かつ/または作業療法（認知療法などは除く）であり，ICU 入室から1週間以内に開始するもの」とされている．

❷他動関節運動療法

　ICU-AW は PICS の身体機能障害の一部であり，ICU 入室後に発症する急性左右対称性の四肢筋力低下を特徴とする．ICU-AW 発症は患者の不良な予後と関連し，発症予防のため早期介入が重要である．重症な敗血症患者・敗血症性ショック患者では，早期からの積極的運動療法が困難な場合が多く，ベッド上での他動関節運動療法が主体となることが多い．敗血症患者においては，標準治療として他動関節運動療法を行うことが推奨されている．

❸神経筋電気刺激療法

　神経筋電気刺激は重症患者の筋力低下予防の効果が期待されているが，敗血症患者や昇圧薬使用患者では有効な筋収縮が得られにくいという報告もある．理学療法士の負担軽減というメリットの一方で機器購入にかかる費用などのデメリットもあり，敗血症患者に対して，標準治療としては神経筋電気刺激療法を行わないことを推奨している．現在のところランダム化比較試験の数自体が少ないため，今後さらなる検討が必要である．

4 禁忌・注意点

　敗血症患者に特有の禁忌や注意点はなく，一般的な重症患者に準じる．PADIS ガイドライン[4]とその日本語訳によると，深刻な安全上のイベントや危害は，一般的には身体的リハビリテーションやモビライゼーション中には発生しない，とされる．安全にリハビリテーションを開始する指標としては，心血管系/呼吸器系/神経系の状態の安定性などがあり，循環作動薬の持続投与や人工呼吸器の使用は，患者が安定している場合にはリハビリテーション/モビライゼーションの開始の妨げにはならない．中止の主要な指標としては，心血管系/呼吸器系/神経系などの不安定性の新規出現に加え，転倒転落や医療機器の誤抜去/誤作動，患者の苦痛などの事象などが挙げられている（p.34 参照）．

■文献
1）Singer M, Deutschman CS, Seymour CW, et al. The third international consensus definitions for sepsis and septic shock（Sepsis-3）. JAMA. 2016; 315: 801-10.
2）江木盛時，小倉裕司，矢田部智昭，他．日本版敗血症診療ガイドライン2020．日集中医誌．2021; 28: S1-411.
3）Evans L, Rhodes A, Alhazzani W, et al. Surviving sepsis campaign: international guidelines for management of sepsis and septic shock 2021. Intensive Care Med. 2021; 47: 1181-247.
4）Devlin JW, Skrobik Y, Gélinas C, et al. Clinical practice guidelines for the prevention and management of pain, agitation/sedation, delirium, immobility, and sleep disruption in adult patients in the ICU. Crit Care Med. 2018; 46: e825-73.

〈壽原朋宏〉

3-2 重症肺炎・急性呼吸窮迫症候群

1 疾患の概要と重症度評価

肺炎は common disease であり日本人の死亡原因の上位を占める．原因微生物は細菌からウイルス，真菌と多岐にわたり，直近では COVID-19 によるウイルス性肺炎が記憶に新しい．その発生場所・機序によって市中肺炎，院内肺炎/医療・介護関連肺炎，人工呼吸器関連肺炎の分類があり，『成人肺炎診療ガイドライン2024』[1]では各章ごとにクリニカルクエスチョンにより診療内容への知見が述べられているので参考にされたい．

肺炎の重症度はさまざまで，外来通院できるものから集中治療室で集学的な治療を要するものまで幅広い．患者の重症度を測る基準は 図1 表1 表2 表3 に示すようにいくつかあり，いずれもバイタルサインの基準から逸脱することや，重症化しうる背景疾患，年齢などをスコアリングしたモデルを使用している．この中でよく用いられる A-DROP システムでは，年齢と脱水の有無，

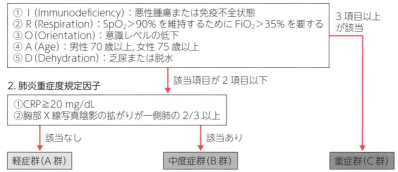

図1 HAP における重症度評価のフローチャート
(日本呼吸器学会成人肺炎診療ガイドライン2024作成委員会, 編. 成人肺炎診療ガイドライン2024. 東京: 日本呼吸器学会; 2024. p.64[1])

表1 A-DROP スコア

A (Age):	男性70歳以上，女性75歳以上
D (Dehydration):	BUN 21 mg/dL 以上または脱水あり
R (Respiration):	SpO_2 90%以下（PaO_2 60 Torr 以下）
O (Orientation):	意識変容あり
P (Blood Pressure):	血圧（収縮期）90 mmHg 以下

軽症: 上記5つの項目のいずれも満たさないもの
中等症: 上記項目の1つまたは2つを有するもの
重症: 上記項目の3つを有するもの
超重症: 上記指標の4つまたは5つを有するもの．ただし，敗血症性ショックがあれば1項目のみでも超重症とする
(日本呼吸器学会成人肺炎診療ガイドライン2024作成委員会, 編. 成人肺炎診療ガイドライン2024. 東京: 日本呼吸器学会; 2024. p.31[1])

表2 CURB-65

C-混迷	confusion
U-尿素窒素	Urea＞7 mmol
R-呼吸回数	RR≧30/分
B-血圧	収縮期血圧＜60 mmHg 拡張期血圧≦60 mmHg
65-年齢	65歳以上

※当てはまる項目を1点として合計する

表3 CURB-65 重症度による治療場所

スコア	重症度	治療場所	死亡率
0	軽症	外来	0.7%
1	軽症	外来	2.1%
2	中等症	一般病棟	9.2%
3〜5	重症	ICU	15〜40%

酸素化と意識障害，収縮期血圧で判断し，3〜4点以上でICUへの入室が勧められるとしている．

その治療内容はさまざまだが，基本的には病原微生物に合わせた抗菌薬，抗ウイルス薬を用いること，また必要であれば感染巣のドレナージ（除去）が一般的である．さらにサイトカインと呼ばれる炎症反応を引き起こしたり落ち着かせたりする役割をもつ細胞間メッセンジャーの異常増減，炎症後の線維化の抑制といった効果を期待してステロイドを使用することがある．ステロイドの効果については長年議論の的となっていて結論は出ていないが，近年，市中肺炎においてはステロイド投与群が重症化を防ぐ点で有効なのではないかとする知見も出てきており[2]，標準治療となる日が来るかもしれない．

2 急性呼吸窮迫症候群とは

急性呼吸窮迫症候群（acute respiratory distress syndrome: ARDS）は，1個の病名ではなく呼吸不全を呈する疾患をまとめた総称であり，ARDSという時には何かしらの原因疾患・基礎疾患があることが前提である．胸部X線像では両側性の肺浸潤陰影を認め 図2 [3]，その原因は心原性や過剰な体液・輸液のみでは説明ができないものと定義されている．ただし昨今のCOVID-19肺炎に伴うARDSは必ずしも典型的な臨床像を呈さず胸膜側優位の間質陰影の増強を特徴とすることが多い．いずれにせよ，P/F比（$PaO_2/FiO_2 \times 100$）で表される酸素化能の著しい低下がARDS重症度に直結し，その多くは人工呼吸管理を必要とする．

病態生理学的には全身性に炎症性メディエータ（サイトカイン）が過剰に排出されていることがわかっており，肺だけではなく心臓や中枢神経，腎臓や消化管など至るところで高炎症状態に伴う臓器不全が進行するリスクを孕んでいる．ARDSの肺胞で起こっている病態変化を 図3 に示す．このように，多くの肺胞が炎症の主座となって水浸しの状態になり，換気効率が大幅に低下することがわかる．

代謝回路の変化により骨格筋の異化反応が進むことがわかっており，亜急性期以降には呼吸筋を含む筋萎縮によりADLの低下や合併症が増加（嚥下機能低下，咳嗽能力の低下，不動化に伴う血栓塞栓症リスク）することで生命予後自体に影響しうるといわれる[4]．これらを予防することが結果的に患者予後を改善することに直結する．

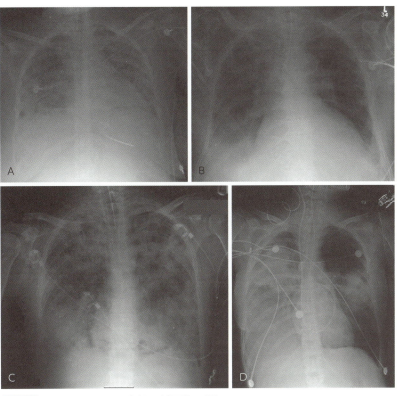

図2 ARDSでみられる胸部X線画像の例
(Thompson BT, et al. N Engl J Med. 2017; 377: 562-72[3] より転載)

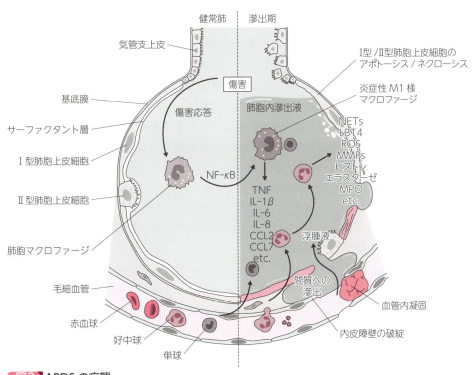

図3 ARDSの病態
(Thompson BT, et al. N Engl J Med. 2017; 377: 562-72[3])

3 集中治療管理

　肺炎であれば感染コントロールが最も重要な治療である．中には免疫力低下・易感染性のために肺炎がなかなかよくならなかったり，病原微生物が検出できず適切な抗菌薬が選択できない場合や，炎症の主座となる部位まで十分な抗菌薬が到達せずに肺炎が遷延したりする場合もある．その間，酸素投与量が増えていったり陽圧換気が必要になってきたり，さらに上記のようにARDSに進展してしまったりする場合もまれではない．

　こういった重症化した患者に対する集中治療管理の基本は，根本治療を支えるための時間稼ぎ，あるいは橋渡し的な姑息的治療である．ICUでは病名より病態を見極めてさまざまなアプローチを行うことが多い．高齢化社会が着実に進行する昨今では，集中治療を要するほどの重症化した患者において単臓器の障害のみで済むことは少なく，多臓器にわたる影響（既往歴に付随するものや，原疾患が進行した結果であるものなど）を常に意識しなければならない．

　肺炎・ARDSではまず酸素化を向上させるために虚脱肺をリクルートメントさせることが基本である．陽圧換気により虚脱した肺胞を再度開放することもできるし，腹臥位の状態にすることで理学的に重力の助けを用いて，長期臥床や受動換気により潰れやすい背側の肺胞を開きやすくさせる方法も有効であることがわかっている．現在その両方を用いた呼吸不全管理が一般的であるが，重要な焦点はいかに合併症を少なくするかである．人工呼吸管理のみを取り上げても，虚脱肺を開放するためにいたずらに陽圧をかけ過ぎることは気胸や縦隔気腫などの圧損傷（barotrauma）の一因となり，逆に必要以上に陽圧を下げて肺胞の虚脱と解放を呼吸するたびに繰り返すことで肺胞構造自体が破壊されてしまうatelectrauma，また酸素化や換気の正常化のためにもともとの肺容積以上の換気量を求めてしまうことで過膨張や正常肺への無用な損傷を広げてしまうvolutraumaといった形態の合併症が知られる．そして自発呼吸と強制換気との非同調も問題である．一般的にfightingとかasynchonyなどと呼ばれる人工呼吸器との非同調は，それのみでも患者側の呼吸努力を増強し，肺機能予後や人工呼吸管理期間を悪化させてしまうこともある．総じて，肺に無用なストレスをかけない"肺保護療法"と呼ばれる戦略が現在のARDS管理の主流となっている[3,5]．あくまでこれらは陽圧換気・人工呼吸管理の合併症の一側面であるが，実に多彩な悪影響があることがわかるであろう．語弊があるかもしれないが，人工呼吸管理は生体にとって圧倒的に有害であり，必要最低限の使用に留めて早々に離脱すべきものなのである．

　呼吸状態の悪化が急速で深刻であれば人工呼吸器だけに留まらず，呼吸ECMO（体外式膜型人工肺: extracorporeal membrane oxygenation）を必要とする症例もいる．人工呼吸器で担っていた自己肺での酸素化と換気を，すべて体外に設置した人工肺でまかなおうとする方法である．呼吸ECMOを使用していれば自己肺は一切機能させなくてもよいため，上記で述べた人工的に生み出されるストレスからは解放される．一方で，本邦では主流となっているシングルルーメンカニューレを上下大血管に留置するECMO回路方式では患者本人の可動性が相当制限されることも事実である．ECMO管理の詳細は他項を参照されたい．

　適切な理学療法・リハビリテーションにつなげるために，呼吸管理のほか栄養療法も欠かせない．既に述べたように重症患者の代謝フローは通常成人とは異なり，異化亢進に伴い骨格筋の萎縮・減少（破壊）を招く．とはいえ，過剰な栄養カロリー投与は高血糖などの合併症を増やすのみで身体がまだ同化反応（蛋白質合成）に傾いていなければ筋肉量も維持されない．重要なことは，原疾患のフェーズに合わせて段階的に投与カロリーおよび栄養素配分を設定し，綿密な栄養評価モニタリングを継続することである．栄養療法と早期運動療法の組み合わせが相乗効果をもたらすことが期待される．

4 リハビリテーションにあたっての要点

　早期リハビリテーションは近年その価値が再評価され脚光を浴びはじめた領域であり，救急・集中治療の目標が救命から社会復帰にパラダイムシフトしてゆく中で再認識されてきた．人工呼吸患者に対する早期リハビリテーションの有用性は論を俟たない．リハビリテーション実施中の血圧低下などの副次的イベントは最小限に保ちつつ，可能な限り元の ADL に準じた可動範囲と機能獲得を達成することが目標である．

　呼吸不全患者に限ったことではないが，ICU 入室患者が在室中あるいは退室後から身体・精神・認知機能面で一定の障害をきたすことを集中治療後症候群（post-intensive care syndrome: PICS）と呼ぶ．詳細は他項に譲るが，ABCDEF（GH）bundle アプローチ 表4 と呼ばれる治療介入方法が米国集中治療学会の『PADIS ガイドライン』[6]からも提唱されており，早期離床（early mobilization）の積極姿勢の重要性が強調されている．

　その開始基準および中止基準については p.34 を参照のこと．

　早期とは具体的に ICU 入室後 2〜5 日以内を指すことが多い．ICU 入室前にできていた日常生活動作の程度を参考にしながら，仮に人工呼吸器が装着されていても座位練習はもちろん歩行まで行うことが安全に実施可能であることがわかっている．いまだ ECMO 装着患者においてはその安全性は不明確だが，車椅子移動や歩行練習における安全性を謳う報告も出てきており，引き続き情勢を注視したい．また，呼吸理学療法と呼ばれる排痰・咳嗽などの一連の練習については広く普及しているが必ずしも一概に無気肺の予防や解除に有効であるとはいえないようである．『集中治療における早期リハビリテーション』[7]は"排痰法や呼吸練習を中心とした従来の呼吸理学療法のルーチン使用を控えたほうがよい"としており，"呼吸器合併症の予防にはポジショニングと早期離床を基本とし，ハイリスク患者を選定したうえで早期から積極的なハイリクルートメント効果の高い呼吸理学療法の導入が有効な可能性"に言及している．

　呼吸不全・人工呼吸患者の早期リハビリテーションはいまだエビデンスが乏しい領域である．今後の新しい知見を吟味したうえで積極的に取り入れ，PICS 予防，患者満足度の改善にも寄与してゆくことが求められる．

表4 人工呼吸患者に対する PICS 予防のためのバンドル

Assess, prevent and manage pain	疼痛の評価・予防・管理
Both SAT and SBT	毎日の SAT と SBT の実施
Choice of analgesia and sedation	鎮痛薬と鎮静薬の選択
Delirium prevent and management	せん妄の予防と管理
Early mobility and exercise	早期離床と早期運動
Family engagement and empowerment	家族の関与とその機能の促進
【追加項目】	
Follow-up referrals	転院先への紹介状
Functional reconciliation	機能的回復
Good handoff communication	良好な申し送り伝達
Handout materials on PICS and PICS-F	PICS や PICS-F についての書面による情報提供

SAT: spontaneous awake trial（自発覚醒トライアル），SBT: spontaneous breathing trial（自発呼吸トライアル）
（横山仁志．Jpn J Rehabil Med. 2021; 58: 383-9[8]）

まとめ

- 肺炎には市中肺炎と院内肺炎，医療・介護関連肺炎があり，重症度を測る指標に A-DROP，CURB-65 などが知られる．
- 急性呼吸窮迫症候群の原因は肺炎だけではなく，敗血症や手術，外傷などの高度生体侵襲を基礎

に生じる全身性サイトカイン放出に伴い呼吸不全をきたす疾患の総称（症候群）である．
- 重症患者は呼吸だけでなく多臓器にわたる障害をきたしており，全身への緻密な気配りがリハビリテーションの成功に直結する．
- 早期離床を成功させるためには，病勢の評価とコントロール，栄養状態の評価，鎮静度調整などを含めたアプローチである ABCDEF bundle を利用しながら多職種チームによる協力が必要である．

■文献
1) 日本呼吸器学会成人肺炎診療ガイドライン 2024 作成委員会，編．成人肺炎診療ガイドライン 2024．東京: 日本呼吸器学会; 2024.
2) Dequin PF, Meziani F, Quenot JP, et al. Hydrocortisone in severe community-acquired pneumonia. N Engl J Med. 2023; 388: 1931-41.
3) Thompson BT, Chambers RC, Liu KD. Acute respiratory distress syndrome. N Engl J Med. 2017; 377: 562-72.
4) 小谷　透，森　麻衣子．急性期の重症呼吸不全に対するリハビリテーション治療アップデート　急性呼吸窮迫症候群における生体の反応と治療方針．Jpn J Rehabil Med. 2021; 58: 352-6.
5) Meyer NJ, Gattinoni L, Calfee CS. Acute respiratory distress syndrome. Lancet. 2021; 398: 622-37.
6) Devlin JW, Skrobik Y, Gélinas C, et al. Clinical practice guidelines for the prevention and management of pain, agitation/sedation, delirium, immobility, and sleep disruption in adult patients in the ICU. Crit Care Med. 2018; 46: e825-73.
7) 日本集中治療医学会早期リハビリテーション検討委員会．集中治療における早期リハビリテーション～根拠に基づくエキスパートコンセンサス～．日集中医誌．2017; 24: 255-303.
8) 横山仁志．急性期の重症呼吸不全に対するリハビリテーション治療アップデート　急性期の重症呼吸不全における理学療法士の役割．Jpn J Rehabil Med. 2021; 58: 383-9.

〈喜久山和貴〉

3-3 急性冠症候群，心不全

1 急性冠症候群

1-1 病態と診断

　急性冠症候群（acute coronary syndrome: ACS）とは，冠動脈粥腫（プラーク）の破綻などが原因となり冠動脈内に急速に血栓を生じ，それによる閉塞，狭窄により心筋虚血，壊死をきたす病態の疾患群である．この症候群には大きく分けて急性心筋梗塞と不安定狭心症があり，この分類は血液検査において心筋の構造蛋白であるトロポニンが一過性に異常値まで上昇するかどうかで決定される[1]．トロポニンが上昇すれば急性心筋梗塞と診断されるが，この心筋梗塞の中でも心電図においてST上昇がみられるか否かでST上昇型急性心筋梗塞（ST-elevation myocardial infarction: STEMI）と非ST上昇型急性心筋梗塞（NSTEMI: non-ST-elevation myocardial infarction）に分類される．STが上昇するということは血栓性閉塞による血流途絶から貫壁性虚血をきたしていることを表しており，早急な再灌流療法が必要となる．また，非ST上昇型急性心筋梗塞に関しては血行動態，心電図，血液検査などによりリスクの層別化をして早期侵襲的治療を行うか，保存的治療を行うかを決定する．

1-2 治療

❶非薬物治療

　STEMIに対する治療はその予後改善のために，まず発症からいかに早期に責任冠動脈を再灌流させることができるかが重要である．この再灌流の方法に関しては，抗凝固薬を用いた血栓溶解療法より，ステントを用いた経皮的カテーテルインターベンション（percutaneous coronary intervention: PCI）が優れていることが証明されている[2]．日本循環器学会のガイドライン[1]では発症12時間以内のSTEMIにおいてはできるだけ迅速にPCIを行うことが推奨クラスIとされている．その再灌流までの時間であるが，以前は病院到着から再灌流までの時間を表すdoor to balloon timeが90分以内を目標とされていたが，本邦における急性心筋梗塞の多施設レジストリー研究の結果からは発症から再灌流までの総虚血時間がより重要であることが示され，door to balloon timeが90分はもちろんのこと，発症3時間以内の迅速な再灌流が重要とされている[3]．

　PCIは責任病変に対してステント植え込みを行う症例が大多数であり，植え込み後はステント内血栓症予防のために一定期間は抗血小板薬2剤内服が必要となる．そのため，アプローチした動脈穿刺部を含め出血性合併症を危惧する必要があり，近年はPCIのアプローチ部位として橈骨動脈が第一選択とされる場合が多い[4]．

　PCIによりACS患者の入院期間はより短縮されたものの，わが国でのACSの院内死亡率はST上昇型で約7%，非ST上昇型で約5%と依然として高く，生存例においても約20%で1年以内に心血管イベントが発生し，主要冠動脈イベントがMI既往例の約50%に発生したという報告もある．

❷薬物治療

心保護薬としては，心筋梗塞により左室駆出率が40％以下へ低下した患者に対しては血圧，心拍数が保たれていればアンジオテンシン変換酵素（angiotensin converting enzyme: ACE）阻害薬/アンジオテンシンⅡ受容体拮抗薬（angiotensin Ⅱ receptor blocker: ARB）およびβ-blockerを早期に投与開始することは効果が認められている．硝酸薬は血行再建前の冠動脈の拡張，攣縮予防など胸部症状がある場合に一時的に用いられるが，長期投与による予後改善効果は認められていない．

緊急PCIによりステント留置された患者に対して，抗血小板薬2剤の併用が必要となるが，日本人は欧米人に比べて出血のリスクが高く，血栓症のリスクが低いことから日本人独自のガイドラインが策定されている．それによると日本版 high bleeding risk（HBR）を評価し，急性心筋梗塞という血栓性リスクが高い病態であることと照らし合わせて抗血小板薬2剤併用療法（dual antiplatelet therapy: DAPT）期間を決めていく．現時点で急性心筋梗塞の患者の場合，HBR＋ならDAPTは1～3カ月でその後は単剤へ，HBR－ならDAPTは3～12カ月でその後は単剤とされている[5]．

急性心筋梗塞の場合，再発予防のため「the lower, the better」をコンセプトにコレステロール低下療法の徹底が大切である．急性心筋梗塞を発症した患者の場合，二次予防のためガイドライン上LDLコレステロール＜70 mg/dLが目標値として設定されており，スタチン最大量で目的を達成できない場合は腸管での吸収抑制薬であるエゼチミブを併用し，それでも達成できない場合は注射薬である proprotein convertase subtilisin/kexin type 9（PCSK9）阻害薬の併用を行う[6]．

▶ 1-3　心筋梗塞による急性期合併症

たとえPCIが良好な再灌流が得られ成功したとしても心筋壊死に陥った部位は存在するため，急性期には下記の重篤な合併症を生じる可能性がある．

❶機械的合併症

機械的合併症としては，心破裂，心室中隔穿孔，乳頭筋壊死に伴う僧帽弁閉鎖不全がある．これら機械的合併症はSTEMIの0.27％，NSTEMIの0.06％で発生したとの報告がある．機械的合併症を有する患者の院内死亡率はSTEMI後42.4％，NSTEMI後18.0％と高い．多変量解析の結果，心筋梗塞後に機械的合併症を起こした患者は，機械的合併症をもたない患者に比べて，院内死亡率，心原性ショック，急性腎障害，血液透析，呼吸器合併症が高いとされている[7]．

a．心破裂

心破裂を発症した患者のうち58％は5日以内に発生し，80％は7日以内に発生するとされる．心室中央部が最も頻繁に発生する破裂部位（66％）で，破裂は左心室自由壁の側面に最も頻繁に発生する（44％）．梗塞後の左心室自由壁破裂の危険因子には，60歳以上，女性，既存の高血圧，左室肥大の欠如，最初の心筋梗塞および心室中央部または側壁貫壁梗塞が含まれることが挙げられている[8]．

b．心室中隔穿孔

中隔破裂の危険因子には，単一血管疾患（特に左前下行動脈），広範な心筋損傷，中隔側副血行不良，右室梗塞の合併，STの持続的な上昇が挙げられている[9,10]．

c．乳頭筋壊死に伴う僧帽弁閉鎖不全

僧帽弁の動きを司る乳頭筋が壊死に陥り，急性に重度の僧帽弁逆流を生じ多くは急性心不全へと至る．乳頭筋は前方と後方にあるが，前乳頭筋は左前下行枝と右冠動脈もしくは左回旋枝の双方から血流があるのに対して，後乳頭筋は右冠動脈もしくは回旋枝からのみの血流であるため発生頻度

はより高い.

❷ その他の急性期合併症

a. 致死性不整脈

心室頻拍，心室細動といった致死性不整脈はPCIを受けたSTEMI患者の5.7%に発症し，そのうちの90%は発症48時間以内に出現する．その危険因子としては男性，喫煙，無症候性，入院時の心拍数が少ないこと，低カリウム血症などが報告されている[11]．予防として入院後，血清K＞4.0 mEq/L，血清Mg＞2.0 mg/dLを維持することが大切である．

b. 右室梗塞

臨床的に問題となる右室梗塞は下壁梗塞の10〜15%に合併するとされ，右室に加え左室機能の低下があれば低心拍出となる．その機序として，①右室収縮力低下による左室の前負荷減少，②右室拡張に基づく心室中隔左方偏位および心嚢内圧上昇による左室拡張への影響が挙げられる．右室梗塞のため低心拍出による血圧低下を認める場合は輸液負荷を行い，左室の前負荷を増加させる必要がある．硝酸薬や利尿薬のような左室前負荷を低下させる薬剤は原則禁忌となる．

c. 心原性ショック

広範囲な心筋梗塞を呈し心原性ショックをきたした症例では，梗塞巣周囲に存在する気絶心筋部の回復がみられるまで，昇圧薬，強心薬に加え大動脈バルーンパンピング（intra-aortic balloon pump: IABP），IMPELLA補助循環用ポンプカテーテル，静動脈体外膜型人工肺（veno-arterial extracorporeal membrane oxygenation: VA-ECMO）などの機械的補助装置を留置する場合がある．

これら合併症は早期のPCIが行われるようになった現在は以前に比べて発症率は減っているものの，一度発症すれば急激な血行動態の悪化，呼吸困難をきたすため心筋梗塞，特にSTEMIの急性期には注意が必要である．

▶ 1-4 リハビリテーション開始に関して

PCIにより良好な再灌流が得られ，血圧，心拍数，酸素化が安定，心筋バイオマーカーの低下，心電図所見の改善，胸部症状がなければベッド上の安静時間は12〜24時間以内とし，早期離床，リハビリテーションを行う．ただし，急性期に心破裂の危険性が高い場合は，すぐには血圧上昇を伴う運動療法を施行せず，軽い受動運動などにとどめておく．心不全などの合併による低酸素血症（酸素飽和度90%未満）がない限り，ルーチンの酸素投与は推奨されていない．

2 心不全

集中治療室に入院する心不全の患者は急性心不全もしくは慢性心不全急性増悪の病態である．

▶ 2-1 定義

日本循環器学会ガイドラインにおいて心不全は「なんらかの心臓機能障害，すなわち，心臓に器質的および/あるいは機能的異常が生じて心ポンプ機能の代償機転が破綻した結果，呼吸困難・倦怠感や浮腫が出現し，それに伴い運動耐容能が低下する臨床症候群」と定義されている．

▶ 2-2 分類

古くから急性心筋梗塞後の心不全合併を中心に心不全の重症度は分類されるようになり，今日に

至るまで症状，血行動態，身体所見など重症度は分類され，急性心筋梗塞以外の病態にも広く用いられている．医師がカルテに記載するそれぞれの分類を理解することは，その患者における心不全の病態，重症度などをさまざまな角度から端的に理解するうえで重要である．

❶ 左室壁運動によるもの

　左室の壁運動の程度は心不全の診断自体には関係していない．しかし，心不全患者の多くは左室機能障害が関与していることが多く，また実際に左室機能によって治療も変わってくるため，これに則った定義，分類をしていく必要がある．心エコー図検査などで計測された左室駆出率（left ventricular ejection fraction: LVEF）をもとにした左室壁運動の程度により心不全は次の3つに分類される．

- LVEF の低下した心不全: LVEF＜40％（heart failure with reduced ejection fraction: HFrEF）
- LVEF が軽度低下した心不全: 40％≦LVEF＜50％（heart failure with mid-range ejection fraction: HFmrEF）
- LVEF の保たれた心不全: 50％≦LVEF（heart failure with preserved ejection fraction: HFpEF）

　この中で欧米，日本とも HFpEF の患者は心不全の50％以上を占めるといわれ，その原因としては高血圧が多いとされている．また，入院した心不全患者全体でみると，①虚血性心疾患，②高血圧，③弁膜症であり，特に虚血性心疾患は増加傾向とされている[12]．

❷ 症状，身体所見によるもの

　心不全の症状をもとにした重症度分類としては NYHA（New York Heart Association）機能分類Ⅰ～Ⅳが普及しており 表1 ，さらに身体所見をもとにした重症度分類として Killip 分類が予後を推し量るうえでも古くから用いられている 表2 ．さらに Swan-Ganz catheter を用いて観血的に計測された値から重症度，病態，治療方針を推し量る分類として Forrester 分類 図1 も古くから用いられてきた．しかし，Forrester 分類に関しては侵襲的検査により得た値から分類する必要があり，初診時のベッドサイドでも病態を推し量る方法として Nohria-Stevenson 分類 図2 が2003

表1　NYHA 機能分類

Ⅰ	身体的な活動制限のない状態．日常生活労作で息切れなどを生じない
Ⅱ	軽い活動制限を要する状態．安静時には無症状ながら，日常労作で息切れなどの心不全症状をきたす
Ⅲ	著しい活動制限を要する状態．安静時には無症状ながら，日常労作よりも軽い労作で息切れなどの心不全症状をきたす
Ⅳ	安静時およびどのような日常労作でも息切れなどの心不全症状をきたす

(Criteria Committee of the New York Heart Association. Diseases of the Heart and Blood Vessels: Nomenclature and Criteria of Diagnosis. 6th ed. Little Brown and Co.; 1964. p.112-3)

表2　Killip 分類

Ⅰ	心不全徴候なし
Ⅱ	軽度～中等度心不全　ラ音聴取領域が全肺野の50％未満
Ⅲ	重症心不全　ラ音聴取領域が全肺野の50％以上
Ⅳ	心原性ショック　血圧90 mmHg 未満，尿量減少，冷たく湿った皮膚，チアノーゼ，意識障害を伴う

(Killip T, et al. Am J Cardiol. 1967; 20: 457-64)

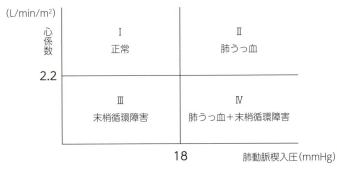

図1 Forrester 分類
(Forrester JS, et al. N Engl J Med. 1976; 295: 1404-13)

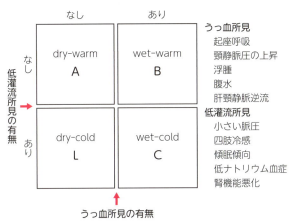

図2 Nohria-Stevenson 分類
(Nohria A, et al. J Am Coll Cardiol. 2003; 41: 1797-804[13]より改変)

表3 Clinical Scenario（CS）分類

分類	主病態	病態生理
CS 1	びまん性肺水腫	140 mmHg＜収縮期血圧　急激な発症
CS 2	全身性浮腫	100≦収縮期血圧≦140　緩徐な発症
CS 3	低灌流	収縮期血圧＜100　急激または緩徐な発症
CS 4	急性冠症候群	急激な発症
CS 5	右心不全	急激または緩徐な発症

(Mebazaa A, et al. Crit Care Med. 2008; 36: S129-39)

年に提唱された[13]．短期予後としては Profile B，C が不良とされている．その後，2008 年には収縮期血圧を指標に急性心不全の病態を推し量る Clinical Scenario（CS）分類が提唱され，これら新たな分類により救急外来において迅速な初期対応を行ううえで役立っている **表3**．

❸ 進展ステージによるもの

　　2013 年には ACC/AHA（American College of Cardiology/American Heart Association）心不全ガイドライン[14]で心不全発症前のリスクステージも考慮した新しい心不全のステージ分類が提唱され，2017 年に改訂された本邦の「急性・慢性心不全診療ガイドライン」でも心不全とそのリスク

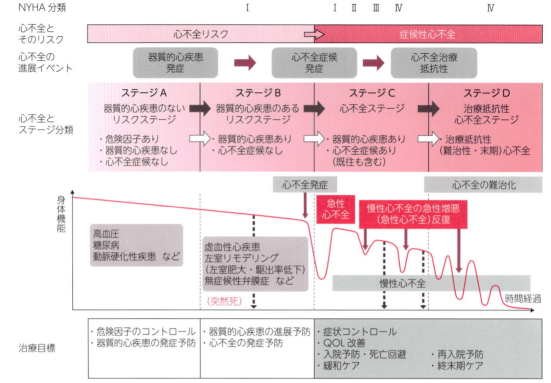

図3 心不全とリスクの進展ステージ
(厚生労働省．脳卒中，心臓病その他の循環器病に係る診療提供体制の在り方に関する検討会．脳卒中，心臓病その他の循環器病に係る診療提供体制の在り方について〔平成29年7月〕．http://www.mhlw.go.jp/file/05-Shingikai-10901000-Kenkoukyoku-Soumuka/0000173149.pdf より一部改変）

の進展ステージとして取り上げられている 図3 [15]．NYHA 分類とは異なり危険因子はあっても器質的心疾患のない段階（ステージA）が取り上げられており，この段階より治療介入していくことの大切さが示されている．また，いったん急性心不全を発症した後には，慢性心不全の急性増悪を繰り返しながらステージDへと進行する心不全の自然経過が表されており，各ステージで生活習慣病のコントロールをはじめとした予防が極めて大切である．

▶ 2-3 診断

　ベッドサイドで行えるエコー検査が心不全の治療方針を決めるうえで重要である．心エコーにより左室壁運動や肺うっ血の程度が推測でき，左室壁厚や弁膜症などの原因疾患の推定も可能となる．また，胸部X線写真，心電図，血液検査も重症度，原因疾患を推測するうえで大切であり，連日の推移をみていくことにより治療効果判定，原因疾患の推定が可能となる．血液検査では心不全のマーカーであるBNP，NT-proBNPの推移をみていくことにより，治療効果判定に役立ち，血清Cr，BUN値の増減をみることにより血管内水分量，血行動態を推し量り治療を選択していく．

▶ 2-4 治療

　集中治療室に入室する患者は呼吸困難を主訴として緊急入院となった急性心不全の患者が主であり，前項で挙げた分類に応じて治療を選択していく．具体的には心エコーにより左室壁運動の程度を観察し，ドブタミンなどの強心薬使用の必要性，利尿薬を投与した場合の血圧低下具合などを想定する．また，同時に血圧をはじめとした身体所見より分類されたNohria-Stevenson分類により

CS 1 なら交感神経緊張による末梢血管抵抗増大に伴う急激な肺うっ血が主病態と判断し非侵襲的陽圧換気と血管拡張薬として硝酸薬投与をまず行い，CS 2 は水分量オーバーと判断し利尿薬投与をまず行うといった治療方針を立てる．以前に入院歴のある患者に関しては，外来での内服薬や過去の治療法が参考となるが，前回退院時の体重をチェックし，今回の治療による目標体重の目安とする．また，外来で薬は欠かさず内服できていたか，感染症のような心不全の trigger となる増悪因子はなかったかなども患者から聞き取る必要がある．

心房細動，心筋虚血が新たに合併し心不全の増悪が生じる場合もあり，心筋虚血であれば，心電図変化，血液検査におけるトロポニンの推移を観察し悪化傾向であれば，早期に血行再建を検討する．また，心房細動の場合は発症時期を見極め，抗凝固薬，心拍数コントロールのために β-blocker を少量より投与を行うが，血圧低下が著しい場合は電気的除細動も考慮される．

状態が安定してきた場合は，慢性期治療へと移行していくが，左室壁運動低下を伴った HFrEF 患者に対しては，今まで得られたエビデンスを総合すれば Fantastic Four と称される angiotensin receptor/neprilysin inhibitor（ARNI），sodium-glucose co-transporter 2（SGLT2），mineralocorticoid receptor antagonist（MRA），β-blocker を早期から併用することにより最大の利益が得られるとされている．各患者の血圧，心拍数などの血行動態，および腎不全などの併存疾患をみながらこれら 4 剤を中心に投薬を決めていく．

また，左室壁運動の保たれた HFpEF，HFmrEF 患者に対しては現時点では SGLT2 阻害薬心血管死亡および心不全の悪化抑制効果が示されているのみである．

心筋梗塞，心不全ともに早期にリハビリテーションを開始し，退院後も通院による外来，在宅リハビリテーションの継続が推奨されている．生命予後の改善，運動耐容能の向上などが示されており，高齢者も含めて各患者のライフスタイルに沿ったリハビリテーションを行っていく必要がある．運動だけではなく，食事や規則正しい生活などの日常生活指導を行い，包括的に患者をサポートし再発を防ぐことが大切である．

■文献
1）日本循環器学会．急性冠症候群ガイドライン（2018 年改訂版）．
2）Keeley EC, Boura JA, Grines CL. Primary angioplasty versus intravenous thrombolytic therapy for acute myocardial infarction: a quantitative review of 23 randomised trials. Lancet. 2003; 361: 13-20.
3）Shiomi H, Nakagawa Y, Morimoto T, et al. Association of onset to balloon and door to balloon time with long term clinical outcome in patients with ST elevation acute myocardial infarction having primary percutaneous coronary intervention: observational study. BMJ. 2012; 344: e3257.
4）Romagnoli E, Biondi-Zoccai G, Sciahbasi A, et al. Radial versus femoral randomized investigation in ST-segment elevation acute coronary syndrome: The RIFLE-STEACS（Radial Versus Femoral Randomized Investigation in ST-Elevation Acute Coronary Syndrome）Study. J Am Coll Cardiol. 2012; 60: 2481-9.
5）日本循環器学会．2020 年 JCS ガイドライン フォーカスアップデート版 冠動脈疾患患者における抗血栓療法．
6）日本動脈硬化学会．動脈硬化疾患予防ガイドライン 2022 年版．東京: 日本動脈硬化学会; 2022.
7）Elbadawi A, Elgendy IY, Mahmoud K, et al. Temporal trends and outcomes of mechanical complications in patients with acute myocardial infarction. JACC Cardiovasc Interv. 2019; 12: 1825-36.
8）Batts KP, Ackermann DM, Edwards WD. Postinfarction rupture of the left ventricular free wall: clinicopathologic correlates in 100 consecutive autopsy cases. Hum Pathol. 1990; 21: 530-5.
9）Skehan JD, Carey C, Norrell MS, et al. Patterns of coronary artery disease in post-infarction ventricular septal rupture. Br Heart J. 1989; 62: 268-72.
10）Barrón JV, Molina-Carrión M, Romero-Cárdenas A, et al. Risk factors, echocardiographic patterns, and outcomes in patients with acute ventricular septal rupture during myocardial infarction. Am J Cardiol. 2005; 95: 1153-8.
11）Gheeraert PJ, De Buyzere ML, Taeymans YM, et al. Risk factors for primary ventricular fibrillation during acute myocardial infarction: a systematic review and meta-analysis. Eur Heart J. 2006; 27: 2499-510.
12）Shiba N, Watanabe J, Shinozaki T, et al. Analysis of chronic heart failure registry in the Tohoku district: third year follow-up. Circ J. 2004;

68: 427-34.
13）Nohria A, Tsang SW, Fang JC, et al. Clinical assessment identifies hemodynamic profiles that predict outcomes in patients admitted with heart failure. J Am Coll Cardiol. 2003; 41: 1797-804.
14）Yancy CW, Jessup M, Bozkurt B, et al. 2013 ACCF/AHA guideline for the management of heart failure: a report of the American College of Cardiology Foundation/American Heart Association Task Force on practice guidelines. Circulation. 2013; 128: e240-e327.
15）日本循環器学会/日本心不全学会合同ガイドライン．急性・慢性心不全診療ガイドライン（2017年改訂版）．

〈佐藤督忠〉

3-4 急性腎障害

　急性腎障害（acute kidney injury: AKI）は急激な腎機能低下を呈する病態で多種多様な疾患が含まれる症候群である．AKIは敗血症や心臓手術後などの集中治療を要する患者の予後に直結する因子であり，特に血液浄化療法が必要となる重症患者で死亡率が高い[1]．AKI患者へのリハビリテーションは，同患者の早期の離床や病態の改善に有効であるが，患者の病態を理解した適切なリハビリテーション処方が必要である．

1 急性腎障害の概念と診断

　AKIとは，急性腎不全（acute renal failure: ARF）が原因で予後が悪化する患者をより早期に診断して治療介入する目的で提唱された概念である．2004年に血清クレアチニン（creatinine: Cr）値の上昇度に応じてステージ分類したRIFLE（risk, injury, failure, loss and end-stage kidney disease）基準が最初の診断基準であり[2]，その後RIFLE基準を修正し診断基準に血清Cr値の軽度の変化を導入したAcute Kidney Injury Network（AKIN）基準が提唱された[3]．さらに2012年に，腎疾患に関する国際的組織であるKidney Disease Improving Global Outcomes（KDIGO）からRIFLEとAKIN基準を組み合わせたKDIGO基準が示された[4]　表1　．KDIGO基準ではAKIの定義は以下の3つのいずれかにより定義されるとした．①48時間以内に血清Cr値が≧0.3 mg/dL上昇した場合，または②血清Cr値がそれ以前7日以内にわかっていたか予想される基礎値より≧1.5倍の増加があった場合，または③尿量が6時間にわたって＜0.5 mL/kg/時に減少した場合．そして，血清Cr値上昇と尿量減少の程度に応じた重症度分類も含まれている．日本腎臓学会，日本集中治療学会，日本透析医学会，日本急性血液浄化学会，日本小児腎臓病学会の5学会合同の『AKI（急性腎障害）ガイドライン2016』でもKDIGO基準の使用が推奨されている[5]．

表1 KDIGO基準

定義	1. Δ血清Cr≧0.3 mg/dL（48時間以内） 2. 血清Crの基礎値から1.5倍上昇（7日以内） 3. 尿量0.5 mL/kg/時以下が6時間以上持続	注）定義1〜3の1つを満たせばAKIと診断する．血清Crと尿量による重症度分類では重症度の高い方を採用する．

ステージ	sCr基準	尿量基準
1	Δ血清Cr≧0.3 mg/dL，または基礎値から1.5〜1.9倍の上昇	0.5 mL/kg/時未満，6時間以上持続
2	基礎値から2.0〜2.9倍の上昇	0.5 mL/kg/時未満，12時間以上持続
3	基礎値から3.0倍以上の上昇，または血清Cr 4.0 mg/dL以上の上昇，または腎代替療法開始 18歳未満では，eGFR 35 mL/分/1.73 m^{2}未満への低下	0.3 mL/kg/時未満，24時間以上もしくは無尿が12時間以上持続

(KDIGO clinical practice guidelines for acute kidney injury. Kidney International Supplements. 2012; 2: 1-138[4])

2 急性腎障害のリスク因子，病態生理，分類，代表的疾患

AKIは入院患者の15％程度[6]，ICU入室患者の40％程度にみられる[7]．AKI発症リスクとして年齢と慢性腎臓病の合併頻度が高いことが報告されている．発症場所別の原因疾患では院内発症では腎虚血，腎毒性物質，敗血症に起因するAKIが多く[8]，院外発症では脱水症や過降圧による腎前性が多い[9]．院外発症と院内発症の重要な相違点は，前者では原因の多くが単一で予後が比較的良好であるが，後者では多臓器不全，感染症，血行動態不安定など原因が多岐にわたることと予後が悪いことである．院内発症のうち約30％は周術期に認められ特に循環動態が大きく変化する心臓手術後でその発症率が高い[10]．心臓手術全体では腎代替療法を必要とするAKIは2.3％程度の症例に生じ，さらに術後AKIを発症した患者の院内死亡率は10.7％，長期観察の死亡率は30.0％と報告されている[11]．

AKIの病態は障害された部位により腎前性・腎性・腎後性の3つに区分される 表2 [12]．

① 腎前性: 腎臓への血流量の極端な低下によって引き起こされる障害である．
② 腎性: 腎実質や腎血管そのものの障害で，多くは急性尿細管壊死を認める．
③ 腎後性: 腎臓より後方の尿路系である尿管や膀胱の急性尿路閉塞による障害である．

腎前性では虚血性障害（低酸素，微小循環障害）が，腎性では腎毒性物質（尿細管上皮細胞障害）や炎症（炎症性メディエーター，炎症関連物質，炎症細胞活性化）などの因子が病態の起因となり，さらにミトコンドリア機能障害や凝固異常，内皮細胞障害などが複合的に病態の悪化に関係する[13]．

表2 急性腎障害の代表的疾患

区分	病態	代表的疾患
腎前性	有効循環血液量の減少	心不全，心原性ショック，肺塞栓，肝硬変，急性膵炎など
	細胞外液量の減少	脱水，嘔吐，下痢，熱傷，大量出血，利尿薬など
	末梢血管抵抗の低下	エンドトキシンショック，アナフィラキシーショック
	腎動脈の障害	腎動脈血栓，大動脈解離
	腎内血行動態の変化	薬剤（RAS系阻害薬，非ステロイド性抗炎症薬）
腎性	腎血管性	悪性高血圧，コレステロール塞栓，血栓性血小板減少性紫斑病，播種性血管内凝固症候群，抗リン脂質抗体症候群など
	糸球体性	急性糸球体腎炎，急速進行性糸球体腎炎，全身性エリテマトーデス，結節性多発動脈炎，ANCA関連血管炎など
	間質性	急性間質性腎炎，腎盂腎炎の急性増悪
	急性尿細管壊死	腎虚血（敗血症，出血，外傷性，熱傷など），腎毒性物質（ヘモグロビン尿症，ミオグロビン尿症，抗菌薬，造影剤など）
	尿細管閉塞	腫瘍崩壊症候群，多発性骨髄腫など
腎後性	両側尿管の閉塞	骨盤内悪性腫瘍の浸潤，結石の嵌頓，後腹膜線維症など
	膀胱，尿道の閉塞	前立腺肥大症，膀胱腫瘍など

3 急性腎障害の治療

AKIの治療は病態により異なるが治療の基本は①適切な血管内容量の維持，②適切な腎灌流圧の維持，③腎毒性物質の回避を行う．それでも改善が得られない場合は④腎代替療法を考慮する．

腎前性および腎後性AKIでは，原因に対する治療が奏効すれば早期の回復が期待できる．一方，糸球体病変および急性間質性腎炎による腎性AKIでは，ステロイド薬での治療などが必要となる場合や急性尿細管壊死を発症し組織障害が不可逆的な場合は治療に難渋し，腎障害が遷延することも

少なくない．進行性の AKI では腎代替療法の適応を考慮する必要がある．以下に基本的な治療方針を記載する．

❶ 適切な血管内容量の維持

血管内容量不足に対しては十分な補液を行う．侵襲度の大きい手術，造影剤を用いた処置，抗悪性腫瘍薬や抗菌薬の投与が予定されている場合には，事前に十分な輸液を行い，脱水を補正して AKI のリスクを減少させることが重要である．一方，過剰な輸液は腎うっ血を生じてかえって AKI を進行させる場合がある．体液量の評価は体重や尿量や尿所見，brain natriuretic peptide（BNP）値などの経時的変化，侵襲度の低い血行動態モニタリングシステムなどを用いて総合的に判断をする．

❷ 適切な腎灌流圧の維持

適切な体液量が維持されている場合では，次に適切な腎灌流圧の維持を考える．腎臓は脳血流の自動調節能と同様に輸入・輸出細動脈の拡張・収縮による自動調節能を有するため，血圧に依存せず糸球体濾過量は一定に保たれている．この自動調節能の下限は平均血圧 60〜80 mmHg 程度と考えられている．一般的には目標平均血圧は 65 mmHg 程度とするが，適切な灌流圧が得られない場合はノルアドレナリンなどの昇圧薬を併用する．

❸ 腎毒性物質の回避

代表的腎毒性物質には，アミノグリコシド系抗菌薬，バンコマイシン，非ステロイド性抗炎症薬，renin-angiotensin system（RAS）系阻害薬，ヨード系造影剤などが挙げられる．抗菌薬はトラフ値を適切にコントロールして不必要な薬剤は可能な限り中止する．これまでに AKI の予防あるいは治療を目的とした低用量ドパミンやヒト心房性 Na 利尿ポリペプチド，フロセミドなどによる大規模研究が行われているが，各薬剤の有効性は証明されていない．

❹ 腎代替療法

AKI が進行した場合に腎代替療法が適応となる．腎代替療法の詳細については他稿に譲るが，開始すべき絶対適応として致死的な合併症である高カリウム血症，重度のアシデミア，肺水腫，尿毒症は確立している[4]．また，急性薬物中毒において薬物除去を目的に施行されることもある．AKI の病態に沿った腎代替療法の選択，つまり持続的か間欠的か，血液濾過か血液透析かといったモダリティの選択は，治療効果を得るうえで重要である．ICU では持続的腎代替療法（continuous renal replacement therapy: CRRT）が選択されることが多い．CRRT は 24 時間持続的に透析を行うため，血行動態が安定しやすく，一日あたりの総除水量を増やすことができ，また余分な体液のシフトを減少させる効果が期待できる．しかしながら抗凝固薬の持続的な投与が必要であり，患者の移動が困難となること，高カリウム血症の是正や毒物の除去も緩徐にしか行うことができないといった欠点もある．血行動態が不安定な症例，頭部外傷，脳圧亢進，脳浮腫の症例，不均衡症候群のリスクのある症例では CRRT が推奨されるが，全身状態が許せば間欠的腎代替療法での治療が出血のリスクの軽減や患者の離床を促せるなどの面で有用である．

4 リハビリテーション実施上の注意点

AKI は重症化に従い予後不良となるが，先に述べた分類（腎前性，腎性，腎後性）や疾患によっ

ても腎障害の回復程度が異なる[14]．AKIにおけるコンセンサスの得られたリハビリテーションはないが，AKIが進行している段階ではベッド上臥床の状態であることが想定され，まずはベッド上で拘縮予防の関節可動域練習，ないしバイタルサインが落ち着いていれば介助での起き上がり練習や端座位保持練習から開始する．回復段階であれば全身状態も勘案して立位練習などに徐々に負荷を上げられるものと推測される．このようにリハビリテーションの負荷の変更・調節は腎障害や栄養状態の回復や，腎代替療法からの離脱が重要となろう．以下にAKI患者におけるリハビリテーション実施にあたってのリスク管理について述べる．

▶ 4-1 機能評価

リハビリテーション処方を行う前には関節可動域や筋力の評価を行うべきである．AKIでは背景に敗血症などの重症病態を有することが多いためICU-acquired weaknessの合併頻度が高く筋力が急速に低下する可能性が高い．モニター心電図で心拍数，観血的な血圧測定によって血圧がモニタリングされている患者においては，関節可動域を測定する際や徒手的に抵抗を加えて筋力を測定する際にバイタルサインの変動や呼吸苦や息切れなどの臨床症状の変化についても評価をすることでリハビリテーション練習中のバイタルサインの変化や疲労度をある程度予測することが可能である．

▶ 4-2 リスク評価

患者のバイタルサインの他，疾患重症度，血液検査，画像検査，使用薬剤，併存疾患などを考慮してリハビリテーション介入に伴うリスクを評価する．日本集中治療医学会が作成したエキスパートコンセンサスにおいて腎代替療法中のリハビリテーションは安全に実施可能であることが示されているが[15]，特に注意すべき事項を下記にまとめる．

❶デバイスの位置異常

ICU入室患者でAKIに対し緊急で腎代替療法が施行される場合は全身状態が不安定なためCRRTが選択されることが多い．CRRTでは体外循環回路を使用するため大腿静脈や内頸静脈にカテーテルが挿入されるが，その場合リハビリテーション中の体動や，頸部や下肢の屈曲でカテーテルの位置異常が生じて脱血不良のために透析の中断が発生しうる．このため一般にCRRT実施中はリハビリテーションの開始が遅れる傾向にある．しかしながらカテーテルを挿入した状態でもカテーテルの位置異常に気をつけてリハビリテーションを行うことは可能であり，早期離床や早期からの積極的なリハビリテーションの実施が重篤なイベント発症の原因となる可能性は低い[16]．安全なリハビリテーションの実施には，透析のトレーニングを受けた看護師や臨床工学技士と協力して行うことが重要であり，透析回路交換のタイミングを利用するなどの介入時のリスクを減らす対応が望ましい．

❷出血

血液検査の評価として，プロトロンビン時間-国際標準値（prothrombin time-international normalized ratio: PT-INR）≧3，活性化部分トロンボプラスチン時間（activated partial thromboplastin time: APTT）≧80秒以上では筋肉内・関節内出血の危険があり，大関節の関節可動域練習は避けるべきである．血小板数が1万/μL以下の時は軽微な接触やずれ，打撲で皮下出血をきたす危険があり，チューブやカテーテルが挿入されている部位の関節運動は極力避ける．特に透析中は抗凝固薬の持続投与を行っているため，出血性合併症のリスクに注意が必要である．

❸血圧低下

　高用量の血管作動薬やCRRTを実施しているような全身状態が不良な患者においてはベッドアップでも血圧が低下しやすいため注意が必要である．臓器障害を進行させない程度の血圧低下は許容されるが平均血圧（mean arterial pressure: MAP）が60 mmHg以下が持続すると糸球体濾過量の低下や脳虚血のリスクがある．

❹体液管理と薬剤

　AKIの原因として循環血液量の低下と低血圧があり輸液や昇圧薬で治療が行われる．また，体液量是正に利尿薬が併用される場合がある．これらの薬剤により尿量やバイタルサイン，体液量は容易に変動するためリハビリテーション介入前に患者の薬剤情報，in-outバランスや体重の経時的な変化を整理して把握することが重要である．さらに，リハビリテーション介入時の体液量はバイタルサインの変動にも影響を与える．体液量が不足している場合では起立性低血圧や反応性の心拍数増加を認めやすい．

結語

　AKIの概念，病態，鑑別診断，治療，リハビリテーション実施上の注意点について概説した．AKI時のリハビリテーションは今後も研究が必要な分野であるが，リスク管理とモニタリングを行うことで安全なリハビリテーションが可能である．

■文献

1) Waikar SS, Curhan GC, Wald R, et al. Declining mortality in patients with acute renal failure, 1988 to 2002. J Am Soc Nephrol. 2006; 17: 1143-50.
2) Bellomo R, Ronco C, Kellum JA, et al. Acute renal failure-definition, outcome measures, animal models, fluid therapy and information technology needs: the Second International Consensus Conference of the Acute Dialysis Quality Initiative（ADQI）Group. Crit Care. 2004; 8: R204-12.
3) Mehta RL, Kellum JA, Shah SV, et al. Acute kidney injury network: report of an initiative to improve outcomes in acute kidney injury. Crit Care. 2007; 11: R31.
4) KDIGO clinical practice guidelines for acute kidney injury. Kidney International Supplements. 2012; 2: 1-138.
5) Doi K, Nishida O, Shigematsu T, et al. The Japanese clinical practice guideline for acute kidney injury 2016. Clin Exp Nephrol. 2018; 22: 985-1045.
6) Waikar SS, Wald R, Chertow GM, et al. Validity of international classification of diseases, ninth revision, clinical modification codes for acute renal failure. J Am Soc Nephrol. 2006; 17: 1688-94.
7) Joannidis M, Metnitz B, Bauer P, et al. Acute kidney injury in critically ill patients classified by AKIN versus RIFLE using the SAPS 3 database. Intensive Care Med. 2009; 35: 1692-702.
8) Nash K, Hafeez A, Hou S. Hospital-acquired renal insufficiency. Am J Kidney Dis. 2002; 39: 930-6.
9) Mesropian PD, Othersen J, Mason D, et al. Community-acquired acute kidney injury: a challenge and opportunity for primary care in kidney health. Nephrology（Carlton）. 2016; 21: 729-35.
10) Uchino S, Kellum JA, Bellomo R, et al. Acute renal failure in critically ill patients: a multinational, multicenter study. JAMA. 2005; 294: 813-8.
11) Hu J, Chen R, Liu S, et al. Global incidence and outcomes of adult patients with acute kidney injury after cardiac surgery: a systematic review and meta-analysis. J Cardiothorac Vasc Anesth. 2016; 30: 82-9.
12) Moore PK, Hsu RK, Liu KD. Management of acute kidney injury: core curriculum 2018. Am J Kidney Dis. 2018; 72: 136-48.
13) Kellum JA, Prowle JR. Paradigms of acute kidney injury in the intensive care setting. Nat Rev Nephrol. 2018; 14: 217-30.
14) Ricci Z, Cruz D, Ronco C. The RIFLE criteria and mortality in acute kidney injury: a systematic review. Kidney Int. 2008; 73: 538-46.
15) 日本集中治療医学会早期リハビリテーション検討委員会．集中治療における早期リハビリテーション～根拠に基づくエキスパートコンセンサス～．日集中医誌．2017; 24: 255-303.
16) Perme C, Nalty T, Winkelman C, et al. Safety and efficacy of mobility interventions in patients with femoral catheters in the ICU: a prospective observational study. Cardiopulm Phys Ther J. 2013; 24: 12-7.

〈齋藤友広　本田浩一〉

3-5 脳血管疾患

1 脳梗塞

　脳梗塞とは虚血によって神経細胞が障害を受け，細胞死により脳実質が壊死に陥った状態である．血栓または塞栓による脳動脈の閉塞または狭窄により，脳局所の虚血をきたし梗塞を生じる．または脳静脈からの血流の流出が阻害されて梗塞となることもある．急性発症の神経脱落症候を認めれば，原則入院を考慮する．さらに，症状を説明づけられる新しい梗塞巣を画像検査で検索する必要がある．臨床病型による分類は諸説あるが，米国 NINDS の脳血管障害の分類第Ⅲ版[1]によると，①アテローム血栓性脳梗塞，②心原性脳塞栓症，③ラクナ梗塞，④その他の 4 つに分類される．

　治療はアテローム血栓性脳梗塞やラクナ梗塞のような動脈硬化を基盤とする機序では抗血小板薬を中心に，心原性脳塞栓症では抗凝固薬を中心に薬剤選択を行う．遺伝子組み換え組織型プラスミノゲンアクティベータ（rt-PA）を用いた経静脈的血栓溶解療法は，発症から 4.5 時間以内，または発症時刻が不明な時には頭部 MRI において拡散強調画像で認められる虚血性変化が FLAIR 画像では明瞭でない場合に施行を考慮する．機械的血栓回収療法を含めた経動脈的血行再建療法は，発症または最終健常確認時間から 24 時間以内で諸条件に合えば施行を考慮する．経静脈的血栓溶解療法あるいは経動脈的血行再建療法の施行後は，まずは ICU や SCU などの厳重な観察が可能な病床での管理が望ましい．血圧管理については，上限を収縮期血圧 220 mmHg 以下ならびに拡張期血圧 120 mmHg 以下にコントロールする必要があるが，出血性梗塞，大動脈解離，急性心筋梗塞，心不全，腎不全などの合併症に応じて，上限を引き下げるべきかを個々に検討する必要がある．経静脈的血栓溶解療法の施行例では，投与後 24 時間は血圧の上限を収縮期血圧 185 mmHg 以下ならびに拡張期血圧 110 mmHg 以下とより厳格な管理を必要とする[2]．加えて，脂質異常症，糖尿病などの生活習慣病の加療も並行して行う必要がある．

　ICU でリハビリテーションを行う際には安静度を把握し，その範囲内で行うことが何よりも重要である．脳梗塞患者において，少なくとも入院直後から一律に 24 時間頭部を挙上しておくことは転帰に影響しないとされている[3]．一方，頭部挙上と脳血流減少には関連があるとの報告[4]もあるため，主幹動脈に狭窄や慢性閉塞を有するアテローム血栓性脳梗塞や，分枝粥腫病（branch atheromatous disease: BAD）の症例では早期の頭部挙上により症状の進行が生じる可能性があることを忘れてはならない．著者らの施設では，基本的に入院直後は頭部をフラットにした安静状態を保ち，飲食・内服時にのみ 30〜45°の頭部挙上を許可している．そして，入院翌日以降の症状をみながら，できるだけ早期の離床を開始している．経静脈的血栓溶解療法の施行例では施行後 24 時間経過してから頭部挙上を開始している．機械的血栓回収療法の施行例では施行当日は再開通の程度によって頭部をフラットから 90°の範囲に留め，翌朝から離床の開始を試みている．主幹動脈に狭窄や慢性閉塞を有するアテローム血栓性脳梗塞例や BAD 例では，段階的に頭部の挙上を行い，入院 2〜3 日目から離床を試みている．病型や行っている治療法に応じて個々に安静度を設定し，それに応じて離床を含めたリハビリテーションの負荷を検討する必要がある．そして実際にリハビリテーションを施行する際には，開始前の血圧が目標範囲内に維持されていることの確認が欠かせない．そのう

えで患者の症状を念頭に置いて，症状の悪化や新たな症状の出現を認めた場合には，患者を安静かつ頭部をフラットの状態にしたうえで，医師への迅速な連絡が望まれる．

2 脳出血

　脳出血は脳内出血（intra-cranial hemorrhage: ICH）とも呼ばれる．脳梗塞と同様，突然発症の経過で意識障害，失語や失行などの高次脳機能障害，嚥下障害，片麻痺などの神経脱落症状を呈する．画像検査を行うまでは，経過や症状が類似しており脳梗塞と見分けがつかない．出血部位により皮質下，被殻，視床，脳幹，小脳などの接頭語をつけて「○○出血」と呼ぶこともある．原因は多くが高血圧性である．高血圧以外の原因は多彩であり，脳動静脈奇形，脳動脈解離，もやもや病，播種性血管内凝固や白血病などの凝固異常をきたす疾患なども挙げられる[5]．比較的若年発症や特に既往のない患者が脳出血を発症した場合，これらの疾患の可能性を念頭に置く．

　治療は診断後速やかに血圧が高値である場合には降圧（カルシウム拮抗薬の点滴静注など），抗血栓薬を投与していればその中和薬投与，手術アプローチが可能であれば開頭血腫除去や減圧，ドレナージなどを行い，原因疾患があればその治療を行う[2]．全身管理は血圧の管理を行いながら，神経学的所見を繰り返し確認しつつ画像検査で血腫の拡大がないかを確認していく．特に視床や脳幹の出血では，意識の中枢である上行性毛様体賦活系に及ぶ病巣により意識障害が長期にわたり遷延しやすい．脳梗塞と比較すると，神経学的重症度は高い症例が多く，急性期の改善は得られにくい[6]．重度の意識障害では，舌根沈下，無呼吸，嚥下障害などにより誤嚥性肺炎を併発し呼吸不全となるため気管挿管での呼吸管理を要することがある．また，排便障害の合併も多く，緩下薬の投与で積極的に排便管理し，イレウス予防を行っていくが，排便時の血圧変動に注意する必要がある．発見が遅れ長時間臥床状態にあった症例などは，褥瘡や麻痺側下肢における深部静脈血栓症（deep vein thrombosis: DVT）の発症にも気を配る必要がある．脳出血の症例では急性期にDVTに対する抗血栓療法は行いにくいため，血液検査，下肢静脈超音波や造影CTなどで下肢静脈に血栓がないことを確認し，フットポンプなどで血栓の予防を行いつつ早期離床を目指す．その他，てんかん発作やせん妄のリスクもあり，意識レベルの変動に注意を払う必要がある．脳血管障害の患者は高血圧のみでなく，糖尿病，慢性腎臓病，心房細動，虚血性心疾患，心不全，閉塞性睡眠時無呼吸症候群，アルコール使用障害，精神疾患などの背景を有していることが多く，これらのリスク管理も並行して行う．

　脳出血でICU管理する症例は，麻痺などの神経学的重症度に加え，呼吸，循環，消化管など「中枢神経以外」の合併症でintensiveな管理を必要とすることが多い．脳出血も脳梗塞同様，早期離床が重要となるが，頭位挙上管理，24～72時間のリハビリテーションの開始が適切とされる傾向がある[3]．ただし，血腫の拡大傾向が続く場合など不安定な病状の場合は慎重な対応を要する．また，自覚症状としての頭痛，嘔気嘔吐が治療開始後も遷延することがある．これらはリハビリテーション中断基準（アンダーソン基準）に該当し，離床阻害因子となるため，積極的な対症療法を行うことが求められる．

　COVID-19禍において，COVID-19に罹患している患者はその病態から脳出血を合併しやすいことが知られている[7]．ICUでは症例により鎮静下，人工呼吸器，人工心肺，シリンジポンプ，モニター，ドレーンなどの医療機器や挿入物が多数ある状況であり，一般病棟とは異なる状況である．鎮静中の患者においては，従命に応じられない，瞳孔不同や共同偏視の有無，脳幹反射，四肢の腱反射，Babinski徴候など他覚的に再現しやすい徴候を確認する．リハビリテーション介入時などに神経学的所見の変化を自らの視点で比較するとわかりやすい．

3 くも膜下出血

くも膜下腔の脳槽に出血する脳卒中の一病型であり，激烈な頭痛と悪心・嘔吐に加え，項部硬直や嘔気などの髄膜刺激徴候を呈する．他の脳卒中とは異なり，片麻痺などの巣症状には乏しいが，後述する脳血管攣縮による脳虚血をきたした場合や脳実質への血腫や浮腫の進展があった場合には失語や片麻痺といった神経症状が現れることがある．くも膜下出血の原因としては，脳動脈瘤の破裂，比較的若年に割合が多い動静脈奇形，外傷などが挙げられる[2]．ここでは成人で最も頻度の高い脳動脈瘤を想定して概説する．

くも膜下出血の超急性期（～24時間）には，頭部 CT をはじめとする検査で迅速に診断し，治療を開始することが転帰の悪化を少しでも防ぐことにつながる．重症度はさまざまであるが，最重症例では心肺停止状態で救命処置や呼吸循環管理を要することもある．初期治療の目的は，再出血の予防と，全身状態の改善および頭蓋内圧の適正管理である．くも膜下出血の再出血は発症24時間以内，特に6時間以内に有意に高率であるとされる[8]．そのため，発症直後は安静を保ち，侵襲的な処置や刺激はできるだけ避け，十分な鎮痛と鎮静，降圧を行う．動脈瘤に対するクリッピング術などの外科的治療や瘤内塞栓術などの血管内治療は原則として出血後72時間以内の早期に行うことで，それ以降の手術よりも在院日数を短縮できるとされ，遅発性脳血管攣縮の発生率や転帰などの面でも良好な成績が報告されている[9]．24時間以内にリハビリテーションを行う場合には安静度の指示を厳守し，血圧上昇につながるような強い刺激は極力避ける必要がある．また，動脈血ラインや中心静脈カテーテル以外にも脳室ドレナージなどの多数の挿入物や，人工呼吸管理なども想定されるため，患者周囲の環境に十分に目を配り，安全にベッドサイドでのリハビリテーションを行う．

重症例の急性期には，さまざまな全身病態の合併が起こりうる[2,8,9]．交感神経系の緊張による圧透過性の中枢性肺水腫により呼吸状態の悪化を生じる場合があり，発症時には人工呼吸管理や利尿薬投与を要するが，肺水腫と誤嚥性肺炎との鑑別がしばしば問題となる．ST-T 変化や不整脈などの心電図異常もみられ，多くは自然軽快するが，致死的心室性不整脈を呈する場合もある．その他，たこつぼ心筋症による左室機能異常をきたす例，syndrome of inappropriate secretion of antidiuretic hormone（SIADH）による低ナトリウム血症から代謝性脳症や痙攣を生じる例や，尿崩症からショックに至る例もある．急性期にリハビリテーションの介入を開始する際には，これらの合併症の徴候である呼吸・循環動態の変化や，モニターの異常などにも注意する必要がある．

発症後4～14日程度で脳血管攣縮が発生する場合があり，その血管の支配領域が脳虚血に陥る．半数以上が無症候性であるが，約30％は症候性で，攣縮した血管の支配領域に応じた巣症状が生じる[7]．新規の神経症状を認めた際には脳血流を保つために速やかに臥位に戻し，ただちに主治医への報告を行う．

さらに，発症後約1カ月頃に正常圧水頭症を発症する場合がある[2,8]．臨床症状は特発性正常圧水頭症と変わらず，記銘力障害，歩行障害，尿失禁である．特に歩行障害は，歩隔が広いが歩幅は狭く小刻みでゆっくりという特徴的なものであるので，リハビリテーション介入の際にはその徴候にいち早く気づくことが望まれる．

最後に，他疾患について診療中の患者の脳卒中発症に気づくこともリハビリテーションスタッフの役割といえる．救急では，早期診断につなげるために FAST，CPSS，ELVO screen など脳卒中に特化した病院前スケールが開発されており，眼球共同偏倚，顔を含む片麻痺，失語など，脳卒中で特徴的な項目が共通している．これらは院内発症にも適用できる．院内の脳卒中ホットライン（Code Stroke）を運用している医療機関であれば，主治医の対応を待たずして迅速に連絡をするな

どのアクションも必要である．

■文献
1) National Institute of Neurological Disorders and Stroke. Classification of cerebrovascular diseases Ⅲ. Stroke. 1990; 21: 637-76.
2) 日本脳卒中学会脳卒中ガイドライン委員会，編．脳卒中治療ガイドライン 2021 ［追補 2023］．東京: 協和企画; 2023.
3) 日本脳卒中学会．脳卒中急性期リハビリテーション診療の指針．Jpn J Stroke. 2024; 46: 47-86.
4) Anderson CS, Olavarría VV. Head positioning in acute stroke. Stroke. 2019; 50: 224-8.
5) 鈴木理恵子．若年性脳卒中の鑑別診断と治療．神経治療．2019; 36: 135-9.
6) Anderson CS, Selim MH, Molina CA, et al. Intensive blood pressure lowering in intracerebral hemorrhage. Stroke. 2017; 48: 2034-7.
7) Hawsawi Z, Khan D, Fischer I, et al. SARS-CoV-2 infection increases risk of intracranial hemorrhage. Front Hum Neurosci. 2022; 16: 991382.
8) 神田 隆．くも膜下出血．In: 医学生・研修医のための脳神経内科．4 版．東京: 中外医学社; 2021．p.109-15.
9) 卜部貴夫．くも膜下出血．In: 水野美邦．神経内科ハンドブック．5 版．東京: 医学書院; 2016．p.652-6.

〈三木綾子　小室浩康　加藤悠太　水間啓太〉

3-6 術後管理

1 術後管理の考え方

周術期管理の主要な考え方に ERAS（Enhance Recovery After Surgery）がある．術前から術後にわたる周術期管理プロトコルのことで，早期回復・早期退院を目指している．2005 年にコンセンサスレビューがまとめられた時，ERAS プロトコルは大腸癌手術の術後管理に対するものであった[1]．現在はさまざまな手術に応用されるようになってきており，ERAS Society のホームページから，各手術のガイドラインをみることができる[2]．

2 ERAS

ERAS では合併症を減らし，より早く回復するために，多職種が多角的に介入することの必要性を訴えている．ERAS で行う項目（element と呼ばれる）を説明している有名な図がある 図1 （2005 年当時に発表されたもの）．各 elements は他の elements と関連しており，例えば余分な挿入物の減少，硬膜外麻酔による鎮痛，といった elements は，日常運動療法のパスという element の実現に欠かせない．近年どの elements も実施されつつあるが，中でも日常運動療法のパスとして早期リハビリテーションの有効性は，術後管理の中で特に重視され，広がりをみせたものの1つである．

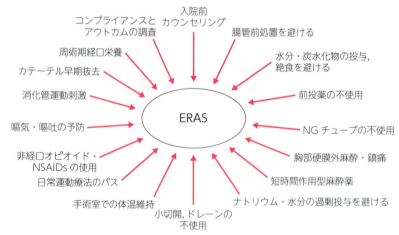

図1 ERAS プロトコルにおけるメインエレメント
（Fearon KC, et al. Clin Nutr. 2005; 24: 466-77[1] より翻訳）

3 ICU に入室する術後患者

ICU における術後管理は，侵襲の大きい手術の術後や術式にかかわらず重症度の高い患者が対象となる．つまり，術後 ICU に入室する場合，その理由が手術要因のこともあれば，患者要因のこと

もあり，どちらの要因も満たすこともある．ICU に術後入室する患者背景はバリエーションが大きく，術式に応じた管理に加えて，重症度に応じた管理も同時に行わなければならない．正確な全身評価が重要である．

❶ICU 患者の全身評価

　ICU では重症患者の全身管理を行うために，一般病棟とは異なる By system という方法で患者を把握している．By system は重症患者の全身状態を取りこぼしなく把握するのに適した方法である．
　By system では以下のように臓器別に評価をする　図2．
①神経，②呼吸，③循環，④腎臓・電解質，⑤消化器，⑥血液・凝固，⑦感染，⑧内分泌，⑨栄養・血糖，⑩皮膚・挿入物，⑪予防

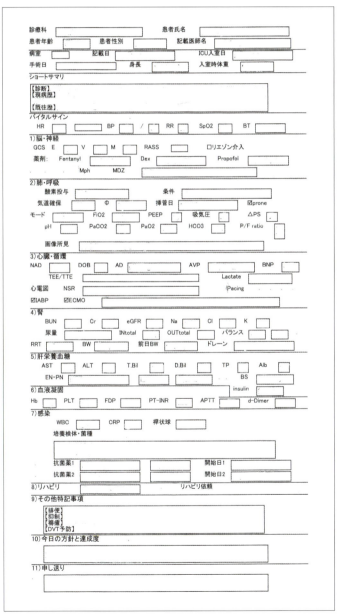

図2 By system の例（昭和大学集中治療科で使用）

例えば，心臓血管外科の弁置換術術後患者を By system によって評価すると，術後管理の要点が各項目に含まれていることがわかる．脳梗塞発症，呼吸器離脱・抜管，不整脈の出現，などは術後意識すべき点であるが，

①神経：脳梗塞を疑う意識障害や麻痺は発症していないか，適切な鎮静レベルか
②呼吸：酸素化/換気は適正か，挿管時であれば抜管は可能か
③循環：血圧は安定しているか，循環作動薬は使用されているか，不整脈は出ていないか

などといったように，網羅的に全身評価することで，把握もれの減少につながる．リハビリテーション時の情報収集にも有用であり，思考方法として利用してほしい．

4 術後鎮痛

術後鎮痛は ERAS の elements の1つである．不十分な鎮痛では患者は動くことができず，消化管の運動機能が落ちる，深部静脈血栓ができる，有効な排痰や咳ができず誤嚥性肺炎の発症や無気肺を形成する，などのさまざまな合併症が増加し術後回復が遅れる．疼痛コントロールは患者の苦痛改善のみならず，患者の体動を可能にする点で，上記合併症を減らすことができ術後回復には欠かせない．また，後述するが鎮痛自体が術後せん妄予防にもなる．良好な術後鎮痛が質の高い術後管理を可能にする．

❶マルチモーダル鎮痛法（multimodal analgesia）

現在の鎮痛法はマルチモーダル鎮痛法といって，1つの鎮痛法のみで疼痛コントロールを図るのではなく，作用機序の異なる鎮痛法を複数組み合わせて，より高い鎮痛効果を得ようとする方法が主流である．

鎮痛法は以下のようなものがある[3]．

a．区域麻酔

・末梢神経ブロック：鎮痛効果を得たい神経周囲に局所麻酔薬を注入して鎮痛効果を得る．薬剤を単回投与して終わる場合と，カテーテルを挿入し術後も持続鎮痛する場合がある．技術が必要で，手術室で行われることが多い．
・硬膜外麻酔：硬膜外腔にカテーテルを挿入し局所麻酔薬やオピオイドを投与する．カテーテルを使用して術後も薬剤を持続投与できる．こちらも技術が必要，主に手術室で行われる

b．オピオイド

フェンタニルやモルヒネなど．鎮痛効果は高く有用な鎮痛法であるが，呼吸抑制，消化管蠕動低下などの副作用があり，他の鎮痛法を組み合わせて必要最小限に使用することが重要である．

c．非オピオイド

NSIADs，アセトアミノフェンなど．経静脈・経口投与が選択でき，術後鎮痛処方において頻用されている．

❷痛みの評価方法

痛みの感じ方は個人差があり，患者本人の訴えを基に個人に合わせた鎮痛計画が必要となる．しかし，人によって痛みの表現は異なっており，訴えを聞く医療者が変われば評価も変わることがある．それを防止するため客観的指標として pain scale を使用するとよい．

痛みを訴えられる患者の場合は NRS（numerical rating scale），FRS（faces rating scale），VAS（visual analogue scale）などが使用される．数値化される NRS が客観的指標としても，またデー

タとしても扱いやすく有効とされる[4]．

ICUでは痛みを訴えることができない患者も多く，BPS（behavioral pain scale），CPOT（critical-care pain observation tool）が用いられる[4]（Pain scale の詳細は第1章-6を参照）．

❸PCA（patient controlled analgesia）

疼痛コントロール方法の1つで，患者自身が薬剤を調節する方法である．薬剤を静脈投与する方法 IV-PCA（intravenous-patient controlled analgesia）と硬膜外投与する方法 PCEA（patient controlled epidural analgesia）がある．

PCA は，通常鎮痛薬が持続投与されており，痛い時に患者が自分でボタンを押すと，ワンショットで鎮痛薬が追加投与され疼痛を抑える仕組みになっている 図3 ．看護師に頼んで薬を依頼する場合，看護師の来室，評価，準備，投与それぞれに時間がかかり，その間患者は痛みに耐えなければならず，痛みが増強する恐れもある．PCA を用いると，患者自身のタイミングで薬剤投与ができ，患者に合わせた鎮痛を実現しやすい．リハビリテーション時に，事前にボーラスボタンを押しておくと，体動時痛を抑えられる可能性があり，PCA を有効活用してほしい[5]．

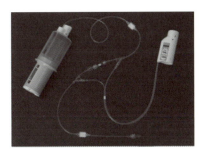

PCA→ボーラス量
　例）PCA1 mL→ボタンを押したら1 mLボーラス投与される
ロックアウト→ボタンを押したら一定時間経たないと押せない
　例）ロックアウト10分→一度押したら10分経たないと押せない

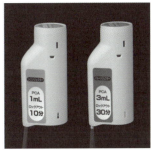

図3 PCA ポンプの例
（大研医器．https://daiken-iki.co.jp/iryo/seihin_rj.html より転載）

5 術後せん妄（postoperative delirium: POD）

POD は手術をきっかけに起きる認知機能障害である．術後数時間〜数日で急性に発症する，日内変動がある，可逆性である，という特徴をもつ．POD は術後の回復を遅らせ，患者の予後を悪化させるといわれており，早期回復をめざす ERAS において POD 対策は非常に重要である．

❶POD ガイドライン

ヨーロッパ麻酔科学会（European Society of Anaesthesiology: ESA）がガイドライン（evidence-based and consensus-based guideline on postoperative delirium: ESA）を出している[6]．集中治

療領域においてせん妄予防・対策のガイドラインはPADIS（Clinical Practice Guidelines for the Prevention and Management of Pain, Agitation/Sedation, Delirium, Immobility, and Sleep Disruption in Adult Patients in the ICU）が周知されており，ESAガイドラインと重なる部分も多い[7]．術後患者に対象を限定しているESAガイドラインは，PODのリスク因子と対策がより明確であり，ここではESAガイドラインに則って説明する．

❷POD発症のリスク因子

リスク因子は術前・術中・術後それぞれに存在する 表1 ．

術前から患者に関わっている場合，改善できるものは介入しておくことが望ましい．

術中リスク因子はICU内で介入困難であるが，手術後ICUに入室する際にこれらの情報を申し送りで聞いておくとPOD予防や診断に役立つ．

術後リスク因子には疼痛が挙げられており，十分な術後鎮痛がPOD予防にも有効である．

表1 POD発症のリスク因子

1. 術前リスク因子
   - 高齢
   - 併存疾患（脳卒中，心血管疾患，末梢血管疾患，糖尿病，貧血，パーキンソン病，うつ病，慢性疼痛，不安障害）
   - 術前合併症スコア: ASA-PS分類，CCI，CIAS
   - 低ナトリウム血症/高ナトリウム血症
   - 抗コリン薬
   - アルコール関連障害: ICD-10，DSM-5
2. 術中リスク因子
   - 手術部位（腹部，心臓胸部）
   - 術中出血量
   - 手術時間
3. 術後リスク因子
   - 術後痛

（Aldecoa C, et al. Eur J Anaesthesiol. 2017; 34: 192-214[6]より翻訳して抜粋）

❸PODのモニタリング

PODの早期診断・治療のため，せん妄スコアを使用する．術後入室してからせん妄評価を5日間継続して行い，術後経過は変動が大きいためシフトごとに1回は評価するとよい．

せん妄スコアはいくつかあるがCAM-ICU（Confusion Assessment Method for the ICU）やRASS（Richmond Agitation-Sedation Scale）などがICUでは一般的である（スコアの詳細は第1章-6を参照）．

❹PODの対策

表2 に示す項目が挙げられている．

Fast-track surgeryとはERASとほぼ同様の概念をもつ周術期プロトコルである．他にはPODハイリスク患者である高齢者に対して，早期栄養や早期リハビリテーション，不必要なカテーテル留置を避ける，といった非薬理学的対策も有効とされる．

表2 POD の対策

- Fast-track surgery で POD 予防
- ベンゾジアゼピン系薬剤の前投薬を避ける（不安が強い患者を除く）
- 麻酔深度を測定し適切な麻酔深度を保つ
- 適切な疼痛評価と鎮痛を行う
- 術中の持続的な鎮痛（レミフェンタニルの使用）
- 迅速に POD を診断し，鑑別診断も行い，治療を確立する
- POD の治療に低用量ハロペリドールや低用量非定型抗精神病薬

(Aldecoa C, et al. Eur J Anaesthesiol. 2017; 34: 192-214[6])より翻訳して抜粋）

■文献

1) Fearon KC, Ljungqvist O, Von Meyenfeldt M, et al. Enhanced recovery after surgery: a consensus review of clinical care for patients undergoing colonic resection. Clin Nutr. 2005; 24: 466-77.
2) 福島亮治．ERAS の現状．臨床外科．2019; 74: 8-10.
3) Chou R, Gordon DB, de Leon-Casasola OA, et al. Management of postoperative pain: a clinical practice guideline from the American pain society, the American society of regional anesthesia and pain medicine, and the American society of anesthesiologists' committee on regional anesthesia, executive committee, and administrative council. J Pain. 2016; 17: 131-57.
4) Karcioglu O, Topacoglu H, Dikme O, et al. A systematic review of the pain scales in adults; Which to use? Am J Emerg Med. 2018; 36: 707-14.
5) 高橋正裕，古家 仁．術後管理における PCA の上手な使い方 PCA の利点と欠点．日本臨床麻酔学会誌．2010; 30: 662-8.
6) Aldecoa C, Bettelli G, Bilotta F, et al. European Society of Anaesthesiology evidence-based and consensus-based guideline on postoperative delirium. Eur J Anaesthesiol. 2017; 34: 192-214.
7) Devlin JW, Skrobik Y, Gélinas C, et al. Clinical practice guidelines for the prevention and management of pain, agitation/sedation, delirium, immobility, and sleep disruption in adult patients in the ICU. Crit Care Med. 2018; 46: e825-73.

〈五十嵐友美〉

第4章 ICUにおけるリハビリテーションの実践

4-1 呼吸器疾患リハビリテーション

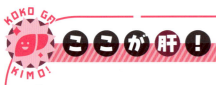

1 リハビリテーション前の情報収集

　診療録より，入院前の生活状況や環境因子，現病歴，既往歴，入院後の経過や医学的治療内容，使用薬剤，血液データ，画像所見，看護記録などを収集し，患者の病態および治療経過を把握する．また，チームカンファレンスに参加し，治療に関する効果や方針，当日の検査・治療内容を把握してリハビリテーション計画や実施時間を多職種と共有する．せん妄の有無を確認し，適切な鎮静・鎮痛コントロール下で安全に配慮した最適な状況でのリハビリテーションが行えるよう事前の準備が重要である．

2 ICU入室時のチェックポイント

　計画しているリハビリテーションが行える全身状態にあるのかを確認する．生体情報モニターや人工呼吸器などの機器が提示する各種パラメーター，使用薬剤を確認し，直前の設定変更や投薬量の変更がないか看護師に声をかけてリアルタイムに情報を収集する．また，チューブやドレーン類がどの部位に挿入されているか，これから行うリハビリテーションにより閉塞や抜去が生じないように患者周囲を丁寧に観察する．

3 リハビリテーションの実際

　まず，意識や覚醒状況，疼痛を評価し状況把握ができているか，危険行動が予測されるかを確認する．次に呼吸・循環動態をチェックし，計画しているリハビリテーションプログラムが遂行できるかを確認する．関節や筋肉など神経・筋の運動機能評価を行い，ICU-AWの評価，離床可能な筋力の残存を評価して早期離床や運動療法を行う．人工呼吸器装着症例は，人工呼吸器設定やモニター画面を読み解き，非同調により呼吸仕事量の増加を避ける必要がある．離脱時には気道分泌物喀出を評価し，再挿管の予防や気道クリアランスの改善を図る．

4 リハビリテーション中のリスク管理

離床前にベッド上での他動的運動や自動運動，抵抗運動を行い，関節運動感覚への刺激入力や血液循環の促進を図ることで，安全で安定した座位や起立動作を行う．リハビリテーション中は呼吸数増加や呼吸補助筋の過度な利用，心拍数の増加や酸素飽和度の低下など呼吸努力が増加している所見を見逃さず，患者の表情やモニターを丁寧に観察する．

5 リハビリテーション終了時に考えること

患者のポジションが適しているか，ドレーンやモニタ類が元に戻っているかを確認する．またチームで当日の経過を振り返り，リハビリテーション診療時間外に行うプログラムや翌日のプランニングを共有する．

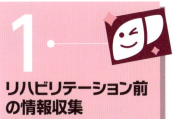

1. リハビリテーション前の情報収集

患者のベッドサイドへ向かう前に診療録より，入院前の生活状況や環境因子，現病歴，既往歴，入院後の経過や医学的治療内容，使用薬剤，血液データ，画像所見，看護記録を確認し，患者の病態および治療経過を把握する．

既往に呼吸器疾患を伴う患者は入院前より活動性は低下しており，フレイルを呈している場合も少なくない．COPD 患者の 19％がフレイル，56％がプレフレイルであると報告されている[1]．入院前の生活状況や過去の呼吸機能検査所見を確認し，入院前の身体能力や呼吸機能をイメージすることで，目標設定やリハビリテーション計画に活用することができる．

フレイルは，改訂 J-CHS 基準（Japanese version of the Cardiovascular Health Study criteria）で評価することができ 表1 ，体重減少，疲労感，筋力低下，歩行速度，身体活動の 5 項目のうち，3 項目以上に該当すれば身体的フレイル，1～2 項目に該当すれば身体的プレフレイル，該当項目なしであれば健常と判断される[2]．

呼吸機能検査では，肺活量や努力性肺活量を確認し，基準値に対して肺活量が 80％未満である拘束性障害の有無を評価する．加えて，1 秒率を確認し 70％未満である閉塞性障害の有無を評価する．肺拡散能検査である DLCO（diffusing capacity of the lung for carbon monoxide）が過去に測定されている場合は，正常値である予測値の 80％以上の有無を確認し肺拡散能を評価する．これらの呼吸機能検査結果より，運動負荷による呼吸困難感や低酸素血症など呼吸状態の変動リスクを予測できる．

次に ICU 入室までの経過と入室後の治療経過を確認する．ICU に入室された患者の病態は日々

表1 改訂 J-CHS 基準（Japanese version of the Cardiovascular Health Study criteria）

①体重減少	6 カ月間で 2 kg 以上の体重減少がある
②疲労感	（ここ 2 週間）わけもなく疲れたような感じがする
③筋力低下	利き手の測定で握力が男性 28 kg 未満，女性 18 kg 未満
④歩行速度	通常歩行速度が 1 m/秒未満
⑤身体活動	「軽い運動・体操をしていますか？」，「定期的な運動・スポーツをしていますか？」の問いにいずれも週に 1 回もしていないと回答

5 項目中 3 項目以上該当すれば身体的フレイル，1～2 項目該当すれば身体的プレフレイルと診断．
(Satake S, et al. Geriatr Gerontol Int. 2020; 20: 992-3[2])

変化しており，入室時からリハビリテーション介入までにどのように変化してきたのかを血液データや画像所見から把握する．

血液データでは，重要臓器の障害程度をAPACHE（Acute Physiology And Chronic Health Evaluation）ⅡスコアやSOFA（Sequential Organ Failure Assessment）スコアで評価し重症度を確認する．APACHE Ⅱスコアは，呼吸，循環，血液検査値，Glasgow Coma Scale（GCS）の12項目に関して，ICU入室24時間以内の最悪値を生理学的パラメーター（acute physiology スコア：APS）とし，これに年齢，慢性疾患のスコアを加えて求められる．入院予測死亡率の算出に利用されており，点数が高いほど重症度が高いと判断され，最高点は71点である．SOFAスコアは，呼吸，凝固，肝臓，循環，中枢神経，腎の6つの臓器機能の指標を用い，臓器障害の程度を0点から4点の5段階で評価する．合計24点であり，感染症によりスコア合計2点以上の急上昇がみられた場合，敗血症と定義される．重症度を経時的に把握することで治療に対する効果を理解でき，急な運動負荷の漸増による呼吸・循環動態の変動リスクを避けて段階的なリハビリテーションの実施が可能となる．

動脈血液ガス分析は呼吸管理において生命維持に必要な情報を含んでおり，酸塩基平衡や酸素化，換気状況を経時的に確認する．一般的に酸素化の指標には動脈血酸素分圧（atrial partial pressure of oxygen: PaO_2）を用いるが，酸素療法下では吸入気酸素濃度（fractional of oxygen: FiO_2）となるため，PaO_2/FiO_2の比率をP/F ratioとして用いる．入院直後からリハビリテーション開始までの推移を確認することで，酸素化障害の改善や悪化を把握できる．換気の指標には，動脈血二酸化炭素分圧（atrial partial pressure of carbon dioxide: $PaCO_2$）を用いる．$PaCO_2$は肺胞換気量の指標となるため，肺胞換気量が低下すると$PaCO_2$は上昇し，肺胞低換気を伴うⅡ型呼吸不全を呈する．酸素運搬能の指標には，動脈血酸素含有量を計算する．動脈血酸素含有量は以下の式で求められる．

$$動脈血酸素含有量 = 1.34 \times ヘモグロビン[g/dL] \times 動脈血ヘモグロビン酸素飽和度（atrial saturation of oxygen: SaO_2）[\%] + (0.003 \times PaO_2[mmHg])$$

これらの動脈血液ガス分析結果により，酸素化と換気の指標および酸素運搬能から問題点を抽出でき，治療プログラムの内容や運動負荷量の設定へ活用する．

また，生化学的検査にて，電解質異常や栄養，代謝状態，炎症反応指標を確認する．全身性炎症反応の指標としてCRP（C-reactive protein）を確認し，病態や組織修復過程を評価する．生化学検査から入院後の治療経過を読み解き，リハビリテーションプログラムの進行に生かすことができる．

画像所見では，胸部X線写真やCT画像を確認する．肺野全体から，浸潤影の有無や横隔膜の位置を確認する．肺炎により肺胞に炎症が生じ滲出液で満たされると浸潤影を認め，浸潤影内部の気管支に空気が満たされていると気管支透亮像（air bronchogram）と呼ばれる木の枝の陰影が観察される．無気肺は肺の含気や容積が減少し，透過性が低下する．胸水は肋骨横隔膜角（costophrenic angle: CP angle）が鈍化し，横隔膜のシルエットサイン陽性所見が認められる．下側肺障害は，CT画像において背側に限局したびまん性肺浸潤影を観察できる．背臥位での臥床期間が長期化すると重力に従って気道分泌物が下側肺に貯留し，肺胞の含気低下に伴い無気肺を生ずる．また，ARDSなどの全身性炎症により好中球が肺血管内皮を障害し血漿成分が間質や肺胞腔に漏出すると，換気可能な肺胞領域の減少とともに肺重量は増加し，荷重側の肺胞は虚脱する．画像所見は経時的に観察し，血液データなど他の指標と合わせて入院後の経過や医学的治療内容を把握することに役立つ．

これらの事前の情報収集に加えて，看護師によるせん妄評価を確認し，毎日のチームカンファレンスに参加することで，リアルタイムに問題点や当日の検査・治療を把握できる．そのうえでリハ

ビリテーション計画や実施時間を多職種と共有し，適切な鎮静・鎮痛コントロール下で安全に配慮した最適な状況でのリハビリテーションが行えるよう準備することが重要となる．

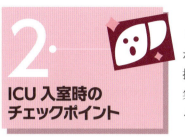

2. ICU入室時のチェックポイント

情報収集後にICUベッドサイドに訪室し，患者と対面する．リハビリテーションを行う前に生体情報モニターや人工呼吸器などの機器が提示する各種パラメーター，使用薬剤を確認し，直前の設定変更や投薬量の変更がないか看護師に声をかけてリアルタイムに情報を収集し，計画しているリハビリテーションが行える全身状態にあるのかを確認する．

生体情報モニターでは，循環動態の評価として，心電図モニターから不整脈の有無や心拍数の確認，動脈圧モニターから収縮期および拡張期の動脈圧，平均動脈圧を確認する．早期離床，積極的運動の開始には心拍数が50回/分以上，もしくは120回/分以下が一定時間持続していることや重症不整脈の出現がないこと，平均動脈圧65 mmHg以上が一定期間持続していることが目安とされている[3]．また，パルスオキシメーターから酸素飽和度を確認し酸素化の評価を行う．90％以上が一定時間持続していることが早期離床，積極的運動の開始基準である．リハビリテーション前に安静時の生体情報モニターを確認し，これらの数値が基準に満たない場合は，その原因を把握するとともにリハビリテーション計画を多職種で再検討する必要がある．

呼吸不全を呈している症例は，人工呼吸管理されている場合が多い．経口挿管の場合は，気管チューブの固定位置や固定性を確認し，緩い場合は看護師へ調整を依頼しリハビリテーションに伴う抜去を予防する．事前の情報収集から人工呼吸器が必要な理由を酸素化，換気，呼吸仕事量に分けて考え，設定項目を読み解く．人工呼吸器の呼吸モードは，強制換気モード（assist-control: A/C, synchronized intermittent mandatory ventilation: SIMV）と自発呼吸モード（continuous positive airway pressure: CPAP）に大別される．強制換気モードでは，患者の呼吸仕事量を少なくする目的で使用され，自発呼吸モードは呼吸不全の病態が安定し，人工呼吸器離脱に向けた自発呼吸試験（spontaneous breathing trial: SBT）で使用される場合が多い．人工呼吸器の設定項目では，酸素化の項目としてFiO_2と呼気終末陽圧（positive end expiratory pressure: PEEP）がある．早期離床や積極的運動の開始基準には，$FiO_2<0.6$，$PEEP<10\ mmH_2O$と酸素化の設定項目が用いられている[3]．PEEPは呼気時に陽圧をかけることで肺胞虚脱を予防し，酸素化の改善や呼吸仕事量の軽減を図る．そのためPEEPを高値で使用している場合は，回路の接続外れによる肺胞虚脱には十分な注意が必要である．また，PEEPは胸腔内圧の上昇を伴うため，静脈還流量は減少し肺動脈圧は上昇する．そのため，離床の際には血圧低下や心拍数変動，不整脈の出現など循環動態の変動をモニタリング，観察することが重要である．

換気の項目として，呼吸回数と従量式換気様式（volume controlled ventilation: VCV）では一回換気量，従圧式換気様式（pressure controlled ventilation: PCV）では吸気圧がある．これらは，換気の指標である$PaCO_2$とpHが適切な範囲になるよう調節される．呼吸回数は35回/分未満が一定時間持続することが早期離床，積極的運動の開始基準とされており，設定のみならず，患者の測定値を人工呼吸器のモニター画面から読み解く必要がある．

ICUでは多くの薬剤が使用され，輸液ポンプやシリンジポンプを用いて鎮痛や鎮静薬，昇圧薬や強心薬などが投与される場合が多い．薬剤の種類や投与量の増減を確認し，鎮痛や適切な覚醒が得られているか，循環動態が安定しているかを評価してからリハビリテーションを開始する．その他，チューブやドレーン類がどの部位に挿入されているか，これから行うリハビリテーションにより閉塞や抜去が生じないように患者周囲を確認し，リハビリテーションを開始する．

3. リハビリテーションの実際

呼吸器疾患でICUに入室後，急性治療期では多臓器への酸素供給の確保が優先される場合が多い．医学的治療として酸素需要の軽減や循環動態の安定化が行われる中で，理学療法により患者の回復を妨げないよう病態を把握し，早期離床・リハビリテーションプロトコルを用いて，段階的に運動療法や早期離床を進める 図1．

重症の呼吸器疾患患者では，精神的・身体的ストレスの軽減を目的に鎮痛・鎮静管理がなされている．リハビリテーション開始にあたり，鎮静深度をRASS（Richmond Agitation-Sedation Scale）を用いて，早期離床，積極的運動の開始基準の$-2 \leq RASS \leq 1$の範囲にあるかを評価する．酸素需要軽減のため鎮静管理中の場合は，ポジショニングや排痰法を含めた呼吸理学療法，関節可動域運動から理学療法プログラムを開始する．ポジショニングには，側臥位や前傾側臥位，腹臥位，座位があり，長時間の背臥位肢位による肺容量の減少，気道分泌物貯留や酸素化障害などの呼吸器合併症の予防・改善を図る．病変部位を上向きとなる体位をとることで，換気血流比不均衡分布や気道クリアランスが改善し，酸素化や肺拡張改善につながる．ベッドアップ座位が可能になると，生体情報モニターにて循環動態を評価しながら段階的にカーディアックチェア体位までベッドを起こし，機能的残気量や横隔膜の収縮増加による呼吸機能の改善を促す．カーディアックチェア体位では，頸部を背もたれから離すことで座位肢位に必要な頸部筋や腹筋の強化を図る．自動運動が可能となれば，Medical Research Council Score（MRCスコア）の測定によりICU-AWの有無を評価し，筋力トレーニングなどにより骨格筋力の早期回復に努める．また，視線が前方になることで周囲の環境が把握しやすくなるため，ICUせん妄（ICU-acquired delirium: ICU-AD）の予防や改善を目指して，時計やカレンダーの設置，日記の利用などの環境調整を行っていく．積極的な離床開始基準を満たせば端座位を開始し，

	STEP 1 HOB 30°	STEP 2 HOB 60° カーディアックチェア体位	STEP 3 端座位	STEP 4 立位・足踏み・車椅子	STEP 5 歩行
□	2時間ごとの体位変換	□ 2時間ごとの体位変換	□ 2時間ごとの体位変換	□ 2時間ごとの体位変換	□ 2時間ごとの体位変換
□	関節可動域練習	□ 関節可動域練習	□ 関節可動域練習	□ 関節可動域練習	□ 関節可動域練習
□	HOB 30°	□ HOB 60° 20分以上，1回/日	□ HOB 60° 20分以上，2回/日以上	□ HOB 60° 20分以上，2回/日以上	□ HOB 60° 20分以上，2回/日以上
	STEP 2へ進む	STEP 3へ進む	□ 端座位練習 20分以上	□ 立位練習 足踏み	□ 立位練習 足踏み
			STEP 4へ進む	□ 車椅子乗車	□ 車椅子乗車
				STEP 5へ進む	□ 歩行練習
	達成日： /	達成日： /	達成日： /	達成日： /	達成日： /
	積極的Mobilization（STEP 3以上）を行う基準				
□	$F_iO_2 < 0.6$	□ MAP 65～110mmHg	□ SPO₂ 91%以上	□ SBP 90～180mmHg	□ RR<30回/分
□	新たな危険な不整脈の出現がない	□ 昇圧薬（新規，増量）の追加投与なし	□ RASS −2～+2	□ HR 60～120回/分	

※ HOB : Head Of Bed elevation

図1 昭和大学病院の早期離床・リハビリテーションプロトコル

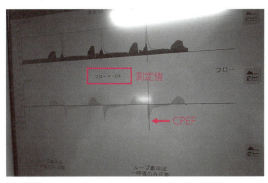

図2 咳嗽時最大呼気流量（CPEF）

頸部筋・脊柱起立筋・腹筋の強化，座位バランス向上，気道クリアランスの改善を促し，起立時に必要となる筋力やバランス能力の強化を図る．端座位肢位では，足台を利用し下肢へ重心をかけることでバランスの安定化や筋力発揮を促し，オーバーテーブルで上肢を固定することで呼吸努力の軽減を図るとともに体幹を伸展位へ誘導しながら端座位時間を徐々に延長させる．看護師と協働して足浴などのケアを行うことで，患者の治療参加や意欲の向上にもつながる．その後は，車椅子や歩行まで段階的に離床を進め，入院前生活の再獲得を図る．ICUにおける基本動作能力には，Functional Status Score for the ICU（FSS-ICU）が主に用いられる．寝返り，起き上がり，端座位，起立動作，歩行の5項目の動作を各0〜7点で評価し，退院時の自立歩行や転帰を予測できることが報告されている[4,5]．ICU退室時のFSS-ICUは48時間以上の人工呼吸管理を要した患者の退院時の自立歩行獲得の独立した関連因子であり，カットオフ値は24点（感度0.64，特異度0.83）とされる[4]．つまり，ICUでは基本動作が軽介助から監視で行える動作能力を目指すことが，退院時の自立歩行を予測する1つの指標となる．

人工呼吸器離脱時はSBTが実施され，呼吸パターン，ガス交換，循環動態，自覚症状の変動がなければ離脱が検討される．人工呼吸器離脱と抜管とは異なり，人工呼吸器が必要な状態でなくなっても気道が保護されており上気道閉塞がないこと，気道分泌物が喀出できるかを評価し，抜管となる．リハビリテーションでは気道分泌物喀出の評価として，人工呼吸器のグラフィックモニターのフロー波形から咳嗽時最大呼気流量（cough peak expiratory flow: CPEF）を測定し，カットオフ値の60 L/分以上となっているか咳嗽力を評価する 図2 [6]．咳嗽力低下を認める場合は，咳嗽介助にて気道クリアランスの改善を図る必要がある．呼吸仕事量と呼吸筋力のバランスが崩れると人工呼吸器からの離脱は困難となる．長期に人工呼吸管理をされた呼吸器疾患患者では呼吸筋力低下により離脱が遅延することもある．早期離床にて呼吸筋力の強化を図るとともに，可能であれば呼吸筋力の指標である最大吸気圧（maximum inspiratory pressure: MIP, P_{IMAX}，カットオフ値 MIP≦−15〜−30 cmH$_2$O）を評価する[7]．近年では，横隔膜超音波を用いた横隔膜肥厚率（diaphragm thickening fraction: DTF）や横隔膜可動性（diaphragmatic excursion: DE），横隔膜浅速呼吸指数（diaphragmatic rapid shallow breathing index: DRSBI）の測定が人工呼吸器離脱の成功予測に活用されている．研究により差は認めているが，カットオフポイントとして，DTF 25〜30％，DE 1〜1.2 cm，DRSBI＜1.6 breaths/分/mm が目安とされている 図3 [8-10]．

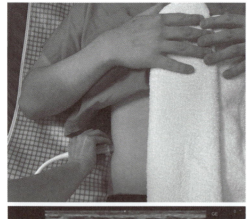
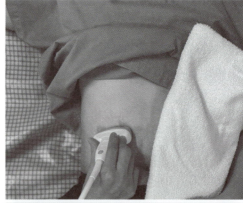
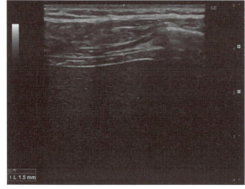
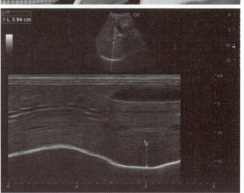

図3 横隔膜超音波検査
左：横隔膜肥厚率（DTF），右：横隔膜可動性（DE）

4. リハビリテーション中のリスク管理

呼吸器疾患患者では，安静時より呼吸パターンの異常を呈する場合がある．規則的で正しいリズムであるか，呼吸補助筋を利用した努力性呼吸を認めないかなどの呼吸パターンを視診や触診で確認する．胸鎖乳突筋や斜角筋，僧帽筋上部線維の活動性亢進や吸気時の鎖骨上窩や胸骨上切痕，肋間の陥没は努力性呼吸の代表的な所見であり，安静時より認める場合は運動負荷量を漸減することも考慮する．

人工呼吸管理中は患者との同調性を確認し，非同調により呼吸仕事量の増加を避ける必要がある（図4）．換気様式が従量式換気様式（VCV）の場合，吸気流量設定が患者の吸気流量に満たない場合，気道内圧波形において吸気が凹むサギング波形を認める．これは患者がもう少し息を速く吸いたいのに，吸気流量の設定が低いことを意味する．また，人工呼吸器の吸気時間が患者よりも長い場合，気道内圧波形において吸気から呼気に移行する時に急激に波形が上昇し，尖った形となるスパイク波形を認める．これは患者が息を吐きたいと感じているのに人工呼吸器の吸気時間が長いことを意味する．これらの非同調による異常波形を認めた際は，リハビリテーションによりさらなる呼吸仕事量の増加が生じる可能性があるため，事前に吸気流量や吸気時間の設定変更を医師と相談する必要がある．また，COPD患者では，フロー波形において吸気開始前に呼気のフロー波形が基線（0）に戻っていないAuto-PEEPを認める場合がある．これは気道抵抗が上昇することで呼気に時間がかかり，息を吐き切ることができないうちに次の吸気が始まることを意味する．このような呼吸を繰り返すことで，肺胞内に残存するガスは増え気道内圧は上昇し肺過膨張となることで気胸や循環血液量減少による血圧低下の恐れがある．加えて，患者の吸

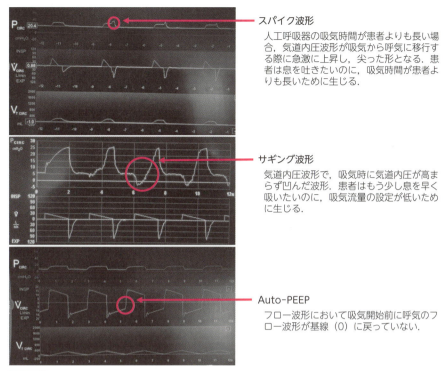

スパイク波形
人工呼吸器の吸気時間が患者よりも長い場合，気道内圧波形が吸気から呼気に移行する際に急激に上昇し，尖った形となる．患者は息を吐きたいのに，吸気時間が患者よりも長いために生じる．

サギング波形
気道内圧波形で，吸気時に気道内圧が高まらず凹んだ波形．患者はもう少し息を早く吸いたいのに，吸気流量の設定が低いために生じる．

Auto-PEEP
フロー波形において吸気開始前に呼気のフロー波形が基線（0）に戻っていない．

図4 人工呼吸器と患者の同調性

気努力が人工呼吸器に感知されないミストリガーを生じ，呼吸仕事量の増加をきたす．COPD 患者のような気道抵抗が上昇しやすい疾患ではリハビリテーション前にフロー波形を確認し，Auto-PEEP を認める場合は医師と設定変更やリハビリテーション内容を相談する必要がある．

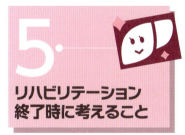

5. リハビリテーション終了時に考えること

終了後，リハビリテーションによって変動した呼吸・循環動態が元に戻ってきたかを確認する．リハビリテーション前より悪化を認める場合は多職種で共有し，必要によっては人工呼吸器の設定変更や薬剤の追加投与なども検討する必要がある．リハビリテーション後の適度な休息は重要であり，安楽なポジションとなっているか，ドレーンやモニター類が元に戻っているかを確認する．またチームで当日の経過を振り返り，リハビリテーション診療時間外に行うプログラムや翌日のプランニングを共有する．低酸素血症により離床に難渋する場合は，自転車エルゴメトリーや神経筋電気刺激（neuromuscular electrical stimulation: NMES）を用いるなど代替となる他の手段をチームで検討し，離床が行えるタイミングまでできる限りの運動機能向上を目指していく．

症例 6

53歳，男性（身長 172 cm，体重 62.8 kg）

【現病歴】

入院数日前から胃の不快感を認め，食事摂取困難であった．入院日，椅子に座っている状態で呼びかけに反応しなかったため，同居家族が救急要請．糖尿病性ケトアシドーシス，肺真菌症の診断にて入院となった．入院後誤嚥性肺炎を併発．

【患者背景】

既往歴：なし，喫煙歴：10本/日（18〜53歳），飲酒歴：缶ビール 500 mL 3本/日，職業：アパート経営，家族構成：姉と同居，入院前 ADL：全自立

【リハビリテーション経過】

ICU 入室2日目よりリハビリテーション介入．RASS −2 とやや覚醒は不良であった．人工呼吸器は，モード：A/C，換気様式：PCV，吸気圧：15 mmH$_2$O，吸気時間：1.2 秒，換気回数：12 bpm，peep：7 mmH$_2$O，FiO$_2$：50%の設定であり，患者モニターでは TV：550 mL，RR：30 bpm，MV：8.49 L であった．循環動態は BP：114/56 mmHg，HR：77 bpm，SpO$_2$：93%．ROM 制限なし．MRC スコア：28/60 点（肩 2/2，肘 3/3，手 3/3，股 2/2，膝 2/2，足 2/2）であった．医師，看護師とともに端座位を開始したが，SpO$_2$ 86% と低酸素血症を認め，医師により FiO$_2$ 増量しながらリハビリテーション実施した．FSS-ICU は 6/35 点（寝返り 2，起き上がり 2，端座位 2，起立 0，歩行 0）であった．

ICU 入室7日目には RASS 0 となり，端座位でオーバーテーブルに肘をつき体幹伸展保持が獲得され，ICU 入室 14 日目には運動時の低酸素血症は改善してきたため立位を開始した．ICU 入室 18 日目に人工呼吸器設定をモード：CPAP+pressure support ventilation，PEEP：5 mmH$_2$O，pressure support 圧：8 mmH$_2$O，FiO$_2$：40% へ変更し SBT を実施した．SBT 中は HR 92 bpm，BP 126/78 mmHg，RR 18 bpm，SpO$_2$ 95% で経過し，P/F 174，PCF 110 L/分，VC 760 mL と酸素化変動や呼吸仕事量増加なく，咳嗽力も保たれていたため，人工呼吸器離脱，抜管となった．抜管後は Nasal High Flow 40%，40 L/分にて呼吸管理となり P/F 181，気道クリアランスも良好であった．MRC スコア：40/60 点（肩 3/3，肘 4/4，手 3/3，股 3/3，膝 4/4，足 3/3），FSS-ICU：17/35（寝返り 4，起き上がり 4，端座位 6，起立 3，歩行 0）まで改善した．ICU 入室 21 日目に酸素療法は経鼻カニューレ 4 L/分で SpO$_2$ 94%，MRC スコア：48/60 点（肩 4/4，肘 4/4，手 4/4，股 4/4，膝 4/4，足 4/4），FSS-ICU：23/35（寝返り 6，起き上がり 6，端座位 6，起立 4，歩行 1）まで改善し，ICU 退室となった．退室後は BI：65 点/100 点（食事 10 整容 5 移乗 15 トイレ 5 入浴 0 歩行 10 階段 0 排便 10 排尿 10）まで改善したが，自宅復帰は困難であり，ICU 入室 36 日目に療養病院転院となった．

■文献

1) Marengoni A, Vetrano DL, Manes-Gravina E, et al. The relationship between COPD and frailty. A systematic review and meta-analysis of observational studies. Chest. 2018; 154: 21-40.
2) Satake S, Arai H. The revised Japanese version of the Cardiovascular Health Study criteria (revised J-CHS criteria). Geriatr Gerontol Int. 2020; 20: 992-3.
3) 日本集中治療医学会早期リハビリテーション検討委員会．集中治療における早期リハビリテーション～根拠に基づくエキスパートコンセンサス～．日集中医誌．2017; 24: 255-303.
4) 宮澤　僚，礒　良崇，田代尚範，他．48時間以上の人工呼吸器装着患者の退院時自立歩行の関連因子．日集中医誌．2021; 28: 93-8.
5) 相川　駿，松嶋真哉，横山仁志，他．ICUの重症患者における急性期病院から直接自宅退院が可能か否かを予測するfunctional status score for the ICU（FSS-ICU）のカットオフ値の検討．日集中医誌．2021; 28: 99-104.
6) Duan J, Liu J, Xiao M, et al. Voluntary is better than involuntary cough peak flow for predicting re-intubation after scheduled extubation in cooperative subjects. Respir Care. 2014; 59: 1643-51.
7) MacIntyre NR, Cook DJ, Ely EW Jr, et al. Evidence-based guidelines for weaning and discontinuing ventilatory support: A collective task force facilitated by the American College of Chest Physicians; the American Association for Respiratory Care; and the American College of Critical Care Medicine. Chest. 2001; 120: 375-96.
8) Mahmoodpoor A, Fouladi S, Ramouz A, et al. Diaphragm ultrasound to predict weaning outcome: systematic review and meta-analysis. Anaesthesiol Intensive Ther. 2022; 54: 164-74.
9) Le Neindre A, Philippart F, Luperto M, et al. Diagnostic accuracy of diaphragm ultrasound to predict weaning outcome: A systematic review and meta-analysis. Int J Nurs Stud. 2021; 117: 103890.
10) Mowafy SMS, Abdelgalel EF. Diaphragmatic rapid shallow breathing index for predicting weaning outcome from mechanical ventilation: Comparison with traditional rapid shallow breathing index. Egypt J Anaesth. 2019; 35: 9-17.

〈田代尚範〉

4-2 心大血管疾患リハビリテーション

ここが肝！

1 リハビリテーション前の情報収集

安全に効果的なリハビリテーションを実践するために，診療録より病態や治療経過を把握し，リハビリテーションの介入目的を明確にする．循環動態や治療への反応性を確認し，リハビリテーションプログラムの調整を行う．

2 ICU入室時のチェックポイント

重症心不全治療では，病状経過やバイタルサイン変動に応じて薬剤投与量や補助循環設定が細やかに調整される．病室に入室した際にはそれらの状況に変化がないか診療録より得られた情報と照らし合わせながら現状の把握に努める．

3 リハビリテーションの実際

診療録や患者の周辺環境より得られた情報とリハビリテーション開始時の循環動態や心身機能評価より得られた情報を統合し，治療時期に応じた適切なリハビリテーションプログラムを検討する．

4 リハビリテーション中のリスク管理

重症心不全症例に対しては，低心拍出所見や肺うっ血所見などの心不全所見と呼吸循環動態に関して総合的に評価し，リハビリテーション遂行の可否を判断する．

5 リハビリテーション終了時に考えること

リハビリテーション終了後は，プログラム実施中の呼吸循環動態や自覚症状より運動負荷が適切であったか，安全に離床を行ううえで適切なマンパワーや環境条件であったかを検討し多職種での共有を図る．

1. リハビリテーション前の情報収集

リハビリテーション開始前に診療録より心不全の病態や治療状況を把握することは，リハビリテーションの介入目的を明確にするうえで重要である．特に急性期治療を要する重症心不全の場合，バイタルサインの変動や機械的補助循環使用の有無，循環作動薬の投与状況を把握し，安全にリハビリテーションが遂行可能であるかを評価する必要がある．以下に，診療録より収集すべき項目を記す．

▶ 疾患情報

入院時の主訴はリハビリテーション実施中に配慮すべき症状であるため，必ず診療録より確認するべき情報である．次に，現病歴や慢性心不全の増悪歴，治療歴を把握し心不全ステージを確認する．併存疾患として，入院後に治療や経過観察を要する新規不整脈の有無や心房・心室内血栓の存在，肺塞栓症や深部静脈血栓症の有無を確認する．心血管疾患以外にも心不全増悪の要因となる呼吸器疾患や慢性腎不全の有無，運動・精神認知機能に影響を及ぼす脳血管・神経系疾患や運動器疾患の有無，せん妄の要因となる精神疾患・認知症の有無を確認する．

▶ 検査情報

急性心不全の場合には，BNPやEF，肺うっ血所見や心拡大の有無を確認する．重症心不全では肺うっ血が重度となり肺水腫を合併して酸素化が低下することもあるため，動脈血液ガス検査も確認する必要がある．特にリハビリテーション開始前にBNPが上昇傾向にある際は心不全コントロールが十分にできていない場合があり，リハビリテーションの進行速度を考慮する必要がある．また，心不全増悪因子である貧血や腎不全の有無も確認する．

▶ 治療情報

心不全合併のある急性心筋梗塞や重症心不全の場合には，破綻した循環動態を安定させるために循環作動薬（ドブタミン，ドパミン，ノルアドレナリン）を使用し，それでも血行動態が不安定な際にはIABPやIMPELLA，PCPSなどの機械的補助循環装置が使用されることがある．そのような場合は，薬剤投与量や機械的補助循環によるサポート量の増減経過を把握しておく必要がある．また，肺うっ血から肺水腫を合併している際は，人工呼吸管理されることがあるため，人工呼吸器の設定およびその経過も確認する．

▶ 社会情報

リハビリテーションの目標を設定するうえで，生活歴の確認は重要である．病前の活動状況や同居家族の有無，家屋環境は最終的な目標とする活動強度を設定するうえで目安となる重要な情報である．また，塩分や水分の過剰摂取・怠薬・過活動などの心不全増悪要因となる療養行動を確認し，病状が安定した後に早期より必要に応じて食事指導，内服指導，活動指導を行い，行動変容につながるような教育指導を行っていく．

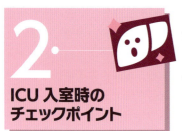
2. ICU 入室時のチェックポイント

　集中治療中の患者はさまざまな医療機器やモニターの管理下にある．安全で適切なリハビリテーションを実施するためには，刻々と変化する病状とそれに対する治療状況を捉えることが重要である．特に重症心不全治療では，病状経過やバイタルサイン変動に応じて薬剤投与量や補助循環設定が細やかに調整されるため，病室に入室した際にはまずそれらの状況変化がないかを確認することが望ましい．また，リハビリテーション開始前に患者環境を確認し，診療録より得られた情報と照らし合わせながら現状の把握に努める．

　日本集中治療医学会の「重症患者リハビリテーション診療ガイドライン 2023」[1]より提唱されている「重症患者の離床と運動療法の開始基準案」（p.21 参照）を参考に，重症心不全症例に対する早期離床に向けた積極的なリハビリテーション実施の可否を検討していく．

▶ 患者状態の確認

　リハビリテーションを安全に実施するうえで，安静時の苦痛症状がないか，鎮静管理下においては安静を得られているのかを確認することが重要である．特に苦痛症状に伴う苦悶様表情の有無や不穏などの激しい自己体動がないかを確認する．コントロールされていない苦痛症状や不穏は交感神経活性を高め，心負荷を増大させる可能性があるため積極的な早期離床の適応であるのかの検討が必要である．

▶ 医療機器・設定数値/挿入部位の確認

　重症心不全患者では機械的補助循環や循環作動薬が使用されることがあるため，各種設定，用量の増減を確認する．特に機械的補助循環が鼠径部よりアクセスされている場合には体動に伴うカテーテルや回路の閉塞リスクがあるため，股関節屈曲の角度制限を確認する．また，ドパミン（DOA）やノルアドレナリン（NAD）などの循環作動薬が 24 時間以内に増量されている状況では，循環動態が安定化せず積極的なリハビリテーションの適応とならない場合があるため，リハビリテーション実施前に投与量の増加がないかを確認する．

▶ モニタリング

　早期からの積極的なリハビリテーションを行ううえで，バイタルサインのモニタリングは重要である．前述の開始基準案に準じたバイタルサインの確認を行う．

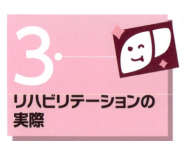
3. リハビリテーションの実際

▶ 評価

❶ 循環動態の評価

　急性心筋梗塞に伴う急性心不全の血行動態を評価する指標としてForrester 分類があるが，より簡易的に急性心不全の血行動態を評価する指標として Nohria-Stevenson 分類（p.85 参照）があり，Forrester 分類と同様に末梢低灌流所見の有無および肺うっ血所見の有無を 4 つのタイプに分類して血行動態を予測することが可能である．Nohria-Stevenson 分類では Profile C にて予後不良であることが報告されている[2]．

　Nohria-Stevenson 分類にて評価する場合，低灌流所見として四肢冷感・脈圧の縮小・症候性低血圧・傾眠傾向・腎機能悪化を確認する．また，うっ血所見として起座呼吸・頸静脈圧の上昇・浮腫・腹水・肝頸静脈逆流を確認し，所見の動向を追って評価していく．

❷身体機能の把握

　侵襲的治療中はベッド上安静に伴う関節可動域（ROM）制限や褥瘡，末梢神経障害の発生リスクが高まるため，ROM制限や褥瘡・スキンテア，腓骨神経麻痺などの末梢神経障害の有無を評価する．機械的補助循環管理中や循環作動薬投与中は，ベッド上安静に伴う廃用性の筋力低下に加え，心不全増悪に伴う全身性炎症や侵襲的治療，栄養障害などのさまざまな要因に伴う集中治療関連筋力低下（intensive care unit-acquired weakness: ICU-AW）の発生に留意する必要がある．筋力はICU-AWの診断基準に用いられるMRCスコアにて四肢の筋力をスクリーニング的に評価することが望ましい．また，ICU入室中の基本動作能力の評価指標としてFSS-ICUがあり，ベッド上動作から歩行までの動作能力を定量的に評価することで基本動作能力の経過が捉えやすくなる．ベッド上ADLが実施可能な状況となったらBarthel Index（BI）にて経時的にADLを評価していく．

▶ プログラム

　重症心不全の治療段階に応じてリハビリテーションの時期を4つの相 図1 に分け，早期離床リハビリテーションプロトコル（p.108参照）を活用して段階的なリハビリテーションを実施していく．

❶Phase 1（安静期）

　重症心不全にて機械的補助循環管理を要する時期のリハビリテーションは，不動に伴う関節拘縮や筋力低下，ポジショニング不良に伴う末梢神経障害，褥瘡などの二次的合併症が発生するリスクが高まるため，それらの離床阻害要因を予防することが重要である．機械的補助循環によるカテーテル挿入にて安静を要する肢以外の他動的なROMエクササイズや自動介助から自動運動による筋収縮トレーニング，末梢神経や褥瘡好発部位の圧迫を避けたポジショニングが必要である．ポジショニングに関しては，特に安静を要する下肢において腓骨神経の持続的な圧迫に伴う腓骨神経麻痺を合併するリスクがあり，下垂足により歩行障害を呈することがあるため，腓骨頭の圧迫を避けたポジショニングが重要である．また，この時期は積極的な離床が困難であり，人工呼吸器装着症例では無気肺などの呼吸器合併症を呈するリスクが高まるため，カテーテル閉塞に留意しながら計画的に排痰体位をとることも重要である．

	Phase 1 安静期	Phase 2 離床準備期	Phase 3 積極的離床期	Phase 4 運動療法期
病棟	ICU, CCU			一般病棟
治療内容	PCPS, IABP, IMPELLA NAD, DOA, DOB			
NYHA分類	Ⅳ		Ⅲ	Ⅱ
早期離床ステップ	STEP 1	STEP 2〜3	STEP 3〜5	
リハビリテーションプログラム	ポジショニング			
	ROM ex			
			レジスタンストレーニング	
			積極的な離床トレーニング ADLトレーニング	
				有酸素トレーニング

図1 心不全治療段階に応じたリハビリテーションプログラム（西田　修，監修．飯田有輝，編．早期リハビリテーションの実践―予後改善のためのアプローチ．東京: メジカルビュー社; 2018. p.231[3]）を参考に作成）

❷ Phase 2（離床準備期）

　機械的補助循環より離脱し循環作動薬の漸減を図る時期のリハビリテーションは，循環動態への影響を慎重に評価しながらベッド上離床を開始し，徐々にベッド上ADLの獲得を目指していく．離床を進めるにあたり必要となる身体機能の維持を目的としてROMエクササイズを継続し，軽負荷での徒手抵抗筋力トレーニングを開始していく．離床に関しては，早期離床リハビリテーションプロトコールに準じて段階的なヘッドアップ（head of bed elevation: HOB）より開始し，HOB 60°にて安定した循環動態が得られている場合には，端座位へとステップアップする以前に下肢を下方へ下げたHOB肢位（チェアポジション）にて循環動態の評価を行うことが望ましい．チェアポジションにて循環動態が維持される場合には，端座位へと離床のステップアップを図り，姿勢保持練習，ADLトレーニングを開始していく．20分間の端座位保持が可能となり疲労感の蓄積がない場合には，端座位での食事摂取や整容などのADL拡大を検討していく．この時期は循環作動薬の減量と並行して活動強度の増加が図られることで心負荷の増大に伴う心不全増悪リスクがあることを考慮し，離床の進行速度やADLの拡大範囲を医師や看護師と慎重に協議していく．

❸ Phase 3（積極的離床期）

　循環作動薬が低用量まで漸減でき内服管理へと移行する時期のリハビリテーションは，立位，移乗，歩行へと段階的に積極的な離床を進めていき，ベッドサイドADLから病棟内ADLへと活動範囲の拡大を目指す．基本動作能力の改善を図るべく，反復した立ち上がり動作トレーニングやカーフレイズなどの自重負荷によるレジスタンストレーニングを開始していく．立ち上がり動作トレーニングに関しては，座面の高さや上肢支持量，反復回数を調整することで徐々に負荷強度を高めていく．カーフレイズも両脚負荷より開始し，片脚負荷へと負荷強度を上げていく．ADLに関しては，移乗動作を介して車椅子座位での食事摂取や整容動作，車椅子トイレ動作の獲得を図り，短距離での歩行が可能となった後にトイレ歩行へとADLの拡大を図る．

❹ Phase 4（運動療法期）

　治療が内服管理にて安定化した時期のリハビリテーションは，歩行耐久性の改善およびADLの再獲得を図り，家庭復帰や職場復帰に向けた運動療法を導入して運動耐容能の改善を目指す．退院後に求められる活動に対して運動耐容能の評価を行い，適切な活動指導や社会資源の導入を行うことで過活動に伴う心不全増悪リスクを低減させることが重要である．また，運動療法と並行して再発予防に向けた多職種での療養指導を行い，退院後も外来心臓リハビリテーションにて疾病再発予防を図ることが望ましい．

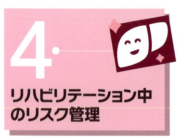

4. リハビリテーション中のリスク管理

　呼吸循環動態が変動しやすい集中治療管理下でのリハビリテーションを実施するうえで，プログラムを継続または進行するべきかの判断は非常に重要である（重症患者の離床と運動療法の中止基準案についてはp.22参照）．

　重症心不全症例に対しては，意識レベル低下・顔面蒼白・末梢冷感・チアノーゼなどの低心拍出所見や努力呼吸・呼吸困難などの肺うっ血所見と呼吸循環動態とを総合的に評価し，リハビリテーション遂行の可否を判断する．循環動態に関しては，40/分未満の徐脈や130/分を上回る頻脈が持続する場合や平均動脈圧が60 mmHg未満または100 mmHgを上回る場合には離床ステップを一段階下げ，再度バイタルサインの評価を行うことが望ましい．また，リハビリテーションの進行中に心拍数や血圧が基準値内にある場合でも，離床のステップアップに伴い収縮期血圧や拡張期血圧が安静時の20％以下となる場合や新たに発作性の上室・心室性頻拍を認めた場合には循環動態が維持されて

いない可能性を考慮し，離床ステップを一段階下げるか中止し，循環動態の再評価を行う．

5. リハビリテーション終了時に考えること

リハビリテーション終了後は，プログラム実施中の呼吸循環動態や自覚症状より運動負荷が適切であったか，安全に離床を行ううえで適切なマンパワーや環境条件であったかを検討する．リハビリテーションスタッフ以外に看護師による早期離床リハビリテーションを実施している施設では，適切な離床範囲やその方法，必要な人員を検討し，安全に離床プログラムが遂行できるように看護師と情報共有することが望ましい．

また，離床プログラムを進めるうえで阻害要因がある場合には，多職種カンファレンスにて情報共有して解決可能な要因であるのかの検討を行い，プログラムの進行・中止基準が適切であるのかを再度吟味する．ADL の拡大期においては，過負荷とならない範囲での ADL 方法を看護師と共有し，活動中の循環動態や自覚症状を評価して現状の ADL が適切であるのか検討を行う．

6 症例

70 歳代，男性（身長 168 cm，体重 72.4 kg〔前回退院時 66.0 kg〕，BMI 25.6 kg/m²）

【診断名】
慢性心不全急性増悪，拡張型心筋症

【併存疾患】
心室性機能性僧帽弁閉鎖不全症，慢性心房細動，高血圧，2 型糖尿病，睡眠時無呼吸症候群

【主訴】
呼吸困難

【現病歴】
12 年前に慢性心不全を発症した．これまでに 7 回の心不全増悪入院歴あり．某日，起床時に呼吸困難を自覚し症状の改善なく同居家族が救急要請した．来院時，CS 1 の心不全を発症しており，胸部 X 線画像より肺門部うっ血，肺野全体の浸潤影あり，酸素化不良のため CCU にて点滴加療および NPPV 管理が開始となった．

【病前 ADL】
自立

【家族環境】
妻と二人暮らし

【家屋環境】
戸建て，寝室 2 階

【職業】
　自営，肉体労働

【入院時所見】
　BP 170/110 mmHg（CS 1），HR 102 bpm（AF），SpO$_2$ 86%（room air），NYHA分類　Ⅳ度，Nohria-Stevenson 分類　Profile B（wet & warm），CTR 62.7%
　人工呼吸器：NPPV（FiO$_2$ 0.6，IPAP/EPAP 8/4 cmH$_2$O）
　循環作動薬：DOB 2.0 γ
　心不全治療薬：カルペリチド 0.025 γ，フロセミド 20 mg iv
　心臓超音波所見：LVEF 37%，LVDd/LVDs 72/68 mm，LAD 54 mm，E/e' 18.0，RVSP 33.0 mmHg
　動脈血液ガス検査：pH 7.158，PaO$_2$ 81.1 mmHg，PaCO$_2$ 52.0 mmHg，HCO$_3$ 18.0 mmol/L，PO$_2$/FiO$_2$ 0.90
　血液生化学検査所見：BNP 814.6 pg/mL，Hb 15.8 g/dL，BUN 17.1 pg/mL，Cr 1.08 mg/dL，eGFR 51.1，CRP 0.64 mg/dL，Alb 3.7 g/dL

【リハビリテーションの実際】
　本症例は，拡張型心筋症に伴う心不全増悪を複数回繰り返しており，今回は CS 1 の心不全増悪にて入院加療された．肺うっ血による酸素化低下が顕著であり，また低左心機能であることより NPPV および DOB による初期治療が開始となった．入院初日は NYHA Ⅳ度と安静時より努力呼吸および呼吸困難を認めていたため，肺うっ血の改善が図られることが最優先であり，リハビリテーションは第 2 病日より開始となった．
　第 2 病日は前日より −1,170 mL の out balance で経過し，検査所見として BNP が 476.3 pg/mL，P/F 比が 214 と心負荷の軽減および酸素化の著明な改善が得られ，呼吸器も NPPV から NHF に変更となった．リハビリテーション開始時のバイタルサインは，BP 104/61 mmHg，HR 64 bpm（AF），SpO$_2$ 98% と安定しており，NHF も FiO$_2$ 0.5 まで酸素濃度を減少できていたため安静度指示に準じて端座位保持を目標にリハビリテーションを実施した．離床開始前に四肢筋力を MRC スコアにて評価した結果，58/60 であり著明な筋力低下を認めなかった．端座位保持の前に血行動態の評価を目的にチェアポジションを実施し，sBP 93 mmHg まで血圧低下を認めたが自覚症状なく，足部底屈運動にて sBP 106 mmHg まで上昇を認めた．端座位保持となり sBP 102 mmHg と血圧維持され末梢低灌流所見や努力呼吸，疲労を認めなかったため見守り下にて 10 分間の端座位保持を実施し終了とした．終了後のバイタルサインは BP 114/67 mmHg，HR 69 bpm，SpO$_2$ 98% と安定しており，看護師とリハビリテーション中の経過を共有し同日に看護師による 10 分間の端座位保持練習を再度実施することとした．
　第 3 病日も前日より −1,270 mL の out balance にて経過し，検査所見として BNP が 442.6 pg/mL，P/F 比が 326 と心負荷軽減および酸素化改善の傾向にあった．リハビリテーション開始時のバイタルサインは，BP 123/64 mmHg，HR 61 bpm（AF），SpO$_2$ 98% であり FiO$_2$ 0.4 まで酸素濃度が減少されていたため，目標を 20 分間の端座位保持とした．端座位保持中のバイタルサインが安定しており疲労の訴えもなかったため，同日に看護師による

20分間の端座位保持練習を再度実施することとした.

　第4病日も前日より-2,510 mLのout balanceにて経過していたが, BNPが1,169 pg/mL, P/Fが218と心負荷増大および酸素化悪化の傾向にあり, DOBが3γまで増量されたため医師と相談し, リハビリテーションはヘッドアップ60°および軽負荷での徒手抵抗による四肢筋力トレーニングとした.

　第5病日もout balanceで経過し, BNPが820 pg/mL, P/Fが367と心負荷軽減および酸素化改善を認めたため, 20分間の端座位保持を再開した. バイタルサインは安定しており, 心不全の悪化所見もなかったことより, 看護師と相談し食事摂取を端座位にて実施することとした.

　第6病日はBNPが453 pg/mL, P/Fが413と良好に経過しており, DOBが2γまで減量され, 呼吸器デバイスもNHFを離脱しnasal 3 L/分まで減量できていたため, 医師と相談して立位保持および足踏みまでの離床を開始した. 立位保持が安定していたためレジスタンストレーニングとしてカーフレイズおよび立ち上がり反復トレーニングを実施し, バイタルサインの著明な変動や心不全症状がなかったことより, 食事摂取は車椅子座位にて行い, 車椅子トイレの使用を開始することを看護師と共有した.

　第7病日はBNPが412 pg/mL, P/Fが412と前日とほぼ変動なく安定して経過しており, CCUから一般病棟への転棟を予定されていたため医師と相談し退室前に歩行練習を実施することとなった. トイレ歩行を想定して20 mの歩行練習を実施し, 著明なバイタルサイン変動や心不全症状を認めなかったことより, トイレ歩行を開始することとなった.

　一般病棟へ移動し第12病日にてDOBを離脱したが, 安静時の低血圧もあり薬剤調整を行いながら徐々に歩行距離を漸増していき, 第18病日にて200 m歩行が可能となった. CRT-D埋め込みの予定となったため, 医師と相談し運動療法はデバイス埋め込み後の方針となった. 第22病日に埋め込み術を施行し, 第32病日より心臓リハビリテーション室での運動療法を開始した. 第46病日に自宅退院となり, 心不全管理プログラムとして外来心臓リハビリテーションを導入した. 外来心臓リハビリテーション開始2カ月の現時点にて心不全増悪なく経過されている.

■文献
1) 日本集中治療医学会集中治療早期リハビリテーション委員会, 編. 重症患者リハビリテーション診療ガイドライン2023. 日集中医誌. 2023; 30: S905-72.
2) Nohria A, Tsang SW, Fang JC, et al. Clinical assessment identifies hemodynamic profiles that predict outcomes in patients admitted with heart failure. J Am Coll Cardiol. 2003; 41: 1797-804.
3) 西田　修, 監修. 飯田有輝, 編. 早期リハビリテーションの実践―予後改善のためのアプローチ. 東京: メジカルビュー社; 2018. p.231.
4) Morris PE, Goad A, Thompson C, et al. Early intensive care unit mobility therapy in the treatment of acute respiratory failure. Crit Care Med. 2008; 36: 2238-43.

〈松本有祐〉

4-3 心臓外科術後リハビリテーション

ここが肝！

1 リハビリテーション前の情報収集
　時間の経過に沿って，魚の目で電子カルテから情報を収集する．患者の受けた手術の方法や合併症の有無などの過去の情報や現在の全身状態を把握し，将来のリスクを予見する．

2 ICU入室時のチェックポイント
　いよいよ，実際の患者に向き合うことになる．まずは鳥の目で全体を俯瞰し，その後は虫の目で細部に焦点を絞った評価を行う．患者が入室する前と入室後の状況のギャップを把握することが重要である．

3 リハビリテーションの実際
　当院では心臓外科手術後のリハビリテーションプログラムを基準にしている．そして，5W1Hの視点から，個々の患者に合わせたプログラムを提供している．チームの働き方も重要で，関係性や思考の質を高め，行動の質を向上させ，結果の質を振り返る．

4 リハビリテーション中のリスク管理
　ICUにおける術後早期離床は，関連する基準を参考にしている．リハビリテーション中のリスク管理では，リスクを予見し，回避し，対応し，予防することが重要である．さらに，スタッフ間でリスクの認識を共有化することも重要である．

5 リハビリテーション終了後に考えること
　実施したリハビリテーションを振り返る際には，経験学習理論に基づくKPT法を使用している．成功要素や問題点を振り返り，改善策を試すことで，効果的なアプローチやスキルの習得が可能である．

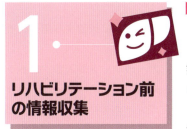

1. リハビリテーション前の情報収集

▶ 過去の情報: 患者の基本情報, 基礎疾患, 既往症, 生活歴, および手術に関する情報

患者の情報収集のため, 以下の手順を行っている. 主治医の外来診察時のカルテから現病歴や既往症, 生活歴などの情報を入手し, 患者の基本情報からは家族の背景や職業, 家屋の状況, 介護保険の有無などを把握する. また, 手術前の家族説明時の記録からは予定された手術方法や時間, 合併症の考慮, 入院期間, 退院後の治療方針について情報を収集する. これらの情報はリハビリテーション総合実施計画書の作成時にも利用される. また, 患者の説明に対する受け止め方などの記録は特に有用である. さらに, 胸部X線写真, 心臓超音波検査結果, 冠動脈カテーテル検査, 呼吸機能検査, 服薬情報なども必要である.

ここでは, 手術後1日目の離床前の状況に焦点を当て, 主に手術に関する情報について説明する. 手術に関する情報は手術記録, 麻酔記録, および経過記録から収集している. 以下に, 収集した情報の要点を紹介する.

- **手術に関する情報**: 手術方式, 待機手術, 緊急手術, 再手術, 他疾患の手術既往歴, 術者, 手術時間, 麻酔時間, 人工心肺使用の有無と使用時間, 術中の水分出納, 手術中の出血量と輸血量, 最低体温, 術後挿管時間, 術後の胸部X線写真
- **手術に関連する合併症や問題点**: 覚醒状況, 運動麻痺の有無, 再開胸や再挿管の有無

▶ 現在の情報: 患者の全身状態の評価

電子カルテから患者の全身状態に関する情報を, 酸素の流れに沿って系統的に収集する. 以下に, 収集した情報の要点を紹介する.

- 気道の管理状況, 呼吸の管理状況, 循環の管理状況, 意識の状態, 運動麻痺の有無, 体温, 体重, 尿量, 疼痛, 栄養, 排泄に関する情報, ドレーンチューブ, 薬物の管理状況, 血液検査など

▶ 未来: リスクの予見

予見とは, 未来の出来事や結果を推測することである. 手術情報に基づく予見では, 過去のデータや調査結果から特定の手術や合併症のリスクや結果を予見する. これにより, リスクを把握し, 適切な対策や治療計画を立てることが可能である.

当院の調査結果から, ①手術中の水分負荷と術後の急性期合併症が挿管時間に影響を与え, ②緊急手術と手術侵襲の程度が早期の離床を妨げる要因となることが明らかになった. これらの結果を踏まえると, 緊急手術や水分負荷の多い症例, または合併症の発生した症例では, 人工呼吸管理時間が延長され, 早期の離床が遅れる可能性がある[1,2].

2. ICU入室時のチェックポイント

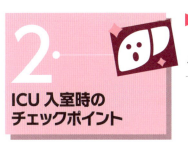

▶ 鳥の目: 全体の俯瞰

まず, 患者のベッド周囲の管理状況を, 少し離れた位置から確認する. 頭部を12時の位置として, 時計回りに順番に確認していく. 以下に確認する項目の要点を紹介する.

- ベッドサイドモニター, 人工呼吸器, 動脈ライントランスデューサーホルダー, 胸腔ドレーン, 尿道カテーテル, 輸液ポンプ, シリンジポンプ, テンポラリーペースメーカーなど

次に, 患者の第一印象を確認する. 見た目, 異常を感じない呼吸状態, 異常な皮膚色ではないかをチェックし, 重大な状態, 不調の状態, 問題のない状態と判断する[3].

▶ 虫の目: 焦点を絞る

まず，ベッド上の患者の管理状況を近くで，五感を活用して確認する．以下に確認する項目の要点を紹介する．

- 胸部正中切開部，胸腔ドレーン挿入部，テンポラリーペースメーカーのリード挿入部，動脈ライン挿入部，尿道カテーテルの固定状態，下腿グラフト採取部，末梢静脈ライン挿入部，鼠径部への各種ライン挿入部，頸部中心静脈ライン挿入部，スワン・ガンツカテーテル挿入物，抑制帯など（胸部正中切開部を確認する理由は，感染の早期発見，治癒状況の把握，安全確認，リハビリテーションの適切な進行のためである）

次に，患者の第一印象を基に，一次評価を行う．気道，呼吸，循環，神経学的評価，全身観察の順に，視診，触診，聴診，叩打，各種機器を使用した測定を行う[3]．

▶ ギャップの認識

ICU 入室前に電子カルテからの情報と，実際の患者からの情報の間にギャップがあることを認識する．例えば，「手術中の輸血量が多かったけど，患者さんは元気そうで具合が悪そうにはみえない．心配かもしれないけど，安定しているようだ」，「カルテには簡易マスク管理と書かれていたけど，現在はハイフローセラピーに変更されている．呼吸の状態を再確認しよう」などである．このギャップを見極め，患者の回復の進み具合や状態の悪化傾向を予見し，リハビリテーションプログラムの検討に役立てていく．

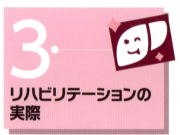

3. リハビリテーションの実際

▶ リハビリテーションプログラム進行の実際

「心血管疾患におけるリハビリテーションに関するガイドライン（2021年改訂版）」[4]には，術翌日から立位および歩行を開始し，術後 4 日目に歩行自立を目指す標準的なリハビリテーション進行の目安が示されている．当院では，この基準に基づいて，術後 1 日目から立位や歩行を始め，術後 4 日目までには自立した歩行を目指している．

このプログラムに基づいて，当院の術後のリハビリテーション進行状況の調査結果を報告する．対象は 2021 年 4 月 1 日から 2022 年 3 月 31 日までに当院で心臓血管外科手術を施行した 135 例から死亡 2 例，術後持続的腎代替療法導入例 9 例，術後リハビリテーションパス除外症例 22 例の 33 例を除外した男性 67 例，女性 35 例の 102 例である．なお，日数は中央値（四分位範囲）で示している．端座位開始日は 1（1〜2）日，立位開始日 1（1〜2）日，歩行開始日は 2（2〜3）日，階段昇降開始日は 7（6〜11）日，リハビリテーションパス完遂日数は 8（7〜12）日，ICU 退出日は 3（3〜4）日で，すべての症例が自宅へ退院された（未公表観察）．

▶ 個別化された理学療法の提供

患者に合わせたリハビリテーションプログラムを作成し，効果的かつ個別化された理学療法を提供するために，5W1H（Who, What, When, Where, Why, How）の視点を総合的に考慮する．具体的には，以下の要素を考慮する．

- 誰に依頼するか（Who）: 術後の早期離床を担当する看護師を確認する．
- リハビリテーションプログラムの内容（What）: 当院の心臓血管外科術後リハビリテーションプログラムを 図1 に示す．プログラムは段階的に運動強度が増加していくことが主な特徴である[5]．
- 離床のタイミング（When）: 離床を開始するタイミングは重要である[5]．そのためには，現在

日程	術後1日目 日( )	術後2日目 日( )	術後3日目 日( )	術後4日目 日( )	術後5日目 日( )	術後6日目 日( )	術後7日目 日( )
場所	ICU	一般病棟					
離床内容	□ティルトアップ座位 □端座位 □立位	□端座位 □立位 □立位/足踏み □歩行:病棟 周	□歩行 　□病棟 周 　□病室内 　□100m 　□200m	□歩行 　□100m 　□200m 　□300m 　□400m 　□500m □階段昇降 　□1階分 　□2階分	□歩行 　□100m 　□200m 　□300m 　□400m 　□500m □階段昇降 　□1階分 　□2階分	□歩行 　□100m 　□200m 　□300m 　□400m 　□500m □階段昇降 　□1階分 　□2階分 □院内歩行	□歩行 　□100m 　□200m 　□300m 　□400m 　□500m □階段昇降 　□1階分 　□2階分 □院内歩行 □屋外歩行
安静度			□尿道カテーテル抜去	□病室内フリー	□病室内フリー □病棟内フリー	□病棟内フリー □院内フリー □完遂	□院内フリー □完遂
合併症	□誤嚥 □心不全 □心タンポナーデ □無気肺 □気胸 □運動麻痺	□誤嚥 □心不全 □不整脈 □心タンポナーデ □無気肺 □気胸 □運動麻痺	□心不全 □不整脈 □胸水	□不整脈 □胸水	□不整脈 □胸水	□不整脈 □胸水 □心タンポナーデ □気胸	□不整脈 □胸水 □心タンポナーデ □気胸

図1 当院の心臓血管外科術後のリハビリテーションプログラム

の患者の病態と回復状態，それに対する治療内容を正しく理解する必要がある．

- **場所の安全性（Where）**：早期離床を行う場所の安全性を確認する．特に歩行経路の確認は重要である．
- **リハビリテーションの目的と症例の特有の問題点（Why）**：急性期では，術後の酸素化改善や早期の歩行能力獲得が目標とされる[5]．また，術後の合併症など，患者の特定の問題点を明確に把握する．
- **プログラムの具体的な実施方法（How）**：患者に理解しやすい言葉でプログラムを説明し，患者の回復状態に応じて適切なサポートを提供して進める．必要に応じて，呼吸練習や筋力トレーニングなども組み合わせる．

▶ ICU でのリハビリテーションにおけるチームの働き方

ICU におけるリハビリテーションでは，チームの働き方[6]が重要である．チーム全体が成果を上げるためには，まず「関係性の質」を向上させ，次に「思考の質」を高め，その後「行動の質」に取り組むことが推奨される．これにより，最終的には「結果の質」が生まれる[7]．「関係性の質」を高めるためには，チームメンバーが心理的安全性を感じることが重要である．心理的安全性とは，意見や意思を自由に出し合える信念の共有である[8]．「思考の質」を高めるためには，チームメンバーが共通の目標に向かって協力し，患者の状態や治療方針を共有する必要がある．特に早期離床やリハビリテーションの進行では，正確な評価能力や経験に基づいた判断力，チーム内でのコミュニケーションを通じた知見の活用が求められる．「行動の質」を高めるためには，チームメンバーが明確な目標に向かって協力し，標準的なアプローチを適切に実践する必要がある[9]．理学療法士としては，有効なプログラムの立案や他の職種との業務調整，安全かつ効率的な実施のための準備などが重要な役割となる[10]．これらの取り組みを通じて，「結果の質」が生まれる．

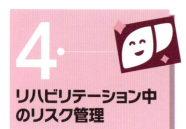

4. リハビリテーション中のリスク管理

▶ 術後の早期離床の基準

　ICUにおいて，術後の早期離床を始める際には，以下の基準を参考にすることが推奨される．まず，文献4)10)を参照し，「心臓手術後の離床開始基準」や「心血管疾患患者の早期離床やベッドサイドからの積極的運動の開始基準」，「集中治療室で早期離床やベッドサイドからの積極的運動を原則行うべきでない基準」を確認する[4,10]．これらの基準をすべて満たさなくても，離床による利益が大きいと判断されれば，厳重なモニタリングのもとで離床を行うことが推奨される．

　以下は，推奨事項に基づき，当院で行った術後1日目の離床状況とその阻害要因に関する調査結果の報告である．対象は，先述の102例である．術後1日目の離床が困難であった症例は28例（27.45％）であり，一方で離床が可能であった症例は74例（72.54％）であった．術後1日目の離床を阻害した要因は，以下のように分類された．まず，開始基準を満たしていない症例が18例であった．具体的には，低心拍出量症候群により術後出血傾向が続いているが7例，人工呼吸器が装着されているが5例，低心拍出量症候群により（強心薬を投与していても）収縮期血圧80〜90 mmHg以下が3例，その他の要因が3例であった．また開始基準は満たしたが中止基準に該当した症例が10例であった．具体的には，痛みが5例，嘔気が3例，めまいが1例，その他の要因が1例であった（未公表観察）．

▶ リハビリテーション中のリスク管理

　リハビリテーション中のリスク管理では，リスクを予見し，回避し，対応し，予防することが非常に重要である．リハビリテーションを開始する前に，手術の影響や術後の全身管理状態，それに関連するバイタルサインや検査値などから，可能性のあるリスクを予見する．リハビリテーション中には，自己や事故的な挿入物の抜去や患者の状態変化などの問題が発生する場合があるが，それらに対しては事前に予見された手順に基づいて適切に対応する．

▶ スタッフ間でのリスク認識の共有化

　スタッフ間でのリスク認識の共有化は，患者の状態に変化が生じた時や定期的な評価の際に，担当医師，看護師，リハビリテーションスタッフが「患者安全信号機」[11]を用いて判断し，各専門職の意見を総合的に反映して行っている．この手法では，患者の評価結果に基づいて，「変化がない」「変化の懸念がある」「変化がある」という判断を行う．そして，その判断に応じて，交通信号機のルールになぞらえて「プラン緑」「プラン黄色」「プラン赤」の中から適切なプランを選択する．具体的な例を挙げると，「プラン緑」は予定通りのプログラムであり，患者の状態に変化がない場合はそのままプログラムを実施する．一方，「プラン黄色」は修正されたプログラムであり，患者の状態に合わせてプログラムを調整する．例えば，新たに心房細動が出現した場合は，プログラムのステップアップは見合わせ医師に報告するなどの対応をする．また，「プラン赤」は中止を検討するプログラムであり，患者の状態に応じてプログラムの中止を検討する．例えば，胸腔ドレーンの排液量が増加し，再開胸手術が検討されている場合は，リハビリテーションを中止するなどの対応をする．

5. リハビリテーション終了後に考えること

▶ **経験学習理論に基づいた，KPT法を使用した振り返り**

経験学習理論は，学びや行動の変化が経験を通じて起こるという考えである[12]．具体的な経験とフィードバックが重要で，繰り返しや実践によって学びが促進される．経験学習サイクルは経験→振り返り→概念化→実践の4つのステップで構成される．ここでは振り返りに焦点を当てる．KPT法（Keep, Problem, Try）を使用して振り返りの内容を整理している[13]．ICUでのリハビリテーションの振り返りにKPT法を活用することは非常に有益である．以下に具体的な手順を紹介する．

- **Keep（継続すること）**: 成功した要素や効果的だった方法を振り返る．例えば，疼痛の強い患者には事前に鎮痛薬を使用することで離床が可能になったケースなど，ポジティブな要素に注目する．
- **Problem（問題点）**: 課題や問題点を振り返る．例えば，立位時の荷重により下腿静脈グラフト採取部から出血が生じたケースなど，ネガティブな要素を把握する．
- **Try（試すべきこと）**: 新たなアイデアや改善策を試すべきことを考える．例えば，無輸血手術症例の場合は，事前に貧血症状の出現に留意することをチームで共有するなど，今後の改善点を示す．

6. 症例

71歳，男性（身長167.2 cm，体重97.8 kg，BMI 34.98）

【患者基本情報】
病名: 労作性狭心症．手術名: 冠動脈バイパス手術．現病歴: 労作時の胸痛を主訴に近位を受診．冠動脈造影検査の結果，手術の方針となった．合併症: 低酸素血症，術後心房細動，グラフト採取部の癒合遷延．既往歴: 心筋梗塞，糖尿病，高血圧症．

【評価: 手術後（Z+1日）】
身体所見: 呼吸: 努力性呼吸．循環: 全身的に著明な浮腫を認めた．意識: GCS E4V5M6．呼吸: ハイフローセラピー60 L/分（FiO_2 100%），SpO_2 98%，呼吸数20回/分，胸部X線にて両側に浸潤影増強あり．循環: 血圧80/50 mmHg，心拍数80 bpm（テンポラリーペースメーカー-VVI 80），高用量カテコラミン投与下．運動: 四肢随意運動可能．栄養: 経口摂取（普通食3割）．排泄: 尿バルーン留置，オムツ排泄．疼痛: 創部正中切開部に咳嗽や起居動作で増強する疼痛あり（NRS 3）．環境: 胸腔ドレーン（電動式低圧吸引機）心嚢・胸骨下．栄養: 昼食より開始，一般食を3割摂取．ADL: 全介助．

【臨床経過】
Z+1日: 抜管．術前体重より6 kg増加，胸部X線にて両肺浸潤影の増加，低酸素血症を認め，ハイフローセラピー管理となった．左下肢大腿から下腿にかけてグラフト採取がされており，易出血性であることを看護師と情報共有した．

【問題点】

心身機能・構造: 頻脈性不整脈のリスク，胸水貯留による労作時低酸素血症，創部癒合遅延．活動: ADL 低下．参加: 病棟内移動能力の制限．個人因子: 70 歳代の男性，肥満．環境因子: 家族と戸建て住宅に同居，階段あり．

【理学療法プログラム】

　手術後は，当院の術後リハビリテーションプログラムに基づいて，積極的に早期離床を試みた．手術後に低酸素血症が起きたため，ハイフローセラピーの管理となり，歩行は困難であった．呼吸状態の改善を目的に，受動的な座位時間を確保し，呼吸の練習に重点を置いて行った．一般病棟に移った後は，段階的に歩行距離を延長し，病棟内での日常生活動作能力と身体機能の向上を目指した．下腿グラフト採取部の癒合が遅れたため，出血や感染に注意しながら運動療法を進めた．

Z+2 日: 立位までの離床を実施した．

Z+4 日: 一般病棟へ転棟．トイレ排泄後に著明な呼吸困難感の出現を認めたと看護師から申し送りがあった．理学療法を実施する際には，呼吸症状が悪化する可能性を予見しながら実施した．

Z+8 日: 心房細動に対して除細動術施行．除細動後は洞調律へ復帰．

Z+10 日: 胸水貯留に対して胸腔穿刺を施行．

Z+21 日: 階段昇降まで自立され，6 分間歩行テストは 400 m．自宅へ退院された．

■文献

1) 磯邉　崇, 中村大介. 心臓血管外科術後の体重変化がリハビリテーション進行に与える影響. 昭和学士会雑誌. 2021; 81: 333-41.
2) 磯邉　崇, 須山陽介, 鈴木貞興. 心臓血管外科術後の挿管時間とリハビリテーション進行との関連性の検討〜術中因子，術後合併症と挿管時間との関連性について〜. 循環器理学療法学. 2023; 2: 1-9.
3) 宮坂勝之. 患者評価. In: 宮坂勝之, 翻訳・編集・執筆. 日本版 PALS スタディガイド―小児二次救命処置の基礎と実践. 改訂版. 東京: エルゼビアジャパン; 2013. p.33-68.
4) 日本循環器学会/日本心臓リハビリテーション学会合同ガイドライン. 心血管疾患におけるリハビリテーションに関するガイドライン　2021 年改訂版. https://www.j-circ.or.jp/cms/wp-content/uploads/2021/03/JCS2021_Makita.pdf（2023 年 7 月 9 日閲覧）
5) 櫻田弘治, 高橋哲也. 心臓血管外科術後リハビリテーション患者の特徴や疾患特異性，術式別特徴を把握したプログラムで介入. INTENSIVIST. 2016; 8: 105-16.
6) 川上真史, 種市康太郎, 齋藤亮三. エンゲージしやすい仕事の対応を把握しよう. In: 人事のためのジョブ・クラフティング入門―「個人」と「組織」のエンゲージメントを高める新メソッド. 1 版. 東京: 弘文社; 2021. p.154-60.
7) 斎藤　徹. 僕たちは，組織を導くリーダーになる. In: だから僕たちは，組織を変えていける―やる気に満ちた「やさしいチーム」のつくりかた. 1 版. 東京: インプレス; 2022. p.72-7.
8) エイミー・C・エドモンソン. 心理的に安全な場をつくる. In: チームが機能するとはどういうことか. 1 版. 東京: 英治出版; 2020. p.150-94.
9) 日本集中治療医学会集中治療 PT・OT・ST 委員会, 集中治療に従事する理学療法士等の能力要素検討ワーキンググループ. 集中治療領域で働く理学療法士のためのミニマムスタンダード: 医師，看護師および理学療法士による合意形成. 日集中医誌. 2021; 28: 237-54.
10) 日本集中治療医学会早期リハビリテーション検討委員会. 集中治療における早期リハビリテーション〜根拠に基づくエキスパートコンセンサス〜. 日集中医誌. 2017; 24: 255-303.
11) 池上敬一. 「急変させない患者観察テクニック」を用いた看護実践とその事例. In: 看護学生・若手看護師のための急変させない患者観察テクニック. 1 版. 東京: 羊土社; 2018. p.12-3.
12) 松尾　睦. 経験から学ぶ「よく考えられた実践」が成長を促す. In: 職場が生きる　人が育つ「経験学習」入門. 1 版. 東京: ダイヤモンド社; 2019. p.47-65.

13）小野義直, 宮田　匠. 業務を改善する. In: ビジネスフレームワーク図鑑―すぐ使える問題解決・アイデア発想ツール70. 1版. 福岡: 翔泳社; 2019. p.142-3.

〔以下は参考図書〕

14）日本集中治療医学会集中治療 PT・OT・ST 委員会, 編. 理学療法士集中治療テキスト. 東京: 真興交易（株）医学出版部; 2023.
15）Cardiovascular surgery Physiotherapy Network, 監修, 高橋哲也, 編. 学べ, 身につけ, 実践へ!! 心臓血管外科リハビリテーション―ゴールド・スタンダード―. 東京: ヒューマン・プレス; 2018.
16）平岡栄治, 則松康博, 藤谷茂樹. 重症患者管理マニュアル. 東京: メディカル・サイエンス・インターナショナル; 2018.

〈磯邉　崇〉

4-4 脳血管疾患リハビリテーション

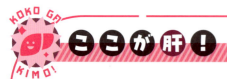

1 リハビリテーション前の情報収集

診療録から現病歴，既往歴，合併症はもとより，損傷部位や血腫，脳浮腫がわかる脳画像所見は必ず確認する．医学的治療の内容を確認し，病態に合わせた早期リハビリテーションの開始時期として適切かどうか丁寧に確認する．

2 ICU入室時のチェックポイント

医師・看護師を中心とした多職種と入室時の病態やリハビリテーション計画について情報共有する．血圧，脈拍，呼吸，経皮的動脈血酸素飽和度，意識，体温などのバイタルサインや頭蓋内圧を確認し，病態変化や神経学的症状の変化に注意する．

3 リハビリテーションの実際

神経学的な機能障害や身体能力を評価し，これらの経時的変化を追いながら予後予測に基づきリハビリテーション計画を立案する．計画に基づき，ベッド上でポジショニングやROMエクササイズから開始し，安静による廃用症候群や合併症を予防する．離床開始後は，ベッドアップ座位から開始し，血圧や頭蓋内圧に注意しながら，座位・立位・歩行と段階的に進める．

4 リハビリテーション中のリスク管理

二次性脳障害の防止のためには，脳灌流圧維持と頭蓋内圧亢進を防ぐことが重要である．ベッド上のポジショニングやヘッドアップでも脳血流量が変化するので，離床は血圧や頭蓋内圧の変化，神経学的症状の変化に注意する．

5 リハビリテーション終了後に考えること

リハビリテーションの進行度を医師・看護師を中心とした多職種と情報共有する．多職種チームで経過を振り返り，全身状態に合わせた医学的治療と疾患別リハビリテーション以外の時間のリハビリテーションについて共有する．

脳卒中治療ガイドライン2021[1]や頭部外傷治療・管理のガイドライン第4版[2]では、十分なリスク管理のうえで早期リハビリテーションが推奨されている．超高齢社会の本邦において、脳血管障害の死亡率は低下傾向であるものの依然として日本の死亡原因の第4位であり、脳血管疾患は要介護の原因疾患第2位である．頭部外傷の受傷機転は交通外傷や転倒・転落が多く、患者の高齢化が進んでいる[3]．このような本邦の社会背景を踏まえ、本稿では脳卒中と頭部外傷のリハビリテーションを中心に解説していく．

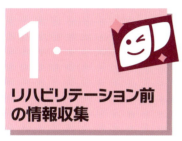

1. リハビリテーション前の情報収集

脳卒中や頭部外傷は重症患者になればなるほど、救命目的の医学的治療が優先され、神経学的症状や日常生活動作(activities of daily living)、生活の質（quality of life）改善に向けた早期リハビリテーションは、二次性脳障害の防止と並行して進めていくことになる．そのため、診療録で医学的治療の内容を確認し病態に合わせた早期リハビリテーションの開始時期として適切かどうか慎重に見極めていく．

▶ リハビリテーションの開始基準・中止基準

早期リハビリテーションは、各種ガイドラインで48時間以内の開始が推奨されている[1,2,4]．しかし、脳卒中患者の24時間以内の離床は、機能的予後が良好との報告がある[5]一方で、転帰不良や機能的予後不良との報告もあり[6,7]、リハビリテーションのリスクとベネフィットを天秤にかけ、症例に合わせて個別に判断していく必要がある．脳卒中も頭部外傷も頭蓋内圧が亢進すると脳灌流圧が低下し、脳血流自動調節機構が破綻した脳組織は脳虚血から二次性脳障害が生じる．早期リハビリテーションの開始は、各種臓器機能の改善と全身管理が最優先される場合には禁忌となり、生命危機の回避と病態安定後に開始され、「重症患者リハビリテーション診療ガイドライン」の開始基準・中止基準に基づき多職種チームで総合的に判断しながら行われる[8]．

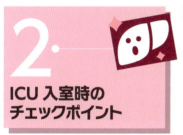

2. ICU入室時のチェックポイント

▶ 多職種チーム連携で最新の情報をチェック

脳卒中と頭部外傷は、多職種チームで組織的に進めることが推奨されており[1,2]、医師や看護師などの多職種チームと①治療方針、②リスク管理、③安静度、④リハビリテーション計画などの情報共有が重要である．特に診療録から収集した情報は、集中治療室（intensive care unit）入室時にはすでに過去の記録であるため、ベッドサイドで医師・看護師を中心に多職種と最新の情報について確認することが重要である．

▶ バイタルサインをチェック

血圧、脈拍、呼吸、経皮的動脈血酸素飽和度、意識、体温などのバイタルサインに配慮して行うことが推奨されており[1]、各種モニターの情報を確認する．開始基準・中止基準に照らし合わせ、①急激なバイタルサインの変化、②神経学的症状の増悪、③臨床経験上の「何かおかしい」といった違和感がある場合は、病態悪化を疑い医師・看護師に報告しリハビリテーション実施の可否について総合的に判断する．

3. リハビリテーションの実際

リハビリテーションプログラムは，病態，個別の機能障害やADL障害，社会的制限，本人・家族の希望や想いなどの評価と予後予測に基づいて計画する．病態や個別性を考慮し多職種チームで計画的に取り組む必要がある．本邦では2022年度より早期離床・リハビリテーション加算がICUのみならず，脳卒中ケアユニットや救命救急病棟に対象が広げられ，早期離床・リハビリテーションを加速させている．また，脳科学の進歩により，動物やヒトを対象とした大脳皮質の可塑性を示す研究報告のレビューがあり[9]，脳組織の可塑性を最大限に引き出すcritical time windowの期間から早期リハビリテーションが実施されるようになってきた．Swayneらは運動麻痺回復ステージ理論を提唱し[10]，皮質脊髄路の可塑性に応じたリハビリテーションが重要である 図1 [11]．

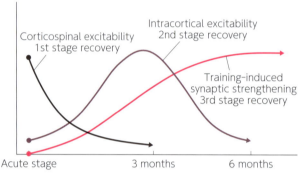

図1 運動麻痺回復ステージ理論
（原 寛美. 脳外誌. 2012; 21: 516-21[11]）

▶ リハビリテーションの評価と予後予測

評価方法には多種多様なものが存在するが，脳卒中治療ガイドライン2021において推奨されている評価方法のまとめを 表1 [12]に示す．評価の手順は，上位概念から，①意識，②精神・認知機能，②高次脳機能，③運動麻痺・感覚障害などの順に進めていくと整理しやすい．

予後予測は，必ずしも信頼性が高いものがあるわけではなく普遍的なものはない．予後予測はある時点の評価だけでなく，神経学的症状や身体機能，身体能力の経時的変化の評価も重要である．予後予測困難要因として①多様な脳機能，②高齢化，③長期入院，④技術進歩がある[13]．重症患者は，⑤意識障害や鎮静管理により正確な身体機能や身体能力の評価ができないことも予後予測を困難にする要因である．予後予測の方法はさまざまだが，予測式を用いて予後を予測していくものが多い．最近では，高齢者のフレイル・サルコペニアの重要性を示したメタアナリシスの報告[14]や血栓回収療法後の48時間以内の早期リハビリテーションがADL能力の予後が良好との報告[15]もあり，個別の病態や神経学的症状に合わせて活用してくことが重要である．

▶ プログラムの実践

医学的管理に基づいた安静は廃用症候群や合併症を引き起こす．安静が優先される場合や重度意識障害，鎮静管理による安静の場合は，ベッド上の不良姿勢や麻痺側肩関節亜脱臼の予防に対するポジショニングや関節拘縮予防のための関節可動域（range of motion）エクササイズを行う．離床が開始されても，ベッドアップ座位で慎重に血圧管理を行いながら，座位・立位・歩行と段階的に離床を進める．身体機能障害だけではなく，精神・認知機能障害や高次脳機能障害，摂食嚥下障害

表1 脳卒中治療ガイドライン 2021 推奨評価一覧

評価尺度	評価の内容
Fugl-Meyer Assessment（FMA）	上下肢運動機能，バランス機能，感覚，関節可動域，疼痛の各項目を 0～2 点で評価する．
National Institutes of Health Stroke Scale（NIHSS）	意識，瞳孔反射，注視，視野，顔面神経，上下肢運動機能，足底反射，失調，感覚，無視，構音，失語症の各項目を，0 点から 2～4 点で評価する．
Stroke Impairment Assessment Set（SIAS）	麻痺側運動機能，筋緊張，感覚，関節可動域，疼痛，体幹機能，高次脳機能，非麻痺側機能の各項目を，0 点から 3 点あるいは 5 点で評価する．
脳卒中重症度スケール（JSS）	意識，言語，無視，視野，眼球運動，瞳孔，顔面麻痺，足底反射，感覚，運動の得点を，統計的に算出された重み付けにより合計して評価する．
Brunnstrom Recovery Stage（BRS）	運動パターンに基づいた片麻痺の重症度評価法．上肢，手指，下肢それぞれを，Stage 1: 完全麻痺，から Stage 6: 分離運動可能までの 6 段階で評価する．
(modified) Ashworth Scale（mAS）	筋緊張亢進を他動運動での抵抗感で評価する．筋緊張が亢進していない: 0，から屈曲伸展の不可能: 4 までの 5 段階で評価する．Modified では，1 と 2 の間に 1+がある．
Functional Independence Measure（FIM）	運動項目 13 項目，認知項目 5 項目を，1 点（全介助）から 7 点（自立）で評価する．FIM 合計点や FIM 利得（改善），FIM 効率（利得/日数）などが指標として用いられる．
Barthel Index（BI）	ADL の 10 項目を，2～4 段階で評価し，100 点が完全自立となる．各項目の自立の点数が異なることで，項目の経験的な重み付けがされている．
modified Rankin Scale（mRS）	0: 症状なし，から 6: 死亡までの 7 段階で評価する．
Glasgow Outcome Scale（GOS）	1: 発症前の活動を行える，から 5: 死亡までの 5 段階で評価する．

（日本脳卒中学会脳卒中ガイドライン委員会，編・脳卒中治療ガイドライン 2021〔改訂 2023〕．1 版．東京: 協和企画; 2023[1]）より作成）

を認めることもあるため，理学療法士，作業療法士，言語聴覚士の連携が重要で，相互乗り入れ型チーム医療モデル（transdisciplinary team model）でリハビリテーションを展開していく．本稿では，神経学的症状に特有な点に触れながら，①ポジショニング，②ROM エクササイズ，③ベッドアップ座位練習・端座位練習，④起立練習・立位練習について解説していく．

❶ポジショニング

患者は意識障害や鎮静管理，異常筋緊張，運動麻痺や感覚障害，注意障害や半側空間無視などにより不良姿勢になりやすい．不良姿勢は，関節拘縮や褥瘡，誤嚥性肺炎などの合併症を引き起こす．背臥位姿勢と左右側臥位姿勢を日常ケアにあたる看護師と一緒に共有することが大切である．誤嚥予防も兼ねてベッドアップ 30°にした背臥位姿勢と左右側臥位姿勢を整え，麻痺側が荷重側になる場合は，麻痺側肩関節の痛みや亜脱臼に注意する．

❷ROM エクササイズ

下肢の関節可動域の低下は，座位，立位，歩行といった姿勢保持や移動の妨げとなる．頭頸部や体幹，上肢の関節可動域の低下は食事や上肢を使用した ADL 獲得の妨げとなる．意識障害や鎮静管理の場合は，他動運動から開始し，関節拘縮の予防，廃用性筋萎縮の予防に努め，麻痺側肩関節は亜脱臼を認めていることも多いため愛護的に行い，足関節は下腿三頭筋の痙縮を強く認めていることが多いため，筋の粘弾性を考慮してゆっくりと持続的に行う．意識障害の改善や鎮静管理が不要となれば，自動他動運動にて運動麻痺の改善や麻痺側上下肢の認知や自己管理を促していく．

❸ベッドアップ座位練習・端座位練習

離床が開始されるとベッドアップ座位練習から開始することが多い．ベッドアップ 30～60°に角度を変えて，各種モニターにてバイタルサインをモニタリングする．常に意識障害，血圧，神経学的症状，めまいや気分不快などの自覚症状に注意しながら端座位練習へと進めていく．異変があれ

1 ベッドアップ座位練習

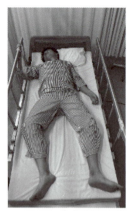
不良姿勢をポジショニング

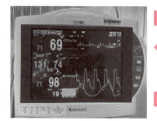
バイタルサインチェック

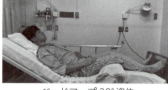
ベッドアップ30°姿位

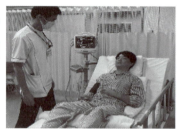
ベッドアップ45～60°姿位

リハビリテーション介入のPOINT!
- ✓ 意識障害の進行
- ✓ 神経学的症状増悪
- ✓ めまいや気分不快などの自覚症状をチェック

2 起き上がり練習

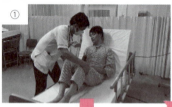
①

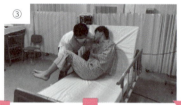
③

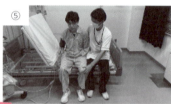
⑤

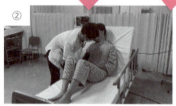
②

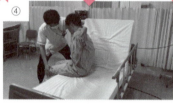
④

リハビリテーション介入のPOINT!
① 両膝を立てる
② 肩甲帯・頭頸部と両膝を支える
③ 骨盤を支点に45°回転
④ 体幹と両下肢を支える 前方転落に備える
⑤ 麻痺側や後方の転倒に備える

3 端座位練習

～介入前の準備～
- ✓ 麻痺側上肢は大腿の上にのせる
- ✓ 麻痺側下肢は股関節外旋を防止
- ✓ ベッドの高さは両足底が着く高さ
- ✓ 広く支持基底面をとる
- ✓ 身体重心は正中にする
- ✓ 骨盤前傾・抗重力伸展姿勢にさせる
- ✓ 目線は前方に向けさせる

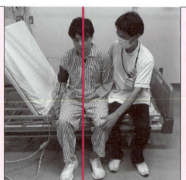

リハビリテーション介入のPOINT!
- ✓ 麻痺側上下肢を見せる（視覚的認知）
- ✓ 麻痺側上下肢を触らせる（視覚と体性感覚の統合）
- ✓ 非麻痺側上肢の支えを外させる（体幹機能：静的座位バランス）
- ✓ 前後左右に重心移動させる（体幹機能：動的座位バランス）

図2 ベッドアップ座位練習から端座位練習の流れと介入のポイント

④ 端座位から起立練習（軽度介助）

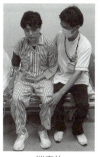 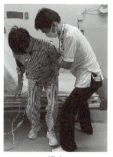 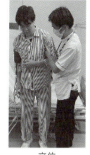

端座位　　　　　　　　起立　　　　　　　　立位

リハビリテーション介入のPOINT!
- ✓ 麻痺側から側方介助し, 麻痺側下肢の膝折れに注意する
- ✓ 体幹前傾相から両下肢と非麻痺側上肢を利用して離殿相へ重心移動させる
- ✓ 非麻痺側上肢の支持を外させ, 麻痺側への荷重量を増やして起立させる
  （体幹筋の活動 up, 麻痺側下肢筋活動 up）

④ 端座位から起立練習（重度介助）

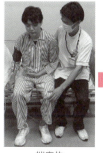 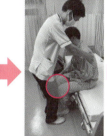 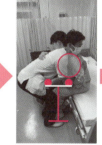 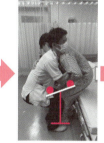 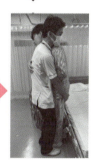

端座位　　　膝折れ防止　　体幹前傾相　　離殿相　　伸展相～立位

リハビリテーション介入のPOINT!
- ✓ 前方から介助し, 両膝で麻痺側下肢の膝折れを防止
- ✓ 胸と胸をつけて体幹前傾相を誘導する
- ✓ お互いの重心の釣り合いで離殿相に移行する
- ✓ 支持基底面に対してセラピストが後下方にしゃがみ込んでから伸展相に移行する
- ✓ 重心の移動の滑らかさやスピード, 離殿や伸展のタイミングを感じ取る

⑤ 立位練習

～介入前の準備～
- ✓ 麻痺側および非麻痺側下肢の支持性を確認する
- ✓ 麻痺側上肢下肢の筋緊張亢進を抑制する
- ✓ 支持基底面を広くとる
- ✓ 身体重心は正中にする
- ✓ 骨盤前傾・抗重力伸展姿勢にさせる
- ✓ 目線は前方に向けさせる

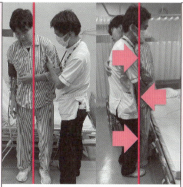

軽度介助　立位　重度介助

リハビリテーション介入のPOINT!
①両膝で膝折れを防止する
②右手で股関節伸展位保持を誘導
③胸で抗重力伸展活動を誘導
④非麻痺側上肢を外させる
　（全身の静的立位バランス）
⑤胸, 右手, 両膝を緩める
　（体幹, 両下肢の支持性向上）
⑥前後左右に重心移動
　（全身の動的立位バランス）

図3 起立練習から立位練習の流れと介入のポイント

ばすぐに安静時の角度にベッドを戻し，医師・看護師に報告する．ベッドアップ座位から端座位への介助方法の一例を示す．麻痺側上肢を腹部の上に乗せ，介助者の一方の上肢で肩甲帯を中心に頭頸部と上半身，もう一方の上肢で両膝から両下肢をやや持ち上げるように介助し，骨盤を支点に45°回転させるように端座位へ起こしていく．麻痺側上下肢を視覚的に認知させ，起き上がる方向や手順を事前に説明すると安心感を与えることができる．意識障害や構音障害，失語症により言語表出がなくても聴覚的に理解していることがあるので丁寧に説明する．端座位練習の介入のポイントを押さえ，体幹筋の賦活，視覚的認知や体性感覚との統合，静的および動的座位バランス練習を進めていく 図2 ．

❹起立練習・立位練習

　端座位練習の後は，起立練習・立位練習へと進める．軽度介助で起立ができる場合は，麻痺側から側方介助にて麻痺側下肢の膝折れに注意し，十分な体幹前傾相から両下肢と非麻痺側上肢を利用した離殿相を介助する．徐々に麻痺側下肢への荷重量を増やして体幹筋や麻痺側下肢の抗重力筋の活動を賦活する．重度介助の場合は，前方介助で麻痺側下肢の膝折れを両膝で防止し，胸と胸をつけて体幹前傾相を介助する．お互いの重心の釣り合いで離殿相を介助し，伸展相へと移行していく．立位練習のための介入のポイントを押さえ，胸部・股関節・両膝のサポートを少しずつ緩め体幹や下肢抗重力筋を賦活し，静的・動的バランス練習へと進める 図3 ．

4. リハビリテーション中のリスク管理

　二次性脳障害の防止のためには，脳灌流圧維持と頭蓋内圧亢進を防ぐことが重要である．リハビリテーション中は厳格な血圧管理を行いながら，神経症状増悪や病態悪化に注意する．

▶ 頭蓋内圧

　頭蓋内は脳実質，血液，脳脊髄液で構成され，頭蓋内圧とは頭蓋内腔圧であり，正常値は一般成人で10～15 mmHg以下である．頭蓋内圧の治療開始は12～25 mmHgとすることが推奨されている[2]．リハビリテーション中は換気量増大や排痰，咳嗽補助のための胸郭圧迫手技は頭蓋内圧を一時的に亢進させるため注意が必要である．ベッドアップや端座位も不良姿勢では腹部への圧迫から頭蓋内圧亢進につながるため注意する．

▶ 血圧

　血圧の上昇または低下は脳血流に直接関与するため，脳出血では高血圧，脳梗塞では低下しすぎないよう適切に管理することが重要である．脳出血では収縮期血圧140 mmHg，くも膜下出血では収縮期血圧160 mmHg，脳梗塞では両頸動脈高度狭窄や主幹動脈閉塞がある場合は140/90 mmHg，両頸動脈高度狭窄や主幹動脈閉塞がない場合は130/80 mmHgで管理する[1]．特にベッドアップ座位での離床を含め，座位，立位，歩行と段階的に離床していく度に確実に測定することが重要である．また，医師や看護師と連携し，病態の個別性や自覚症状も合わせて総合的に判断していく．

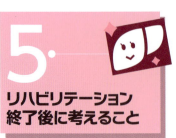

5. リハビリテーション終了後に考えること

　リハビリテーション終了後の基本は現状復帰である．医学的治療に伴う侵襲的挿入物やチューブ類のトラブルがないか確認し，モニター管理のためのコード類を整理して正しく作動するか確認する．また，意識障害や精神・認知機能障害，高次脳機能障害，せん妄，不穏などにより，身体抑制が必要な場合があるため，正しく再装着する．リハビリテーション進行度を看護師と共有し，異常があれば合わせて報告

する．疾患別リハビリテーション以外の時間でできるリハビリテーションについて共有し，必要であれば計画を修正・追加する．また，回復期リハビリテーションの適応についても検討する．

症例 6

20歳代，男性
（身長: 183.6 cm，体重: 122.2 kg，BMI: 36.3 kg/m²）

診断名: 右急性硬膜下血腫，外傷性くも膜下出血，脳挫傷．術式: 開頭血腫除去術，開頭減圧術．社会背景: 両親と妹の4人暮らし，仕事は塗装業，趣味は草野球，マンション9階に居住．既往歴: 鼻骨骨折．入院前のADL: すべて自立．

【現病歴】

仕事中に5mの高さから落下し救急要請された．急性硬膜下血腫，外傷性くも膜下出血，脳挫傷の診断で救命救急センターに入院した．入院後，意識レベル低下とクッシング現象，脳ヘルニアを認め，同日に開頭血腫除去術，開頭減圧術施行となり，鎮静下人工呼吸管理，頭蓋内圧管理となった．第3病日よりリハビリテーション開始となった．

【脳画像評価】

頭部CT画像にて右側頭部に急性硬膜下血腫，右側頭葉の脳挫傷，両側に外傷性くも膜下出血あり，右大脳半球全体の脳浮腫とmidline shiftあり．

【評価と介入】

＜医学的治療の把握＞　術後は鎮静管理され，意識レベルはE1VtM1（GCS）であった．呼吸は人工呼吸管理（assist control），P/F比174で重度酸素化障害を認めた．循環は血圧135/79 mmHg，心拍数96回/分で大きな問題はなかった．頭蓋内圧管理のため，$PaCO_2$は35～40 mmHgに管理され，抗脳浮腫療法，抗痙攣療法が行われた．安静度は頭蓋内圧亢進予防にベッドアップ30°の床上安静で，右側頭骨圧迫禁忌の指示であった．

＜頭蓋内圧と血圧に配慮した介入＞　意識障害により詳細な身体機能・能力の評価は困難であった．頭部CT画像では，脳浮腫が続いており，頭蓋内圧が亢進するような積極的な介入はできず，厳格な血圧管理のもと，ポジショニング，ROMエクササイズ，体位ドレナージなど呼吸理学療法を中心に合併症予防に努めて介入した．体位ドレナージでは，頭部，胸部，腹部が圧迫されないよう体位変換を看護師と協働して慎重に行った．

＜Weaningに向けた介入＞　第6病日に頭部CTにて脳浮腫のピークが過ぎたのを確認し，頭蓋内圧亢進，脳血流低下が起きないようバイタルサインや神経症状の増悪に注意しながらweaning方針となり段階的に離床を試みた．脳画像所見の皮質脊髄路の圧排による運動麻痺などの神経学的症状は軽度だったが，大柄な体格であったため離床時は看護師と事故抜管に注意して協働して行った．鎮静を切ると一時的に興奮状態になり安静が保てなかったため，気管切開術を経て第14病日に人工呼吸器離脱となり，酸素投与2 L/分で酸素化良好なため，第17病日に救命救急センター退室となった．

■文献

1) 日本脳卒中学会脳卒中ガイドライン委員会, 編. 脳卒中治療ガイドライン2021〔改訂2023〕. 1版. 東京: 協和企画; 2023. p.1-332.
2) 重症頭部外傷治療・管理のガイドライン作成委員会, 編. 頭部外傷治療・管理のガイドライン第4版. 東京: 医学書院; 2019. p.1-272.
3) 末廣栄一, 藤山雄一, 清平美和, 他. 頭部外傷データバンク【プロジェクト2015】の概略. 神経外傷. 2019; 42: 71-88.
4) 日本理学療法学会連合理学療法標準化検討委員会ガイドライン部会, 編. 理学療法ガイドライン第2版. 東京: 医学書院; 2021, p.1-648.
5) Bernhardt J, Dewey H, Thrift A, et al. A very early rehabilitation trial for stroke (AVERT): phase Ⅱ safety and feasibility. Stroke. 2008; 39: 390-6.
6) Sundseth A, Thommessen B, Rønning OM, et al. Outcome after mobilization within 24 hours of acute stroke: a randomized controlled trial. Stroke. 2012; 43: 2389-94.
7) AVERT Trial Collaboration group. Efficacy and safety of very early mobilisation within 24h of stroke onset (AVERT): a randomised controlled trial. Lancet. 2015; 386: 46-55.
8) 卯野木 健, 林田 敬, 河合佑亮, 他. 重症患者リハビリテーション診療ガイドライン2023. 日集中医誌. 2023; 30: S905-72.
9) Higo N. Motor cortex plasticity during functional recovery following brain damage. J Robot Mechatron. 2022; 34: 707-9.
10) Swayne OB, Rothwell JC, Ward NS, et al. Stages of motor output reorganization after hemispheric stroke suggested by longitudinal studies of cortical physiology. Cereb Cortex. 2008; 18: 1909-22.
11) 原 寛美. 脳卒中運動麻痺回復可塑性理論とステージ理論に依拠したリハビリテーション. 脳外誌. 2012; 21: 516-26.
12) 松野悟之. 脳卒中治療ガイドライン2021におけるリハビリテーション領域の動向. 理学療法科学. 2022; 37: 129-41.
13) 野添匡史. 脳卒中における予後予測と目標設定の重要性. 理学療法ジャーナル. 2023; 57: 636-41.
14) Burton JK, Stewart J, Blair M, et al. Prevalence and implications of frailty in acute stroke: systematic review & meta-analysis. Age Ageing. 2022; 51: 1-10.
15) Wang W, Wei M, Cheng Y, et al. Safety and efficacy of early rehabilitation after stroke using mechanical thrombectomy: a pilot randomized controlled trial. Front Neurol. 2022; 13: 698439.

〈井上拓保〉

4-5 運動器疾患リハビリテーション

ここが肝！

1 リハビリテーション前の情報収集

　入院時は，全身管理のために多くの診療科が併診されていることが多く，各診療科の安静度が異なることが多い．主科や併診科の情報を収集し，特に運動器疾患においては整形外科の安静度を含めた情報を収集しておくことが重要である．

2 ICU入室時のチェックポイント

　受傷時からICU入室時までの経過を把握することが非常に重要である．意識レベル，バイタルサイン，認知・精神機能の経過だけでなく，運動器疾患においては，骨折や出血の状態，疼痛や神経麻痺の程度の経過を適確に確認しておくことが必要である．

3 リハビリテーションの実際

　リラクセーションやポジショニングを行い，疼痛の緩和や可動域の維持・拘縮の予防につなげる．その後，可動域練習・筋力強化練習を行い，離床時になるべく自立した方法や介助下で行える方法を検討する．カーディアック座位や車椅子の乗車を進め，早期に自立したADLが再獲得できるように多職種でのアプローチを検討する．

4 リハビリテーション中のリスク管理

　ICU入室する運動器疾患として多発外傷・骨折，脊髄損傷，熱傷，肺塞栓症，術後感染が挙げられる．特に骨折部による安静度の制限を考慮して，離床の計画を立てる必要がある．また，外傷や周術期の場合，出血に伴う循環血液量の低下による血圧や心拍数の低下に注意する必要がある．神経麻痺，皮膚の状態から人工呼吸器，全身状態に合わせた離床が必要となる場合もあるため，医師，看護師，薬剤師など多職種で情報を共有しながら日々のアプローチに対するリスクを予測しながら対応することが求められる．

5 リハビリテーション終了時に考えること

　まず良肢位を保持できているか，ポジショニングを確認し，挿入物や抑制帯を再確認する．理学療法実施時間以外のことを考慮し，自主練習の指導もしくは病棟看護師とカンファレンスを行い，ポジショニングや可動域維持・改善のために実施できるプログラムを立案する．次に，当日行ったプログラムに対して，今後も継続するのか，段階的に離床を進めていくのか，安静度の変更を確認しつつ，日々検討する．

1. リハビリテーション前の情報収集

運動器とは，日本運動器理学療法士学会にて，骨，軟骨，靱帯，腱，筋膜，骨格筋，神経系，脈管系などの総称であり，身体の構成要素としてそれらの機能的連合によって運動と身体活動を担うものと定義されている．上記に障害や外傷による損傷が引き起こされている疾患が運動器疾患であり，例えば，体幹・上・下肢の外傷・骨折，切断・離断（義肢）などが該当する．

臨床現場において，運動器疾患でICU入室となる疾患の1つは多発外傷であり，全身管理をしながらリハビリテーションを遂行していくうえで非常に難渋する症例である．

リハビリテーション前の情報収集においては一般的に，現病歴や既往歴，画像所見，治療経過・治療方針，術中所見・術式，安静度，バイタルサイン，使用薬剤，血液データ，受傷前の機能や能力（生活状況），認知機能や精神機能などの情報を収集する．特に，運動器疾患において必要な情報は，現病歴つまり受傷機転，術前・術中所見/術式，安静度，受傷前の機能や能力（生活状況）を情報収集することである．

❶現病歴（受傷機転）

損傷部位や程度を把握するために必要である．また診断名はついていないが，多発外傷の場合，挫傷や打撲などにより，出血や疼痛がみられることもあるので，そのことについても把握しておくことは非常に重要である．

❷術前・術中所見/術式

骨折・出血の状態，筋肉・神経・靱帯・皮膚の損傷の有無やその程度を把握しておくことが必要である．さらに，どのような手術を実施したか（切離，縫合など），感染症の有無を把握することで，術前・術後リハビリテーションにおいて関節可動域練習や筋力運動の実施の有無や運動負荷を判断していく材料になっていくために必要である．

❸安静度

離床可否の安静度だけでなく，損傷部位に対してリハビリテーションを実施してよいかを把握するために必要である．外傷により骨や筋・靱帯などが損傷されている運動器疾患において，損傷部位が重症の場合，患部は安静とし，患部以外のリハビリテーションから開始することが多々あるため，安静度の把握は非常に重要である．また，四肢の骨折や筋などの損傷においては，荷重禁止の場合もある．誤って荷重してしまうと骨癒合や筋修復の妨げになってしまうことも考えられるため，必ず情報収集しておくことが必要である．

❹受傷前の機能や能力（生活状況）

受傷前から何らかの機能や能力障害が存在する場合もあるため，まず受傷前の状態の情報を収集することは重要である．また，骨・筋などの損傷程度によっては，受傷前の機能や能力に回復することは困難な場合もある．したがって，受傷前の身体・認知・精神機能や能力をより身近な家族などから聴取し収集することや，今後の機能や能力の回復の見通しの情報を医師から情報収集し共有しておくことが必要である．

ICUに入室する状態の運動器疾患患者は，主科以外に多くの診療科が併診している．救急・集中治療領域の現場，ICUにおいても早期からリハビリテーションを行うことで多くの効果が得られていると報告されている[1]．イコール早期離床とは限らない，ということは知っておきたい．例えば，呼吸器系の観点からみると早期離床した方がよい場合もあるが，整形外科系の観点からすると，骨折の状態により床上安静の場合もある．したがって，主科の診療科だけでなく，併診されている診療科の安静度も情報収集しておくことが必要である．特に骨・筋などが損傷されている運動器疾患

においては，整形外科の安静度を含めて情報収集しておくことが重要である．

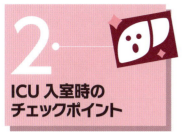

2. ICU入室時のチェックポイント

ICU入室時は，患者の情報を正確かつ詳細に把握することが重要である．一般的に，現病歴や既往歴，画像所見，治療経過・治療方針，術中所見・術式，安静度，バイタルサイン，使用薬剤，血液データ，受傷前の身体機能や能力（生活状況），認知機能や精神機能などの情報を収集する．そこで重要なことは，ICU入室前と入室後の機能や能力，意識レベルや認知・精神機能の変化を評価しておくことである．状態が改善に向かっているのか，変化していないのか，あるいは悪化しているのかを多職種で情報を共有し把握しておくことが必要である．多発外傷のような運動器疾患においては，骨や筋だけでなく，脳・胸部損傷，臓器損傷も引き起こしていることがあり，日々全身状態は変化する．集中治療管理の際は，人工呼吸器やCHDF，IABPなどの医療機器，モニター，ドレーン類，点滴などを確認することはもちろん必要である．運動器疾患においては，新規出血や出血増大，疼痛増強，皮膚損傷の悪化，神経麻痺の出現がみられる可能性があり，日々状態は変化する可能性があることにも注意しておくことは必要である．特に骨盤骨折や脊椎骨折においては，神経麻痺による四肢の機能障害や膀胱直腸障害を引き起こす原因ともなるので注意が必要である．さらに，全身状態の変化に合わせて治療方針が変更となる可能性もある．したがって，リハビリテーションを実施する際は，適宜評価を行いながら経過を整理しておくことが必要である．

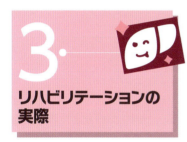

3. リハビリテーションの実際

▶ リラクセーション

運動器疾患では，主に疼痛に伴う防御性筋収縮が生じている可能性がある．今後，拘縮に進展しないようにリラクセーションを行う必要がある．筋，腱に直接マッサージを行うことでⅠb抑制が生じ，弛緩が生じる[2]．骨折部に対して，安静指示が出ている場合においても，筋の遠位部に直接マッサージを行うことで，リラクセーションを図ることができる．

静的伸張による即時効果は，ゴルジ腱器官のⅠb抑制インパルスによる筋弛緩作用と伸張反射の抑制[3]，筋・腱の剛性低下[4]，局所血流増加による筋の粘性低下[5]が考えられている．その一方で，一時期的に筋力低下を生じることが報告されている[6]ため，離床開始時，動作時に努力性となりやすいことや転倒・転落リスクを高めることにつながるため，対象者の時期に合わせて治療を選択する必要がある．

▶ ポジショニング

背臥位は，座位・立位に比べ10～20％エネルギー代謝が少なく，姿勢反射を働かせる必要がない体位である[7]．しかしながら，ICU入室中は，自身で姿勢を修正することができない場合が多い．姿勢の崩れは，呼吸機能の抑制，筋の過緊張や亢進，さらには疼痛を誘発する．軟部組織の短縮や伸張が生じないようにタオルや枕を用いてポジショニングを行う．背臥位では肩関節，肘関節が伸展位，手関節が掌屈位，手指が伸展位，足関節は底屈位となりやすい．そのため，上腕から肘にかけて高さを調整し，ハンドタオルを使用して，手関節の背屈・手指の軽度屈曲位にポジショニングを行う．また，下肢に関しては，膝関節軽度屈曲位とし，足底部にタオルやクッションを挿入し，過度な底屈位を制限する．股関節外旋位は，下腿の外側部を床と接触させることにつながり，腓骨神経麻痺の可能性が生じる．そのため，大腿近位部の外側からクッションで高さをつけることで予防

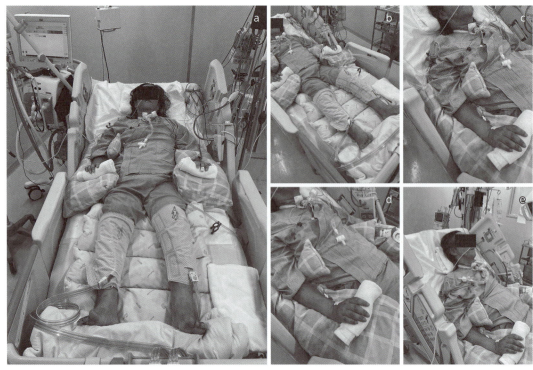

図1 高位頸髄損傷症例のポジショニング（患者より許可を得て掲載）
a: 全体像（大腿部のクッションを使用し，下腿が外旋しないようにする）
b: 尖足を予防するために足底部にクッションを使用する
c: 肩関節が伸展しないように，軽度外転，中間位を保持できるように肘関節の下にクッションを使用する
d: 手関節を背屈，手指を軽度屈曲位にするため，タオルとクッションを使用する
e: 頸部の前彎が強まらないように，頭部から頸部にかけてタオルを使用する

する．特に抗重力筋（主に脊柱起立筋，腹直筋，大殿筋，大腿四頭筋，下腿三頭筋など）の筋萎縮や短縮が生じやすいため，意識障害や鎮静下ではポジショニングが重要となる．当院で実際に行った高位頸髄損傷症例のポジショニングを 図1 に示す．

▶ 可動域練習

拘縮の発生には加齢の影響に加え，罹病期間や神経麻痺の重症度，痙縮，痛み，浮腫などさまざまな要因が関与している．さらに拘縮が生じる直接的な原因は，上記の要因によって惹起される関節の不動といわれている[8]．皮膚，骨格筋，関節包，靱帯などの関節周囲軟部組織が器質的に変化し，その柔軟性や伸張性が低下したことで可動域制限が生じる．特に骨格筋と関節包は関節運動の生理的制限として寄与が大きく，理学療法によって改善が期待できるのは，骨格筋が原因で生じた可動域制限である．

運動器疾患では，骨折部に対する固定や，脊髄損傷・末梢神経損傷に伴う神経症状によって拘縮が生じやすいと考えられる．上記のリラクセーションと合わせて，意識障害やせん妄・不穏のない対象者に対しては，ダイナミックストレッチングを行う．伸張したい筋群の拮抗筋に対して，自動運動を全可動域において行わせる行為は，ダイナミックストレッチングと呼ばれ，作用としては筋温上昇効果に加え，さらに他の要因により筋活動が増加するとされている．それはpost-activation potentiation（活動後増強）による効果である[9-11]．これは筋収縮後に，アクチン-ミオシンクロスブリッジに活性化が起こる現象と説明されている[12]．その他に拮抗筋の協調性が改善し，運動を阻

害しなくなるためと考えられている．

▶ 筋力増強運動

　骨格筋は，組織学的に赤筋線維 type Ⅰ と白筋線維 type Ⅱ に分けられる．赤筋は収縮が遅く（遅筋），姿勢の保持に関係するので抗重力筋とも呼ばれる．白筋と比較して，ミオグロビンが多く，脂質に富み，ミトコンドリアは大型で数も多く存在する．白筋は速い運動に関係し（速筋），主としてグリコーゲンを基質としてエネルギーを産生する．

　筋萎縮は，赤筋が白筋化し，筋量が低下する．またサルコペニアでは，速筋線維が低下し，遅筋線維に置き換わり，さらに筋萎縮が生じやすくなる．そのため，離床時に姿勢を保持することが負荷となり，さらに起き上がりや立ち上がり動作に介助が必要となることが想定される．

　特に運動器疾患の対象として，若年者から高齢者まで多岐にわたる．そのため，生活歴を確認しつつ，適切な負荷と回数を行う必要がある．高齢者においても筋肥大や筋力増強には 70％ 1RM 以上が広く推奨されている[13]．運動器疾患では，疼痛を訴える症例も多いため，ゆっくりとした運動で疼痛を確認しながら行う必要がある．30％ 1RM でのスロートレーニングにおいても，筋サイズや筋力に効果があった[14] という報告もあるため，過負荷に伴う血圧の上昇に留意して，プログラムを立案する必要がある．

▶ 日常生活動作練習

　離床に伴う基本動作練習（寝返り，起き上がり，起立・着座），移乗練習，歩行・階段昇降練習を行う．特に起き上がりの際は，介助量が多くなりやすく，ルート管理が難しい場合は，ギャッジアップを利用することや，複数人で離床を行う検討をすることがよい．必ず安静度に応じて，バイタルサイン・疼痛に合わせて行う必要がある．特に外傷や周術期に伴う出血量，循環血液量の低下や尿量を含む in out バランスを確認し，離床に伴う血圧低下や心拍数の増加を想定し，離床計画の推進・変更をその都度検討する．

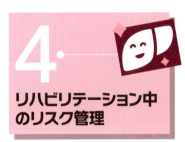

4. リハビリテーション中のリスク管理

　Early mobility/early exercise（早期離床・運動）の開始基準は，「意識レベルと呼吸循環機能の安定」が主である．離床ができない理由として，「動きが制限される治療」や「運動が禁忌となる外傷」などがある．運動器疾患においては，後者を認めることが多い．早期離床・運動に伴う，負荷が加わる運動器（骨，関節，筋）のリスク管理が重要となる．さらに，運動器疾患の治療・回復を阻害しないように早期離床・運動を行わなければならない．

　主な疾患として，多発外傷・多発骨折，脊髄損傷，静脈血栓塞栓症（venous thromboembolism: VTE）における肺血栓塞栓症（pulmonary thrombocmbolism: PTE），重症熱傷，術後感染に伴う敗血症が挙げられる．

▶ 多発外傷・骨折

　①肋骨骨折では，血胸や気胸，肺挫傷などの胸部損傷も同時に受傷する可能性がある．多発肋骨骨折からフレイルチェスト，奇異性呼吸などの呼吸不全を呈すことがある．バストバンドによる固定など保存加療が基本的には行われる．そのため，起居動作や咳嗽，喀痰の排出が困難となり，酸素化の低下や窒息，無気肺などの発生する可能性がある．

　②環椎骨折，軸椎骨折などではハローベストを装着し，保存加療するのか，観血的治療を行うの

かの確認が必要となる．脊椎破裂骨折では，ほぼ手術適応となり，術後に硬性コルセットを作成し，離床時に使用することとなる．保存加療時は脊柱の捻転を生じさせないようにログロールによる体位変換や，ギャッジアップの角度制限が指示されるため，確認が必要となる．

　③骨盤輪骨折では，寛骨臼を除く，骨盤のリング構造が破綻する骨折である．受傷機転として，高エネルギー外傷（交通外傷や高所からの転落など）で生じる．骨折部や大動脈からの出血リスクが高く，頭部や胸腹部にも外傷を伴うことが多い．そのため，出血による循環血液量の低下に伴う血圧の低下，貧血症状に注意する．骨盤は，神経血管・消化器・泌尿器・生殖器などの重要臓器を収容する役割を担う．血行動態が不安定な重症骨盤骨折では死亡例が 28.2～57%[15,16] とされ，注意が必要となる．さらに骨折部位によっては，神経麻痺が生じる可能性があり，上腕骨骨幹部骨折では橈骨神経麻痺が生じる可能性がある．また，神経・血管損傷に伴う下肢の運動障害，排尿・排便障害を合併することがあるため，便意や尿意，量の確認をする必要がある．

▶ 脊髄損傷

　脊髄損傷の中でも，第 4 胸髄より上位の完全損傷は神経原性ショック，血管運動調節障害が生じ，深刻な起立性低血圧が遷延しやすい．ギャッジアップを利用し，カーディアック座位から練習を始め，段階的に端座位保持，リクライニング車椅子移乗などを段階的に行う．短時間から頻回に行い，下肢に弾性包帯などを巻くことも有効である．

　気管切開を行い，人工呼吸管理となる場合もある．横隔膜による腹式呼吸や咳嗽に必要な呼気流量が低下している場合が多く，痰の喀出に難渋することがあるため，酸素化を確認する必要がある．特に痰量が多い場合は，医師・看護師同席のもとで離床を行う．

▶ 熱傷

　重症熱傷急性期では，熱傷局所の毛細血管透過性亢進に起因する循環血漿減少性ショックに対し，大量輸液と気道確保を行いながら，早期に創閉鎖をする計画を立て，熱傷管理を行う．気道熱傷を伴う場合は人工呼吸管理となり，煤を多く吸入している場合は酸素化能が低下している可能性がある．植皮は生着が得られるまで関節運動が禁止されるため，拘縮が生じやすい．皮膚と衣類やベッドマットの摩擦に注意しつつ，ウィーニングに向けた体位ドレナージ，離床しつつ，ADL に必要な最低限の可動域の維持を図る．

▶ 肺血栓塞栓症（PTE）

　PTE の身体所見として，呼吸困難，胸痛，失神，冷汗，動悸などが挙げられる．深部静脈血栓症（deep vein thrombosis：DVT）では，腫脹・疼痛・色調変化（三大徴候），熱感・圧痛などが挙げられる．造影 CT，超音波で画像評価を行い，下肢近位部の浮遊血栓の有無は，PTE に移行する可能性があるため，介入について医師と協議する必要がある．抗凝固療法，カテーテル治療，外科的治療が検討される．DVT の評価は，Homans 徴候，Lowenberg 徴候があるが，無症候性の DVT の存在もある[17]．臨床症状を確認しつつ，初回離床時には，医師や看護師同席のもとで実施するのがよい．

▶ 感染

　手術部位感染（surgical site infection：SSI）は，手術操作が直接及ぶ部位に発生する感染と定義される．侵襲を伴う人工関節や脊椎手術，関節鏡視下手術において生じる可能性がある．また，術前の関節穿刺や尿路感染，呼吸器感染も SSI を誘発する傾向がある[18]．全身性の感染徴候として，

発熱の遷延や局所症状としては腫脹，熱感，発赤，疼痛，出血や滲出液などが挙げられる．ICU 管理となる場合は，敗血症性ショックを呈している場合が多い．血圧の低下や灌流の低下に伴う臓器不全，また凝固障害が発生することもあり，出血リスクも高い状態となる．血圧，心拍数，酸素をモニタリングしつつ，拘縮予防中心の理学療法から開始し，循環動態が安定してから離床を図る必要がある．

運動器疾患において，①出血性ショック・敗血症性ショック，②骨折部の安定・不安定（不安定型骨折では，ギャッジアップや体位変換により出血が増大したり，転位が進行したりする可能性がある），③運動麻痺，感覚障害，膀胱直腸障害（なるべく早期に発見し，神経領域の筋力検査や表在感覚検査，疼痛，tinel sign などの理学所見で評価し，医師に報告する必要がある．さらに外的圧迫などが要因と考えられる場合は，早期に圧迫を解除し，ポジショニングを行う必要がある）を想定しながら，理学療法を行う．

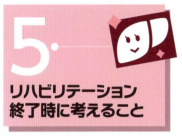

5. リハビリテーション終了時に考えること

ギャッジアップやカーディアック座位，離床練習後はベッド上での位置が下方にずれてしまうことが多いため，理学療法後のポジショニングを行う．理学療法実施の時間は一日を通して短い時間であるため，対象者の理学療法実施時間外のことを想定して対応する必要がある．せん妄がなく，自身で運動をすることが可能な症例は，ベッド上で行える自主練習の指導を行う．下肢の挙上や自動および他動的な上下肢運動により筋収縮・伸張による静脈の還流促進を促す．受け持ち看護師とも共有して，時間を決めて行うようにし，生活のリズムを崩さないようにする．

最後に，ルート類などの挿入物や抑制帯が引っ張られていないか，絡まりはないか，つけ忘れやゆるみがないかを確認する．また，弾性ストッキングを装着し，血管径の縮小で静脈血流速を上昇させ，下肢の運動時に筋ポンプ作用を増強し，血管拡張を防ぎ血管内皮障害を減らす．皮膚の発赤や潰瘍形成，腓骨神経麻痺に注意する．もしくは，間欠的空気圧迫法の機器を装着する．出血リスクがない症例では第一選択となるため，再度装着して電源をつけ忘れないようにする．患者のもとを離れる際は，リハビリテーション終了時にバイタルサインや環境に変化がないかの確認を，受け持ち看護師とともに行う．

座位，移乗，立位，歩行に伴う荷重で静脈叢圧迫による還流促進に伴うバイタルサインの変化や，骨折部・神経麻痺の状態を画像所見や血液データ，臨床所見を確認し，多職種でのカンファレンスを通して，今後の段階的な離床の計画を行う．

症例 6

66歳（身長171 cm，体重 97.2 kg，BMI 33.24）
交通事故による多発外傷．

【診断名】

右脛骨近位端開放骨折（open reduction and internal fixation: ORIF, 有茎筋弁），左大腿骨遠位端骨折（ORIF），左第1指中手骨骨折（経皮的ピンニング），左小菱形骨・有頭骨骨折，左橈骨遠位端骨折，右リスフラン関節脱臼骨折，右多発肋骨骨折，右血気胸，肝損傷（Ⅰb）

【検査所見】
　WBC 14,400/μL, RBC 425/μL, Hb 13.8 g/dL, 総蛋白 6.4 g/dL, アルブミン 3.8 mg/dL, クレアチニン 1.30 mg/dL, カルシウム 8.3 mEq/L, AST 456 U/L, ALT 335 U/L, ALP 117 IU/L, γ-GTP 87 IU/L, CK 389 IU/L, ミオグロビン 1,087 ng/mL, ナトリウム 136.3 mEq/L, CRP 0.24 mg/dL, 中性脂肪 187 mg/dL
　PaO_2 21.6 Torr (mmHg), SaO_2 32.5%, $PaCO_2$ 55 Torr (mmHg), HCO_3^- 28.3 mEq/L, pH 7.329

【既往歴】
　なし

【現病歴】
　トレーラー運転中にトレーラー同士の事故で受傷．運転席は大破しており，消防隊がドアを破壊してバックボードで収容し救出．その後多発外傷で救急搬送（受傷日を X 日）．

【入院前の生活】
　ADL 自立．

【治療経過】
　X 日：血気胸，多発肋骨骨折と血胸に伴う換気障害のため，人工呼吸管理（CPAP+PS，PEEP 7, FiO_2 40%）となる．右胸腔ドレーン，右第 4 肋間にトロッカー挿入．右脛骨近位端開放骨折，左大腿骨遠位端骨折に対し，洗浄・デブリードマン，創外固定施行．
　X+2 日：リハビリテーション開始（PT/OT）．
　後療法：安静度は床上安静．左下肢 12 週・右下肢は 8〜10 週荷重禁止予定．左手関節・母指は 8 週荷重禁止予定．
　X+8 日：右脛骨近位端開放骨折に対し ORIF と有茎筋弁，左大腿骨遠位端骨折に対し ORIF 施行．
　X+9 日：下肢 ROM は mild から開始可（膝関節屈曲：右 45°・左 30°）．
　X+10 日：左第 1 指中手骨骨折に対し経皮的ピンニング．
　X+13 日：右多発肋骨骨折（4〜7）に対し ORIF 施行．
　X+14 日：右リスフラン関節脱臼骨折に対し ORIF 施行．
　X+15 日：人工呼吸器離脱し，一般病棟へ転棟．
　X+19 日：右脛骨近位端開放骨折の開放創に対し全層植皮術施行．
　X+27 日：端座位練習開始．
　X+34 日：車椅子移乗開始（トランスファーボード使用）．
　X+41 日：左手関節・手指の関節可動域練習開始（左手関節・母指は荷重禁止）．
　X+78 日：左第 1 指中手骨骨折と右リスフラン関節脱臼骨折部分の K-wire 抜釘．
　X+79 日：右下肢アーチサポート装着にて全荷重開始となり立位練習開始（左手関節・母指は荷重禁止）．
　X+97 日：左下肢 1/3PWB 開始（左手関節・母指は荷重禁止）．

＜関節可動域—膝関節屈曲：右140°・左125°，足関節背屈：右0〜5°・左5°＞
X＋104日：転院．

　本症例は，全身状態つまり血気胸に伴う呼吸状態の増悪，骨折部の転位や，出血の増悪による出血性ショックを発症する可能性があるため，全身状態が考慮され，医師の指示より床上安静よりリハビリテーションの開始となった．四肢の骨折によりROMや荷重制限が多々みられていた．リハビリテーション開始時は，人工呼吸管理（CPAP＋PS，FiO_2 40％，PEEP 7）の状態で，意識レベルはGCS E3VtM4であったが，口頭指示に対しアイコンタクトや頷きは可能であった．また，バイタルサインはBP 133/78 mmHg，HR 100 bpm，SpO_2 99％であった．肩関節可動域は左右ともに屈曲90°は可能であった．
　リハビリテーション介入前に，その日の状態や前日からの変化を病棟看護師と情報共有した．開始時にはバイタルサイン，人工呼吸器設定，ルートの刺入部，内出血痕などを確認してから介入していた．床上安静中であり，リハビリテーション開始時はベッド上の呼吸機能改善や拘縮予防のために，可能な部位の関節可動域練習から開始した．本症例では，右脛骨近位端開放骨折と左大腿骨遠位端骨折があり，両大腿・下腿部の炎症により腫脹が強くみられていた．そのため，両膝関節の屈曲・伸展の拘縮をしないことを特に注意しながらリラクセーション，関節可動域練習を実施していた．また，右リスフラン関節脱臼骨折も併発していたため，炎症により右足部の腫脹も強くみられており，足部が尖足しないよう距腿関節可動域練習，足趾の屈曲拘縮が生じないように介入していた．足趾の屈曲拘縮が生じてしまうと，荷重開始時に足底が地面に接地しづらくなってしまう可能性があると考え，患部を固定しつつ足趾の伸展可動域練習も十分に行っていた．また，長期臥床による褥瘡予防のためにポジショニングを病棟と連携し実施した．人工呼吸器離脱後の離床開始時，整形外科による安静度の方針上，両下肢と左上肢は荷重禁止状態であることが予想されていた．したがって徐々に安静度拡大し，離床を効率的に行うために，端座位保持や車椅子移乗練習開始に向けて，右上肢の機能向上，起き上がり，座位保持に必要な可動域・筋力の維持は必須であると考え，床上安静中から拘縮予防や筋力強化を重要視して介入していた．また，左手関節の受傷により，左上肢全体を動かす頻度が少なくなってしまうことで左肩関節や左肘関節において二次的に拘縮や筋力低下が引き起こされることも予想されていた．したがって，他部位へのアプローチも必要であると考え，左肩関節や左肘関節のリハビリテーションも実施していた．離床開始当初は起立性低血圧の症状が引き起こされることも考慮し，バイタルサインに注意しながら病棟看護師と協働で行っていた．端座位保持によるバイタルサインの変動がなく，右上肢での支持により，疼痛自制内で保持できることを確認し，車椅子移乗練習に医師の確認をとった上で移行した．車椅子移乗練習時は，バイタルサイン，創部の出血などがみられていないかを適宜確認しながら実施した．両下肢と左上肢は荷重禁止の状態であり，安静度を遵守した中でのベッドと車椅子間の移乗は，スライド移動方法でなければ困難であると考え，トランスファーボード使用して介助のもと実施した．リハビリテーション実施後は，病棟看護師と連携し，挿入物の抜去がみられないことや疼痛やバイタルサインの変化がないことを確認し，進捗状況を共有していた．また，運動機能向上を図るために，患者本人にもベッド上で可能な範囲での自主トレーニングを指導した．自主トレーニングは，今後荷重下にて膝折れの予防のために必要な膝伸展筋群の強化としてpatella setting exercise，抗重力姿勢において必要な殿筋群強化としてお尻締め運動，また，荷重

下にて足底接地がしっかり行えるよう尖足予防として疼痛範囲内で距腿関節を意識した足関節運動を指導した．X+79日，右下肢全荷重開始後は，左下肢は荷重禁止の状態で立位練習開始していたが，左手関節・手指の荷重開始は禁止であり，歩行器を使用し前腕支持で行っていた．さらに，左下肢は1/3荷重開始となったが，その際も左手関節・手指の荷重開始は禁止の状態であり，継続して立位練習まで実施していた．転帰としては全身状態が落ち着き，ADL向上目的で転院となり，当院でのリハビリテーションは終了となった．

■文献

1) Schweickert WD, Kress JP. Implementing early mobilization interventions in mechanically ventilated patients in the ICU. Chest. 2011; 140: 1612-7.
2) 小林義雄, 細井輝男, 竹内敏子. ストレッチング―その科学的基礎―. 中京大学教養論叢. 1992; 33: 171-200.
3) 今井覚志, 松本秀男. スタティックストレッチングの効果. 臨床スポーツ医学. 2015; 32: 446-51.
4) 谷澤 真, 飛永敬志, 伊藤俊一. 短時間の静的ストレッチングが柔軟性および筋出力に及ぼす影響. 理学療法―臨床・研究・教育. 2014; 21: 51-5.
5) 長澤卓真, 高橋純平, 今野龍之介, 他. 静的伸張と筋圧迫の併用によるストレッチング効果の検証. 理学療法の歩み. 2018; 29: 42-5.
6) Siatras TA, Mittas VP, Mameletzi DN, et al. The duration of the inhibitory effects with static stretching on quadriceps peak torque production. J Strength Cond Res. 2008; 22: 40-6.
7) 小板橋喜久代, 柳 奈津子. ポジショニング介入に関する研究の動向―仰臥位, 側臥位, 腹臥位に焦点をあてて. 臨床看護研究の進歩. 2000; 11: 38-46.
8) 沖田 実. 関節可動域制限とは. In: 沖田 実, 編. 関節可動域制限―病態の理解と治療の考え方. 2版. 東京: 三輪書店; 2013. p.2-20.
9) Behm DG, Chaouachi A. A review of acute effects of static and dynamic stretching on performance. Eur J Appl Physiol. 2011; 111: 2633-51.
10) Yamaguchi T, Ishii K. Effects of static stretching for 30 seconds and dynamic stretching on leg extension power. J Strength Cond Res. 2005; 19: 677-83.
11) Behm DG, Plewe S, Grage P. Relative static stretch-induced impairments and dynamic stretch-induced enhancements are similar in young and middle-aged men. Appl Physiol Nutr Metab. 2011; 36: 790-7.
12) Houston ME, Grange RW. Myosin phosphorylation twitch potentiation and fatigue in human skeletal muscle. Can J Physiol Pharm. 1990; 68: 908-13.
13) 種目行男, 諸角一記, 中村信義, 他. 変形性膝関節症を有する高齢者を対象とした運動介入による地域保健プログラムの効果―無作為化比較試験による検討. 日本公衆衛生雑誌. 2008; 55: 228-37.
14) Watanabe Y, Madarame H, Ogasawara R, et al. Effect of very low-intensity resistance training with slow movement on muscle size and strength in healthy older adults. Clin Physiol Funct Imaging. 2014; 34: 463-70.
15) Starr AJ, Griffin DR, Reinert CM, et al. Pelvic ring disruptions: prediction of associated injuries, transfusion requirement, pelvic arteriography, complications, and mortality. J Orthop Trauma. 2002; 16: 553-61.
16) Valisena S, Abboud AE, Andereggen E, et al. Management of high-energy blunt pelvic ring injuries: A retrospective cohort study evaluating an institutional protocol. Injury. 2022; 53: 4054-61.
17) 小林龍生, 三尾健介, 金子大毅, 他. 合併症とその対策. 総合リハ. 2010; 38: 431-6.
18) 宮 秀俊. 人工膝関節感染例に関する検討. 整・災害. 1997; 40: 71-6.

〈野口 悠　湖東 聡〉

4-6 血液疾患リハビリテーション

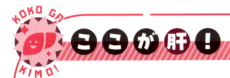

1 リハビリテーション前の情報収集

　血液疾患の患者で集中治療が必要となるような全身状態の悪化を起こす原因として考えられるものは，現病の悪化，治療による副作用，感染症である．疾患，治療歴，現在の治療などから，どのような契機で ICU に転棟してきたかを理解する．そのうえで，血液データ，画像所見，身体症状から患者の病態を把握する．

2 ICU 入室時のチェックポイント

　ICU 入室前の活動状態を可能な限り維持できるように，定期的に MRC スコアなどの評価を行い，身体機能を把握する．ICU 入室直後は全身状態が不安定で，積極的なリハビリテーションを実施することが困難なため，実施する前に患者のリアルタイムな状態をカンファレンスやカルテ情報から確認する．

3 リハビリテーションの実際

　全身状態が不良で，離床や ADL 動作のステップアップを目標にリハビリテーションを行うことができないこともあるため，ICU 入室前の活動状況，身体機能を可能な限り維持していくことが目標となる．カンファレンスや多職種と情報共有をして，離床のタイミングを見極める．

4 リハビリテーション中のリスク管理

　がんのリハビリテーション診療ガイドラインの中止基準に準じて行うが，ICU では中止基準を下回った状態が続くことも多いため，主治医，ICU 医師と実施できるリハビリテーション内容を相談する．初回は，特に運動負荷が弱いリハビリテーション内容でも循環動態や呼吸状態の変化に注意しながら実施する．

5 リハビリテーション終了時に考えること

　リハビリテーション前後の状態変化（バイタルサイン，皮膚，疲労感，苦痛，挿入物）の確認を行い，カルテにも詳細に記録して多職種間で情報共有できるようにする．次回以降のリハビリテーションのステップアップの検討もカンファレンスで確認する．リハビリテーション中の患者の様子や状態変化などは非常に重要な情報であるため，カンファレンスでも積極的に発言したい．

1. リハビリテーション前の情報収集

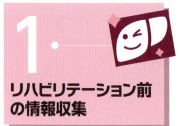

リハビリテーションを実施する前に，診療録から疾患名，治療歴，現在の治療の有無，治療経過，画像所見，生理検査（呼吸機能，心機能），元の身体機能と動作能力を把握するために生活状況やリハビリテーションを行っていた場合はリハビリテーション記録も確認する．実施前に生化学データや，血液ガス，生理検査も全身状態の把握のために確認する．どのような契機でICUに転棟してきたかを把握することが重要である．

血液疾患の患者で集中治療が必要となるような全身状態の悪化を起こす原因として考えられるものは，現病の悪化，治療（化学療法，造血幹細胞移植，放射線療法）による副作用，感染症である．繰り返しの治療により呼吸機能，心機能，腎機能などが低下していることも多い[1,2]．骨髄抑制は，造血機能が低下し白血球，赤血球，血小板の産生が減少してしまう症状で，現病の悪化や多くの治療の副作用で出現する．白血球が減少すると，免疫機能が低下し感染症が起こるリスクが高くなる．肺炎や，尿路感染や侵襲部の感染による敗血症性ショック，体液貯留による心不全と呼吸不全に移行する可能性が高い．骨髄抑制が起こっている期間は，自己免疫での症状改善が困難なため感染症の治療に難渋し，それに併発した心不全や呼吸不全も症状の改善まで長期化する可能性が高くICUでの治療期間も長期となる．赤血球の減少は，酸素運搬能の低下により呼吸機能，心機能の負荷を増大させる．血小板の減少は，止血作用が低下するため血腫の増大や脳出血のリスクが高まる．現病の悪化は，多発性骨髄腫では腎機能障害を認めたり，血友病では血小板数にかかわらず関節内出血や筋肉内出血のリスクが高まる．化学療法では腫瘍崩壊症候群（tumor lysis syndrome: TLS）による電解質異常，急性腎不全，代謝性アシドーシスによる意識障害，呼吸不全の発症や，治療歴でドキソルビシン（アドリアマイシン）などアントラサイクリン系の薬剤を使用している場合は，累積投与量が 400 mg/m^2 以上では心筋障害をきたし心不全を発症する可能性が高まる[2]．造血幹細胞移植は，移植治療が開始されてから造血幹細胞が生着するまで造血機能が失われてしまうため，化学療法中より感染症のリスクが高く，ドナーの造血幹細胞を使用する同種造血幹細胞移植では生着前に発熱，体液貯留が起こり呼吸不全や心不全を起こしやすい．生着後の免疫反応で起こる移植片対宿主病（graft versus host disease: GVHD）も重度では臓器障害をきたす場合がある．

全身状態が安定しているかを知るために，下記の情報収集を含めて評価する．

＜カルテ情報＞
- 疾患: 白血病，リンパ腫，貧血，血小板異常，血友病など
- 治療の有無: 化学療法（治療薬の種類），造血幹細胞移植（自家，同種），放射線療法
- 既往歴: 内部障害（心疾患，腎疾患，肺疾患，糖尿病）の既往があるか

＜実施前＞
- 血液データ: 白血球，Hb，血小板，CRP，BNP，尿素窒素，クレアチニン，e-GFR，電解質（Na，K，Ca，P）
- 画像所見: 胸部 X 線，CT，MRI
- 血液ガスデータ
- 投与中の薬剤，体重

＜患者を目の前にして収集するもの＞
- 挿入物とその位置: 呼吸管理（経鼻カニューレ，NPPV，人工呼吸器），人工透析（CHDF），カテーテル（末梢か中心静脈か），排尿カテーテル，無菌管理か
- 皮膚の状態，浮腫

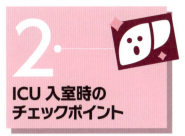
2. ICU入室時のチェックポイント

リハビリテーションを行ううえで考えることについて述べる．

血液疾患の患者は，現病や治療経過によって免疫機能や心機能，腎機能が低下しているため，ICUに転棟してから全身状態が改善するまで長期化するケースが多い．全身状態が不良である時期は，バイタルサインが不安定であることや呼吸管理，人工透析，点滴治療のためのカテーテル挿入などにより積極的に活動量を向上していくことが困難であるため，ICU退出時には著明なADL低下が起こる．そのため，入室前の活動状況を把握したうえで入室直後から全身状態が安定するまでの期間は，可能な限り身体機能を維持することが目標となる．集中治療が長期となる場合には，medical research council（MRC）スコアなどベッド上でも可能な筋力の定期評価を行う．

カルテ情報で病態を把握した後，患者へリハビリテーションに向かう前には，当日の血液データ，血液ガス検査，画像所見を確認する．また，ICU医師や看護師，薬剤師との合同カンファレンスにも参加し治療方針や全身状態の把握を共有する．

骨髄抑制を認めている場合には，物品を使用する際は除菌用クロスで拭いてから持ち込むなどの感染予防対策も行う．

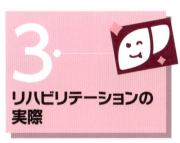
3. リハビリテーションの実際

全身状態が不良な状態でICUに入室するため，ステップアップを目的にリハビリテーション行うことができないことが多い．転棟前の活動状況，身体機能を確認し可能な限り維持していくことが目標となる．

▶ リラクセーション

人工呼吸管理や努力性呼吸により頸部・胸郭の筋の柔軟性が低下し，特に褥瘡予防のためにエアマットを使用している患者では，臥床が続くと腰背部の筋も柔軟性が低下しているため，各筋へのマッサージやストレッチなどで柔軟性を維持する．

▶ 関節可動域練習

積極的な運動療法が困難な場合であっても，関節可動域制限が起こってしまうとADLの制限につながってしまうため，循環動態や呼吸状態をモニタリングしながら実施する必要がある．四肢の末梢は浮腫により関節可動域制限が起こりやすいため，大関節だけでなく手指や足関節といった末梢の関節も他動運動から自動介助運動，リンパドレナージを行い，関節可動域を維持する．治療や浮腫により皮膚が脆弱になっていることが多いため，四肢を扱う際には皮膚の状態を観察し，浮腫，皮下出血，スキンテアに留意しながら行う．また，静脈カテーテルが挿入されている場合は，繰り返しの化学療法により血管が脆弱になっているため刺入部位を確認し，血管外漏出や誤抜去に注意する．

▶ 運動療法

全身状態が不安定な場合，高強度の運動療法は困難であるが，低負荷・高頻度での筋力練習でも筋力低下を軽減できると報告されており[3]，バイタルサインや患者の疲労感を確認しながら可能な範囲で実施する．エルゴメーターや神経筋電気刺激を利用した練習は皮膚損傷のリスクもあるため，皮膚の状況をみながら主治医，ICU医師と相談したうえで実施する．バイタルサインが安定している際には，離床や基本動作練習を行い，PICS予防に努める．

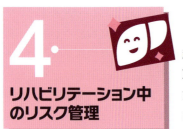

4. リハビリテーション中のリスク管理

がんのリハビリテーション中止基準[4] 表1 〜 表5 に準じて行うが，血液疾患の患者では，血液所見，意識障害，電解質異常，頻脈，起立性低血圧発熱中止基準にあたる場合でも必要に応じて，主治医，ICU医師とカンファレンスをした後，実施することもある．その際，好中球が500/μL以下の場合や，ヘモグロビン7.0 g/dL以下，血小板が20,000/μL以下の場合は積極的な離床は行わず，ベッド上でのリハビリテーションとする．また，ICUに入室している患者は，現病の増悪や感染症，骨髄抑制を契機に循環動態や呼吸状態が増悪していることが多い．そのため，体位変換や四肢の関節可動域練習などの軽負荷の運動でもバイタルサインが変動することもあるため，初回は特にバイタルサインの変化に注意しながら運動療法を行う．

骨髄抑制中では赤血球が低値で推移しているため，訪室した際に赤血球の輸血が行われている場合がある．血液疾患のリハビリテーション中止基準は7.5 g/dL以下で，7.0 g/dLを下回ると赤血球の輸血が行われる．輸血中でもリハビリテーションは実施可能であるとの報告もある[5]が，運動時の酸素運搬能が低下していること，輸血開始直後は，アレルギー反応の有無を確認しながら注入されているため，できるだけ輸血後に実施することが好ましい．赤血球が低値な状態でリハビリテー

表1 がん患者におけるリハビリテーション中止基準

1. 血液所見: ヘモグロビン7.5 g/dL以下，血小板20,000/μL以下，白血球3,000/μL以下
2. 骨転移
3. 有腔内臓（腸・膀胱・尿管），血管，脊髄の圧迫
4. 持続する疼痛，呼吸困難，運動障害を伴う胸膜，心嚢，腹膜，後腹膜への滲出液貯留
5. 中枢神経系の機能低下，意識障害，頭蓋内圧亢進
6. 低・高カリウム血症，低ナトリウム血症，低・高カルシウム血症
7. 起立性低血圧
8. 110/分以上の頻脈，心室性不整脈
9. 38.3℃以上の発熱

(Gerber LH, et al. Rehabilitation for patients with cancer diagnosis. In: Delisa JA, et al, editors. Rehabilitation Medicine: Principles and Practice. 3rd ed. Philadelphia: Lippincott Williams & Wilkins; 1998. p.1293-317; 辻 哲也. Jpn Rehabil Med. 2010; 47: 296-303)

表2 好中球減少と感染のリスク

好中球（/μL）	感染のリスク
1,500〜1,000	軽度のリスク
1,000〜500	中等度のリスク（感染の頻度が高くなる）
500以下	重度のリスク（重症感染症が増加する）
100以下	致命的感染症（敗血症）が起こりやすくなる

表3 血小板数と出血のリスク

血小板（/μL）	定義
100,000以下	通常は無症状
50,000以下	出血傾向が出現
20,000以下	重大な出血のリスクが上昇
10,000以下	重篤な出血のリスクが上昇 頭蓋内出血，重症消化管出血，気道出血など

表4 血小板数に応じた運動プログラム

血小板（/μL）	運動プログラム
150,000〜450,000	制限なく普通の活動
50,000〜150,000	漸増筋力増強練習，水泳，自転車
30,000〜50,000	中等度活動運動，関節可動域練習，低負荷での筋力増強練習（0.5〜1.0 kg，重くない抵抗，等速性），ウォーキング，水中運動，エルゴメーター
20,000〜30,000	セルフケア，低負荷（自動・他動）での運動，機能・動作練習
20,000以下	主治医の許可のもと，ウォーキングとセルフケア（耐久性とバランスの安全を保つために必要であれば介助下，最小限の注意深い運動・活動，必要最小限のADLのみ

表5 ヘモグロビン濃度と貧血症状

ヘモグロビン濃度（g/dL）	貧血症状
9〜10	皮膚・口唇・口腔粘膜・眼瞼結膜の蒼白
8〜9	心拍数の増加，動悸，息切れ
7〜8	頭痛，めまい，耳鳴，倦怠感，四肢冷感，思考能力低下，心拍出量の低下，酸素不足
6〜7	心雑音
3〜6	口内炎，筋肉のこむらがえり，食欲不振，悪心，便秘，低体温（全身の酸素欠乏による）
3以下	心不全，浮腫，昏睡（生命にとって危険な状態）

ションを実施する場合には，主治医と実施内容を確認して実施する．その際，貧血症状に留意しながら行う 表5．血小板が低値の場合は，皮下出血，脳出血のリスクがあるため，四肢の扱い方や転倒に注意するほか，運動負荷量にも注意する．

また，化学療法・造血幹細胞移植直後や移植中〜生着前では，体液が貯留しやすく排出されにくいため，全身の浮腫が起きやすい．これに加えて，全身状態不良になるとさらに症状が悪化する．皮膚の状態は丁寧に観察し，皮疹，水疱，スキンテアなどが起こっていないかを確認し，運動療法や体位変換時など四肢体幹に接触する際には注意する．繰り返しの化学療法を行っている場合は血管が脆弱になっているため，点滴挿入部の血管外漏出にも注意する．

5. リハビリテーション終了時に考えること

リハビリテーション終了後には，リハビリテーション前と状態変化がないかバイタルサインの確認，全身の挿入物の確認，皮膚の確認を行う．コミュニケーションが可能な場合は疲労感や疼痛，不快感の有無も確認する．リハビリテーションの内容，実施前後の状態は詳細に記録し多職種間で情報共有できるようにする．同日，翌日に再度リハビリテーションをする際には，前回の状態を確認したうえでステップアップを検討する．

症例 6

60歳代，男性

【疾患名】
治療関連急性骨髄性白血病（therapy-related acute myeloid leukemia: t-AML）

【治療】
臍帯血移植，前処置化学療法（Flu/Mel/Bu）

【薬剤情報】
R-CHOP療法（リツキシマブ〔リツキサン〕，シクロホスファミド〔エンドキサン〕，ドキソルビシン，ビンクリスチン〔オンコビン〕，プレドニゾロン〔プレドニン〕）
R-ACES療法（リツキシマブ，メチルプレドニゾロンコハク酸エステルナトリウム〔ソル・メドロール〕，エトポシド〔ベプシド〕，カルボプラチン，シタラビン〔キロサイド〕）
MCEC療法（ラニムスチン〔サイメリン〕，カルボプラチン，エポトシド，シクロホスファミド）
CAG療法（シタラビン，アクラルビシン〔アクラシノン〕，レノグラスチム〔ノイトロジン〕）
寛解導入療法（イダルビシン塩酸塩〔イダマイシン〕，シタラビン）
Flu/Mel/Bu（フルダラビン〔フルダラ〕，メルファラン〔アルケラン〕，ブスルファン〔ブスルフェクス〕）

【既往】
びまん性大細胞型B細胞リンパ腫（diffuse large B-cell lymphoma: DLBCL）

【治療経過】
DLBCLの診断で，R-CHOP療法8サイクル，R-ACES療法3サイクルが施行されたが寛解せず，前処置としてMCEC療法の後，自家造血幹細胞移植が施行された．DLBCLは寛解し，経過観察されていたがt-AMLと診断され，寛解導入療法1サイクル，CAG療法1サイクルが施行され部分寛解された．その後，前処置としてDay −7からFlu/Me/Buが開始され，臍帯血移植が施行された．Day 17で生着が確認され，歩行練習やADL練習が行われていたが，Day 32に低酸素血症，喘鳴が出現し急性心不全を発症し，生着症候群とウイルス感染による肺炎が疑われたためICUに転棟されNPPVでの呼吸管理となった．その後も呼吸苦が持続し呼吸状態が悪化したため，Day 33に挿管し人工呼吸管理となった．

【リハビリテーション経過】
移植前のADLは自立していた．前処置が開始されてからは倦怠感も出現し活動量は減少したが，シャワー浴やトイレ動作など身辺動作は自立されていた．移植後も同様に副作用による倦怠感，嘔気などが続いたが無菌室内でのリハビリテーションは継続して行え，ADLも維持されていた．生着に伴い，体重増加，下肢浮腫がみられ，安静時の脈拍も移植前の100拍/分か

ら120拍/分と上昇を認め，軽労作での息切れも出現した．Day 17の生着後は，本人の体調と希望に合わせ無菌室外での歩行練習も開始した．Day 31までは，継続的に歩行練習まで実施していたが，息切れはあり，脈拍は安静時120台で歩行後は140〜150台まで上昇し5分の休息で改善した．

　治療歴から，アントラサイクリン系の薬剤累積量もアドリアマイシンで460 mg，アクラシノンで92 mgであり心筋障害が出現している可能性を考える．心機能検査項目では，左室駆出率は，移植前で48%と低値であり，心胸郭比も51.8%と軽度拡大を認め心機能が低下している．生着後は，体重増加，下肢浮腫，頻脈から心負荷の増大が予想されていたが，ウイルス感染による肺炎を契機に心不全が悪化したと考えられる．ICU転棟当日は，白血球数の増加，CPP上昇，発熱，頻脈，呼吸苦と呼吸状態の悪化も継続しており，中止基準に該当する項目もあり，検査所見から心不全や感染症が増悪している状態と考え，リハビリテーションの中止が望ましい．Day 33では，挿管され人工呼吸管理となり，血液ガスデータから呼吸状態は改善が認められるためリハビリテーションの再開を考える．しかし，心機能の増悪や体重増加，ノルアドレナリン投与など循環動態の変動には注意が必要なためICUカンファレンスで実施内容を検討する．症例では，Day 33はベッドサイドでのリラクセーション，四肢自動介助運動が施行された．Day 34以降では，呼吸状態，心不全は改善傾向を認めノルアドレナリンも漸減されたため，本人の自覚症状および他覚的所見をモニタリングしながらヘッドアップから離床が開始された．

生化学データ	Day-7	Day 0	Day 17	Day 32	Day 35
白血球（$10^3/\mu L$）	1.0	<0.1	0.7	14.8	2.8
ヘモグロビン（g/dL）	7.2	7.8	8.4	8.5	9.0
血小板（$10^4/\mu L$）	3.6	2.5	0.7	0.9	1.1
好中球（$/\mu L$）	370		590	13200	2340
尿素窒素（mg/dL）	17.9	25.8	35.4	40.1	72.5
クレアチニン（mg/dL）	1.19	1.16	1.24	1.72	2.34
eGFR		50.9	47.3	33.1	23.6
BNP（pg/dL）	15.7		771.3	4160.6	1341.6
CRP（mg/dL）	0.83	2.62	6.08	6.65	11.15
体重（kg）	58.4	59.7	66.0	66.1	67.5

	生理検査	移植前	Day 32
心機能	左室駆出率（%）	48	18
	心胸郭比（%）	51.2	58.3
呼吸機能	肺活量（L）	4.28	
	%予測値	108.9	
	1秒率（%）	76.83	

血液ガスデータ	Day 32	Day 33	Day 34
pH	7.518	7.441	7.481
PaO_2 (mmHg)	66.1	117.3	91.3
$PaCO_2$ (mmHg)	24.8	32.2	31.1
FiO_2 (%)	30	40	40
HCO_3^- (mmol/L)	19.7	21.4	22.7
Lactate (mmol/L)	3.39	2.14	1.08
PaO_2/FiO_2 (mmHg/%)	2.20	2.93	2.28

■文献

1) 大熊裕介. 肺障害. In: 佐々木常雄, 監修. がん薬物療法看護ベスト・プラクティス. 3版. 東京: 照林社; 2020. p.341.
2) 板垣文雄, 菅真悠子, 本間真人, 他. 血液疾患におけるアントラサイクリン系 抗がん剤の累積投与量と心毒性発現. 医療薬学. 2008; 34: 297-301.
3) Fukushima T, Nakano J, Ishii S, et al. Low-intensity exercise therapy with high frequency improves physical function and mental and physical symptoms in patients with haematological malignancies undergoing chemotherapy. Eur J Cancer Care. 2018; 27: e12922.
4) 辻　哲也. 総論. In: 日本がんリハビリテーション研究会, 編. がんのリハビリテーション診療ベストプラクティス. 2版. 東京: 金原出版; 2020. p.4-6.
5) Rosenfeldt AB, Pilkey LM, Butler RS. Physical therapy intervention during a red blood cell transfusion in an oncologic population: a preliminary study. J Acute Care Phys Ther. 2017; 8: 20-7.

〈保坂雄太郎〉

4-7 周術期リハビリテーション

ここが肝！

1 リハビリテーション前の情報収集

診療録から，基本的情報や個人因子や環境因子，医学的情報やバイタルサインなどを確認する．術後肺合併症リスクスコアを事前にチェックすると，より注意しなければならない症例かを事前に把握することができるので，事前に術後合併症ハイリスク症例であるかを把握するようにする．

2 ICU 入室時のチェックポイント

事前情報は過去のものであり現在を反映していないため，実際の状況はどうなのかを確認する．リハビリテーション阻害因子に疼痛や嘔気が挙げられるため，疼痛や嘔気のコントロールについて協議し，必要に応じてリハビリテーション開始時間を検討する．

3 リハビリテーションの実際

患者の状態に注意しながら，段階的に離床していく．術直後で疼痛増大や苦しい思いをさせてしまうと離床意欲が低下するため，特に初回離床時は過介助で患者に負担をかけないようにする．

4 リハビリテーション中のリスク管理

術後の疼痛管理として，局所麻酔法の1つである硬膜外麻酔がよく用いられるが，特に注意しなければならない副作用として血圧低下がある．リハビリテーションを行う際にはバイタルサインの測定を行いながら段階的に離床を行う．

5 リハビリテーション終了後に考えること

リハビリテーション終了後は患者が楽に休むことができるよう，ポジショニングを整える．また，退席後はチームとしてリハビリテーション経過を振り返り，リハビリテーション診療時間外に行うプログラムや翌日の予定について共有する．

1. リハビリテーション前の情報収集

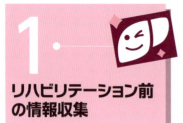

リハビリテーションを実施する前に，診療録から情報収集を行う．基本的情報として年齢，性別，体格（身長・体重），現病歴，既往歴，合併症，個人因子では家族構成や趣味，生活歴，喫煙歴などを収集する．手術という大イベントを終えた直後で心身ともに疲労がある時期であり，趣味の話をするだけでも患者が安心することをしばしば経験する．環境因子では家族構成や生活環境などを収集する．

医学的情報としては術式，手術時間，出血量，胸部X線で肺や腹部の症状の確認，血液検査で炎症所見や貧血といった所見の確認，尿量，薬剤，術前呼吸機能検査，術後の看護記録などによる経過（バイタルサインだけでなく，嘔気などの症状も確認）などを収集する．術式でおおよその手術時間がわかるが，実際の手術時間と乖離が大きい場合は術中トラブルが想定され，術後のリハビリテーション実施において安静度などの指示が変更される場合があるため，安静度も合わせて確認するようにする．

周術期リハビリテーションの目的は，①術後呼吸器合併症予防，②早期離床による早期の日常生活動作再獲得である．しかし術後ICUで関わる患者は，術後侵襲や麻酔の影響などで思うように呼吸や離床ができないことが多い．まずは事前に情報収集をし，患者に安心感を与えられるよう関わるようにする．術後呼吸器合併症が生じる原因として，①肺活量低下，②喀痰増加，分泌物貯留，③肺でのガス交換機能低下が挙げられる．肺活量の低下は，全身麻酔残存による呼吸中枢抑制の影響や覚醒不良による影響によって十分に呼吸ができなくなること，臥床が続くことによって肺の拡張が不十分になることが原因として挙げられる．喀痰増加，分泌物貯留は手術の影響で気管挿管による気道や喉頭への刺激によるものや咳嗽力低下によるものが挙げられる．肺でのガス交換能低下は術中同一体位や術後臥床の影響で肺や心臓の重量の影響で背側の肺胞は十分に膨らみにくいが背側は肺血流が多いため，肺胞換気が低下し肺血流が多いというミスマッチが起こるため生じる．

呼吸器合併症のリスクを高める要因は，呼吸機能低下，喫煙，高齢，肥満，開胸開腹術である．呼吸機能自体が低下している場合，すぐに最大吸気量や機能的残気量に影響が及ぶ．喫煙は呼吸機能を低下させるだけでなく，気道内に慢性的な炎症が生じ，気管内の分泌物を移動させる腺毛運動が抑制されるため，気道内分泌物が増加して貯留しやすい状態となる．そのため喫煙は呼吸機能低下だけでなく喀痰増加，分泌物貯留の原因にもなる．高齢は加齢の影響で肺年齢が高くなり肺活量自体が低下する．肥満の患者は腹部の脂肪が横隔膜の動きを阻害するため肺活量の低下をきたすだけでなく，腹式呼吸が困難になるため，深呼吸が不十分になり呼吸器合併症をきたしやすくなる．開胸開腹術のような大手術は術後侵襲や麻酔などの影響で深呼吸が困難になり呼吸器合併症をきたしやすくなる．表1に上腹部外科における術後肺合併症リスクスコア[1]を示す．例えば，75歳男性，膵臓がん，直前まで喫煙をしており，呼吸機能検査において努力性肺活量45%，1秒率45%，BMI 20.0，開腹にて膵頭十二指腸切除術を施行予定の患者について，表1をもとに術後ハイリスクスコアを算出すると8点になり，高リスク患者となる．このように，リハビリテーション実施前に術後呼吸器合併症を発生しやすいかを知っておくだけでも術後介入に注意が向くようになるため，情報収集をしっかり行うようにする．

表1 術後肺合併症リスクスコア

呼吸機能検査（最大4点）	
①努力性肺活量＜50%	+1
②1秒率　65〜75%	+1
50〜65%	+2
＜50%	+3
65歳以上	+1
BMI＞25%	+1
開腹手術	+2
呼吸器疾患の既往	+1
咳や痰	+1
喫煙	+1

合計 0〜3点: 低リスク，4〜6点: 中等度リスク，7点以上: 高リスク
(Chumillas S, et al. Arch Phys Med Rehabil. 1998; 79: 5-9[1])

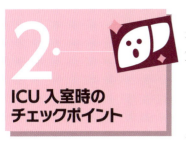

2. ICU入室時のチェックポイント

いくら事前に情報収集を行っても，事前情報は過去のものであり現在を反映していない．実際の状況はどうなのかを確認するために，ICU入室時は受け持ち看護師などに現在の状況を確認し，状態が安定であることを確認してからリハビリテーションを実施するようにする．

周術期患者でのリハビリテーション阻害因子として疼痛や嘔気が挙げられる．ICU入室時に疼痛や嘔気の有無をチェックし，場合によってはリハビリテーション実施時間を検討し，その間に疼痛コントロールなどを依頼するとリハビリテーション開始がスムーズになることが多い．

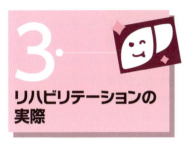

3. リハビリテーションの実際

図1 にリハビリテーションの進め方の例を示す[2]．患者の覚醒が十分でない時期には関節可動域練習や体位排痰法などが中心となるが，患者が覚醒してきて協力が得られる時期には，ベッド上での筋力増強運動や腹式呼吸などが実施可能となる．座位まで進み，下肢の抗重力運動が可能となれば立位や歩行へと進めることができる．これらの時期では血圧などのバイタルサインの変動や嘔気などの自覚症状に注意しながら進めていく．周術期リハビリテーションは療法士のみで行うことは難しいため，多職種と連携・協同しながら行っていく必要がある．以下に，主な周術期リハビリテーションの実際とポイントを説明する．

▶ 呼吸法

術後の呼吸器合併症へのアプローチの基本は深呼吸である．深呼吸は深くゆっくり行うことが重要である．患者自身に胸部・腹部に手を当ててもらい，呼吸時にどのように動いているか感じてもらいながら行うとよい 図2 ．

▶ インセンティブスパイロメトリー

インセンティブスパイロメトリー（incentive spirometry: IS）は開胸開腹術において，①末梢気道の閉塞などによる肺胞虚脱の防止，②浅く頻回な胸式呼吸による肺胞低換気の改善，③疼痛のた

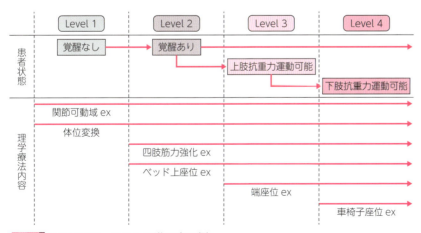

図1 リハビリテーションの進め方の例
（Morris PE, et al. Crit Care Med. 2008; 36: 2238-43[2]より改変）

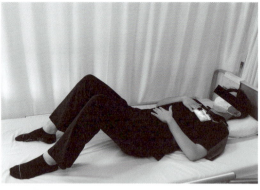

図2 深呼吸
患者自身に胸部・腹部に手を当ててもらい，呼吸時にどのように動いているか感じてもらいながら行う．

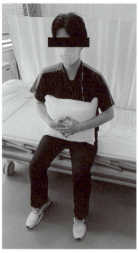

図3 咳嗽の工夫
枕やタオルなどを使用して創部を保護すると咳がしやすくなる．

め効果的な咳が制限されることによる気道内分泌物貯留の防止などを目的として導入される呼吸練習機器のことである．ISには吸気量を増大させる容量型と吸気流速を増大させる流量型がある．周術期患者には，肺の拡張と換気の改善による気道内分泌物の移動促進が必要となるため容量型のISを使用する方が望ましい．術直後では疼痛や気分不快などの影響でISを使用することは難しいことが多いが，ISは座位など離床した状態で使用するのが望ましいため，筆者は離床を行う動機づけのためにISを使用することが多い．

▶ 咳嗽指導

術後の患者は咳嗽力が低下する．咳嗽は貯留した分泌物を出すのに有効な手段であるが，術後の患者は創部痛の影響や腹部に力が入りにくくなるため咳がしにくい状態となっている．そのため，枕やタオルなどを使用して創部を保護すると咳がしやすくなる 図3 ．創部が保護されるため，深呼吸も楽に行うことができる．

▶ 起き上がり

術後離床は周術期リハビリテーションで最重要となる要素であるが，ここでの最大のポイントは「疼痛を最小限に抑える」ことである．術後患者は手術の影響で疲労や倦怠感を強く感じている．そのような状況下で離床時に鋭い痛みを与えてしまうと「こんなに痛い思いをするのなら動きたくない」と感じてしまい，患者の離床意欲は低下する．離床意欲が低下すると筋力や体力が低下し呼吸器合併症をきたしやすくなり長期入院の原因になるといった悪循環に陥る．そのため，術後初回離床時には患者に「動いても痛くないんだ」「これなら動けそう」と思わせることが重要である．患者が自力で起き上がろうとすると，創部周辺の筋収縮が起こるため疼痛が出現しやすくなる．起き上がり時にはベッドの背上げ機能を利用して体を起こし，創部をひねらないように足を下すとよい 図4 ．痛い思いをすると患者の離床意欲が低下するため，筆者は特に初回離床時では過介助で起き上がりをさせることが多い．

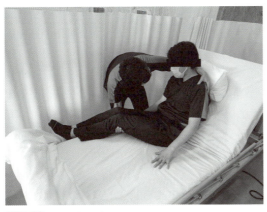

図4 術後の起き上がり
ベッドの背上げ機能を利用して体を起こし，創部をひねらないように足を下す．

▶ 端座位，立位～歩行

　端座位から立位を行い，両下肢の支持が良好であれば歩行へと進めていく．立位～歩行時は患者の状態変化が起こりやすいため，患者の表情（特に視線），汗のかき方，患者への声かけに対する返答の様子など，視覚的および聴覚的な観察を行い患者の状態変化に気づくようにする．また，術直後では点滴類やドレーン類など管理物が多いため，管理物をまとめてから離床するとよい．術後の患者は術創部の影響で体幹前面筋の力が入りにくかったり，疼痛をかばったりするため，軽度の体幹前傾は容認する．筆者は少しでも楽に歩ける体験をさせて離床意欲を低下させないため後方から介助して歩行させることが多い．

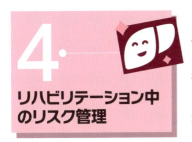

4 リハビリテーション中のリスク管理

　術後の疼痛管理として，局所麻酔法の1つである硬膜外麻酔がよく用いられる．英語で epidural anesthesia ということから俗に「エピ」と呼ばれる．硬膜外麻酔は術後疼痛管理の面では優れているが，自律神経を抑制する作用があり副作用に注意しなければならない．副作用としては頭痛，血圧低下，嘔気・嘔吐，徐脈・不整脈，呼吸抑制などがあり，特にリハビリテーションを行ううえで注意しなければならない副作用は血圧低下である．硬膜外麻酔挿入中は血圧低下が生じやすいことを念頭に置き，リハビリテーションとして離床を行う際には臥位の状態からいきなり座位にするのではなく，バイタルサインの測定を行いながら段階的に離床を行う必要がある．また，硬膜外麻酔は自律神経だけでなく知覚・運動神経も遮断することがあるため，知覚・運動神経遮断による副作用として下肢のしびれ，感覚鈍麻，筋出力低下がある．感覚鈍麻や筋出力低下がみられると立位・歩行時に転倒のリスクが高まりインシデントにつながる恐れがあるため，リハビリテーションとして離床を行う際には，下肢のしびれ，感覚鈍麻，筋出力低下がないかまず確認する必要がある．

　下肢の感覚鈍麻や筋出力低下が長時間続くようであれば硬膜外血腫などの合併症の可能性があるため，担当医に報告する．疼痛コントロールができていれば，担当医に相談のうえ硬膜外麻酔の抜去を考慮する．

　リハビリテーションの開始基準および中止基準に関しては，日本集中治療医学会早期リハビリテーション検討委員会による「集中治療における早期リハビリテーション～根拠に基づくエキス

パートコンセンサス〜」を参考にするとよいが，上記を参照して施設ごとの特徴に合わせて適宜修正を加えるとよい．特に術後患者は離床中に自律神経の調節がうまくいかず血圧低下やめまいなどが生じやすいため，これらの症状の出現がないか特に注意が必要である．

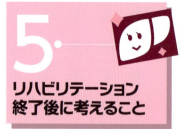

5. リハビリテーション終了後に考えること

リハビリテーション終了時にまず考えることは，患者が楽に休むことができているかである．患者の立場からすると，手術前の不安や，担当医から説明はあったにしても手術後の予想以上の疼痛や嘔気などの気分不快の状態でなかなか休むことができていない．その状況下でリハビリテーションを行うと，当然の如く疲労感が強くなり，患者が不快に思ってしまうとリハビリテーション難渋の要因になってしまう．したがって，on（リハビリテーション実施時）とoff（休息時）を分け，リハビリテーション実施後は患者が楽に休むことができるようにすることが望ましい．具体的には，ベッドの適した位置に患者が寝られているかポジションを整えること，術後の創部痛の影響で患者は軽度体幹屈曲位の状態であることが多いことからベッドの頭側を少し高くし頸部や体幹が伸展しないようにすること，創部保護や創部痛軽減の目的で創部周囲にタオルを置く，などを行う．また，体幹屈曲の影響で上腕が内旋しやすくなり，肩甲帯が挙上しやすくなることから頸部や肩周囲の疼痛を訴える患者も多いことから，頸部や肩周囲に枕やタオルを入れるなどの工夫をするとよい場面が多く，このことによって頸部や肩周囲の呼吸補助筋のリラクセーション効果が図れることで楽に呼吸ができるようになることをしばしば経験する．実際の患者の状態によって，頭部の高さやタオルの量を調整するとよい．ポジショニングを行った後，管理物が適切に戻っているかを確認し，ベッドから退席する．

退席後，チームとしてリハビリテーション経過を振り返り，リハビリテーション診療時間外に行うプログラムや翌日の予定について共有する．リハビリテーション診療時間外に行うプログラムも重要で，特に筆者が意識していることは口腔内ケアと深呼吸である．口腔内には細菌やウイルスが多く存在しており，また術後の口腔内は挿管の影響で汚染されやすい．術後免疫力が低下している時，それらの細菌が原因で誤嚥性肺炎を起こす可能性がある．術後の口腔ケアにより口腔内細菌を減らすことで誤嚥性肺炎を予防することができる．口腔ケアを行うには臥床時は困難なことが多く，離床の動機づけにもなる．深呼吸は，術後疼痛や麻酔などの影響で呼吸が浅くなり無気肺をきたしやすくなるため，無気肺予防のために指導する．また呼吸はヒトの行動の中で唯一自律神経をコントロールできるものであり，深呼吸は副交感神経に作用しリラックス効果がある．術後は手術侵襲などの影響で交感神経優位になりやすく，リラックスをして休む環境が必要であり，深呼吸で自律神経をコントロールするといった目的もある．

症例 6

61歳, 男性 (身長170 cm, 体重65 kg)

【診断名】
膵臓がん (ⅠA期)→膵頭十二指腸切除術

【現病歴】
健康診断で高血糖を指摘. 検査の結果膵臓がん (ⅠA期) の診断, 術前補助化学療法を経てX年Y月Z日手術施行. 同日ICUに入室. 翌日よりICUにて術後リハビリテーション実施.

【診療録からの情報】
既往歴合併症なし. 家族構成は妻と2人暮らし. 子供2人 (長男と長女) は自宅から30分以内のところに住んでいる. 喫煙歴なし. 術前呼吸機能検査にて努力性肺活量95%, 1秒率90%. 診療録での術後肺合併症リスクスコアは開腹手術+2点の2点.

手術時間は8時間. 術後翌日胸部X線や血液検査は術後相当で合併症や貧血なし. 担当医からも状態に合わせて離床許可あり.

ICU入室時, 担当看護師と情報共有. 術後夜間は疼痛の訴えが強くあまり眠れていなかったとの情報あり. リハビリテーション実施時間を疼痛コントロール後に実施することを共有した.

時間調整しリハビリテーション開始. 呼吸が浅く深呼吸が不十分であり深呼吸指導実施. また創部痛強く咳嗽困難であったため咳嗽指導実施. 両下肢にしびれ, 異常感覚, 脱力がないことを確認. 段階的に離床実施. この際に担当看護師に協力してもらい点滴類およびドレーン類をまとめてもらった. 臥位での血圧は130/80 mmHg, 心拍数は70回/分であった. 疼痛の訴えが強かったため起き上がりは介助にて実施. 起き上がり→端座位を行い立位時に気分不快の訴えあり, 直後の血圧110/70 mmHg, 心拍数85回/分であり座位で休憩をとる. 3分後気分不快改善し血圧130/80 mmHg, 心拍数70回/分であったため再度立位〜足踏み実施. 気分不快およびバイタルサインの異常がないことを確認し, 歩行実施. 体幹前傾が著明であったため後方から腋窩介助にて歩行, 看護師に点滴およびドレーン類を持ってもらい50 m歩行実施しベッドに戻る. 座位になった直後にバイタルサインの異常がないことを確認. 表情もよいことも確認. その後, 容量型のISを10回実施し実施後臥位に戻る. 点滴およびドレーン類を整理し安楽な体位にしたところでリハビリテーションを終了した.

リハビリテーション終了後, 担当看護師と情報共有. 体調をみながらIS実施および口腔ケアを行う, また深呼吸ができているかをチェックするよう情報共有した.

■文献
1) Chumillas S, Ponce JL, Delgado F, et al. Prevention of postoperative pulmonary complications through respiratory rehabilitation: a controlled clinical study. Arch Phys Med Rehabil. 1998; 79: 5-9.
2) Morris PE, Goad A, Thompson C, et al. Early intensive care unit mobility therapy in the treatment of acute respiratory failure. Crit Care Med. 2008; 36: 2238-43.

[コラム] ERAS プログラム

　ERAS とは，「Enhanced Recovery After Surgery」の頭文字をとった周術期管理のことを指す．この概念はもともと欧州で大腸手術を対象としたプログラムを発表したもの[3]で，術後早期退院を可能にしたことで大きな注目を浴びることとなった．ERAS の目的は，手術後に生じる機能低下を最小限にし，かつ回復を早めることにあり，現在は大腸手術に限らずさまざまな領域でこの概念が用いられるようになった．ERAS の基本的なコンセプトは周術期栄養管理と早期離床である．手術後に用いられるプログラムの例として疼痛管理，悪心・嘔気予防，薬剤管理，カテーテルやドレーンといった管理物の早期抜去，口腔ケア，腸管運動促進，早期栄養管理，早期離床などが挙げられ，ERAS の基本的なコンセプトを基に各施設で独自のプログラムを用いるようになっている．ERAS を行うためにはチーム医療が不可欠であり，各専門職種がそれぞれの専門特性を活かしながらも日頃から多職種とコミュニケーションをとることが必要である．また，各施設の特徴を加味しながら多職種が共有できるパスなどを作成すると効果的であり，患者自身にも術前から ERAS の内容を説明し理解するとより，患者自身も ERAS に参加しているといった動機づけにもなり，円滑にプログラムを実施することができる．

■文献
3) Fearon KC, Ljungqvist O, Von Meyenfeldt M, et al. Enhanced recovery after surgery: aconsensus review of clinical care for patients undergoing colonic resection. Clin Nutr. 2005; 24: 466-77.

〈黒岩澄志〉

4-8 ICUにおける作業療法

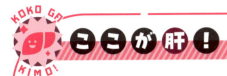

1 リハビリテーション前の情報収集

診療録より，現病歴や治療経過・安静度などの医学的情報に加えて，生活歴，職業，趣味などの個人特性や，ICUでの生活状況などを把握する．

2 ICU入室時のチェックポイント

患者周囲や病室内環境を確認し，作業活動を行うことが可能か，本人にとって快適に過ごせる環境となっているかを観察する．

3 リハビリテーションの実際

身体的アプローチのみならず，認知機能や環境面・心理面への介入を行い，さらに，個別性を重視し活動・参加に焦点を当てた介入を行う．

4 リハビリテーション中のリスク管理

他の疾患と同様に，全身状態の変化や安全性に配慮する．また，日常生活動作や作業活動などを離床と合わせて行う場合は，より負荷量や状態の変化に注意する．

5 リハビリテーション終了時に考えること

リハビリテーション中に行ったADL動作・活動を病棟でも取り入れ，リハビリテーション以外の余暇時間につなげる．また，リハビリテーション中に知り得た患者の訴えや些細な情報を看護師と共有し，病棟でのケアや活動に活かすよう心がける．

早期リハビリテーションにおける作業療法士の役割について，日本集中治療医学会は①身体および精神機能障害の評価，②入室患者の日常生活の介助量を軽減し回復を促す，③退院後の日常生活機能を早期より予測し日常生活の回復を支援することの3つを挙げており[1]，作業療法では心身機能・日常生活に関する役割を担っている．また，ICU入室中からの活動・参加に焦点を当てた介入により[2]，PICS予防・せん妄対策・精神的ケアなどで貢献できると考えられる．そのため，個人特性や生活行為に焦点を当てた情報収集，個別性を重視した介入が必要である．

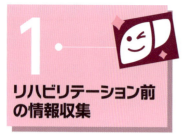
1. リハビリテーション前の情報収集

ICU入室患者に対して作業療法を行う際は、当然ながら安全管理が必要である。ADL練習・作業活動などは、離床単独よりも身体的負荷が強い場合もあり[2]、より注意が必要となる。ADLや作業活動によって不利益が生じると、意欲低下やADL拡大の制限になる恐れもあり、リスク管理は必須である。診療録より、現病歴や治療内容・安静度・バイタルサイン・検査結果などの医学的情報や経過に関しての情報を収集する。疾患別の詳細は、他項を参考されたい。

さらに、個人特性に関する情報も重要である。重症状態であり意思疎通や活動の実施が困難でも、安心できる環境を整え、ICU退室・退院後の生活行為の獲得を目指した作業療法実践のため、患者の人となりを知る必要がある。具体的には、生活歴、家族構成、家庭内役割、職業、趣味、社会参加などの情報を収集する。また、精神疾患・認知症の既往、せん妄リスク因子、薬剤（鎮静・鎮痛）に関する情報も必要である。また、ICU入室患者は、精神的ストレスや不安を抱えることが多く、せん妄や治療の阻害の要因となることは少なくない。そのため、患者の訴えやICUでの生活状況、睡眠状況などの情報も有用である。それらの情報を参考に、患者の思いを共有・共感し、大事にしている作業や強みを活かすことにより、円滑に練習が進むこともある。

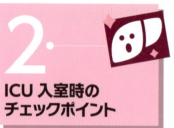
2. ICU入室時のチェックポイント

作業療法開始前には、全身状態、モニター、薬剤、人工呼吸器など医療機器の設定を確認し、ADL練習や作業活動が実施可能か判断する必要がある。フィジカルアセスメントに加えて、せん妄や患者の心理状態も評価する。また、ルート類など患者周囲の環境を確認し、作業活動を行うことが可能か、活動の阻害となるものがないか評価する。さらに、ベッドサイドや病室内環境を確認し、本人にとって快適に過ごせる環境となっているかを観察することも重要である。担当看護師からは、診療録では得られづらい些細な患者の様子や訴え、病棟生活上の問題点、家族との面会の様子などを収集すると有益である。

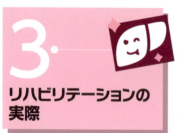
3. リハビリテーションの実際

ICUにおける作業療法実践内容は、先行研究より、身体機能への介入や離床が最も多いものの、コミュニケーション支援やポジショニング・福祉機器の導入など環境面への介入、せん妄対策や認知機能への介入、心理・社会的サポートなど多岐にわたる介入が報告され、ICUにおいても作業療法の専門性を活かした介入が行われている 図1 。本邦においては、身体機能、上肢機能、ADL、認知機能、環境調整[3-5]などが報告されており、ICU退室後にはADL・IADLへの介入が多いとされている[5]。効果としては、身体・認知機能の向上、せん妄の改善、ADL自立度の向上などが報告されているが、作業療法単独の効果としては、明らかとなっていない部分も多い[6]。

作業療法の対象に関しては、ICU入室患者はさまざまな心身機能低下により日常生活への影響があるため（PICS）[7,8]、すべての患者が対象と考えられる。特に、高齢、重症、長期の人工呼吸管理・ICU在室など心身機能の低下やせん妄の恐れが高い患者は、作業療法の必要性が高い。

以上のようにICUにおける作業療法は、PICS予防・せん妄対策・ADL能力の向上のため、身体的アプローチのみならず、認知機能や環境面・心理面への介入を行い、さらに、個別性を重視し活動・参加に焦点を当てた介入を通して専門性を発揮できると考える。なお、精神機能への介入の詳細は、他項を参照されたい。

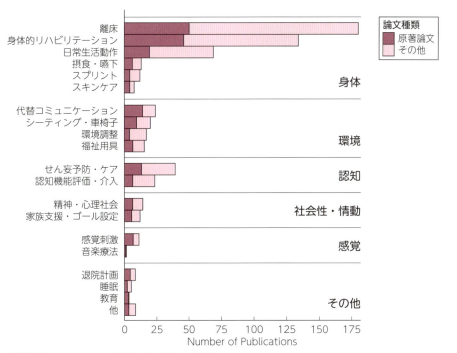

図1 ICUにおける作業療法実践内容報告
(Costigan FA, et al. Crit Care Med. 2019; 47: e1014-21[9])

▶ 身体機能練習

早期離床・運動療法の効果や有用性が明らかとなっているため[10,11]，マンパワーや施設の文化により異なるが，作業療法士もそれらに関わる場面はあると考えられる．早期離床・運動療法の詳細に関しては，他項を参照されたい．

作業療法士は，上肢機能・巧緻動作に関しても留意する必要がある．ICU入室患者は，医療機器やルート類，身体拘束など医学管理上の理由により上肢動作が制限されることが多い．そのため，上肢の可動域制限・筋力低下，さらに上肢筋萎縮[12]をきたすことがある．また，重症患者は全身の浮腫が生じることがあり，手指の浮腫は手指の屈曲制限や手内筋機能低下を生じさせ，巧緻性低下につながる．これら上肢・手指機能の障害は，意思疎通やADLの障害の要因となるため，上肢・手指の可動域練習，自動運動練習，上肢・手指操作練習を行うことが必要である．

▶ 環境調整

ICU入室患者は，治療や病態などの影響により臥床を余儀なくされることが多く，刺激が少ない環境で，天井や壁をただ見つめ，現実感や楽しみが欠如する．閉鎖的な環境は孤独感につながり，モニターのアラーム音やスタッフの作業音などの騒音，周囲の明るさは不快刺激やストレスとなり[13]，ICU環境によるストレスは，患者の不安やうつ症状にも関連する[14,15]．また，ICU環境はせん妄にも影響を与え，環境改善がせん妄日数を減少させる可能性があり[16]，認知刺激や時計の使用，睡眠の改善[17]，ストレスの軽減や家族との関わりなどの多角的介入が推奨されている[18,19]．

環境調整としては，カレンダーや時計を見える位置に設置して見当識の入力・現実感を与え，テレビやラジオで外界の情報・刺激の入力を促す．可能であれば日光を取り入れ，外の景色が見える位置にベッドを設置し，概日リズムの調整をする．さらに，患者の趣味に関係する物品・造花・家族の写真・手紙などを飾り，無機質な病室を豊かな生活環境へと整える工夫をする（図2）．また，

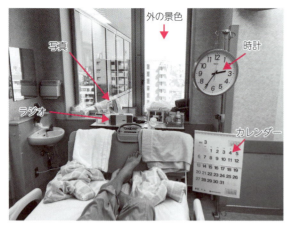

図2 ICUにおける環境設定例

病棟スタッフと協働して行うことや，日々のケア・治療の妨げにならない設定を意識する視点も必要である．さらに，家族の協力や面会など家族との関わりを持てるようにすることも重要である．

▶ コミュニケーション支援

ICU患者は，人工呼吸管理や気管切開により発話が制限されることが多々あり，多くの患者が意思疎通にストレスを感じ[20,21]，不安やパニック，せん妄など，心理的悪影響をもたらす[22,23]．コミュニケーション支援はせん妄改善に寄与し[19]，患者の意思や訴えを聴取することは，目標設定・リハビリテーション遂行のうえでも必要である．代替手段には，ジェスチャー，読唇，筆談，受け手の手掌を指でなぞる，コミュニケーションボード（文字盤や絵カード）などのローテク・ノーテクと，コミュニケーション支援アプリ，視線入力デバイス，電気式人工喉頭などのハイテクに分けられる[23,24]．代替手段の選択方法としては，意識が良好であり（RASS≧−3），せん妄がなければ（CAM-ICU陰性），視覚・聴覚・言語機能の評価をし，上肢機能および口腔運動に準じて選択をする[25]．

代替手段としては，書字が多く用いられる．導入にあたり，上肢・手指機能の評価および練習，自助具の導入，ポジショニング・良肢位設定をする．書字が困難であれば，文字盤（指差しや追視），ハイテクデバイスの活用も考慮する．スマートフォンやタブレット入力も有用であり，さらに家族や知人とメッセージをやり取りすることができれば，外界とのつながり・安心感などが期待できる．代替手段を選択するうえでは，複数の手段を検討しておくことや，多スタッフや家族も可能な手段を選択する視点も必要である．また，視力の問題がないかを確認し，眼鏡が必要であれば用意・着用することも重要である．

▶ 日常生活動作（ADL）練習

前述の通り，ICUにおける作業療法士の役割として，ADLに関する介入がある[1]．ICU入室患者は，ADLの障害を起こし，特に高齢・人工呼吸器期間の長い患者はICU退室後のADLが低く[26]，ADLの障害はQOL低下とも関連している[27]．また，退院時のADL能力には，ICU退室時点の身体機能と関連することが明らかとなっている[28]．したがって，ICU入室中よりADLへの介入が必要であり，さらに退室後も継続することが必要である．ICUでの作業療法介入により，ADLの獲得率・自立度向上[10,29]などの効果も報告されている．

具体的には，早期より作業分析を通してADL能力の評価・練習を行い，できる動作の情報を看護師と共有し，病棟での実施を目指す．本人ができる活動が増えることにより，さらなる心身機能

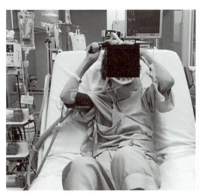
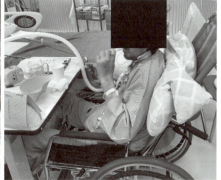

図3 日常生活動作練習

の回復が期待できる．項目としては，整容（清拭，整髪）などの簡単な動作が導入しやすい．おしぼりで顔や手を拭くなどの動作はベッド上でも可能であり，精神賦活や爽快感にもつながる．その際は，綺麗好き・身だしなみに気を遣うなどの性格も考慮し，本人が大事にしていた活動を導入する視点も重要である．また，これらは，離床と組み合わせて行う工夫も重要である．例えば，座位中に，清拭や足浴などを行い，辛く苦しいだけのものではなく快刺激も得られることにより，その後の練習へとつなげやすい．離床が可能となれば，ポータブルトイレの使用や車椅子でのトイレ移動を検討する．ICU では食事摂取が困難な患者も多いが，可能の場合は，食事動作の評価をし，ポジショニングや太柄のスプーンなどの自助具も検討する．ICU 入室中よりできる動作・習慣となっていた動作を行い，早期より日常を取り戻し，ICU 退室後の生活行為の獲得につなげることが必要である **図3**．

▶ 認知機能練習

ICU 患者は認知機能の障害も生じ[7,30]，全般的な認知機能低下，記憶や注意，遂行機能，情報処理，空間認識などの障害が生じる[7]．危険因子としては，せん妄が指摘されているほか，高齢，認知機能障害の既往，人工呼吸器期間の長さ，重度の合併症・敗血症なども挙げられている[30]．介入としては，危険因子であるせん妄への対策が必要である．せん妄対策には，ストレスの軽減（疼痛，不安，睡眠，騒音），コミュニケーション支援，家族ケア，感覚・認知感情の刺激[19]，せん妄の危険因子の減少，認知機能の改善，睡眠や運動の最適化などの多角的な非薬理学的介入が推奨されている[17]．認知機能練習の効果に関しては，報告にバラつきがあり不明確な点はあるが[30]，早期の認知機能練習は，認知機能や遂行機能の改善の可能性が期待される[31]．また，運動療法[32]や，運動療法・認知機能練習・環境調整を合わせた介入による認知機能向上の効果も報告されている[33,34]．認知機能練習の一例としては，RASS −3～−2 では見当識入力，RASS −1～＋1 では順唱・逆唱・記憶・パズル課題などを行い，安全性が立証されている[35]．臨床では，早期離床や ADL 練習に加えて，ベッド上・車椅子で行える認知機能練習を組み合わせて介入するとよいと考える．

▶ その他

ICU 入室中でも，アクティビティを行うことは可能である．能動的に動作・活動を行い，さらに離床と組み合わせて行うことで，効果的な運動療法となり得る．活動が患者にとって楽しみやストレス発散となれば，せん妄対策・精神的効果・意欲向上なども期待できる．活動を選択する場合は，個人特性に合わせたなじみのある活動が望ましく，興味関心チェックシート[36]などのツールも活用

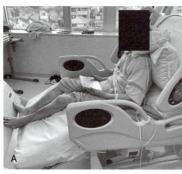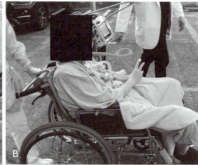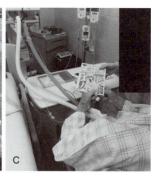

図4 人工呼吸器患者におけるアクティビティ
A: タブレットを用いたゲーム, B: 外気浴, C: ペーパークラフト

できる．他職種の協力が得られれば，外気浴も有効な手段である．危険性の低い活動は，病棟での余暇時間に行うことにより，活動性の向上・生活リズムの改善につながる 図4 ．

また，作業療法を行ううえでは目標設定が重要である．ICU患者において，目標を設定することは難しいが，退室・退院後の生活を見据えた介入が必要である．ICU入室患者は，ADLのみでなく，家事動作などIADLの制限，さらには復職の問題も抱えている[37]．そのため，本人の生活・希望に合わせて，ICU入室中よりIADLや復職に関する介入や支援も検討する．

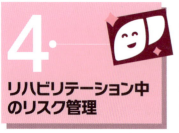

4. リハビリテーション中のリスク管理

前述の通り，ADLや作業活動などは，より負荷量や状態の変化に注意が必要である．早期離床の開始基準・中止基準[1]などを参考に介入し，介入中は，バイタルサインの変化，自覚症状の変化に留意し，モニターや患者の表情を観察する．また，練習時のルート類の事故抜去や転倒にも注意が必要である．状態変化があった場合は，ただちに看護師や医師に報告し共有をする．

5. リハビリテーション終了時に考えること

リハビリテーション終了時は，状態変化がないかを確認をする．リハビリテーション終了時点では変化がなくとも，その後に状態変化が生じる可能性もあるため，特に負荷の強い活動を行った後は看護師に観察の継続を依頼する．また，リハビリテーション中に行ったADL動作・活動を病棟でも取り入れるよう共有し，設定や介助方法を伝達する．また，リハビリテーション中に知り得た患者の訴え，趣味や好みなど個人特性の情報を看護師と共有し，病棟でのケアや活動に活かす．

症例 6

50歳代，女性，職業：カメラマン

疾患：重症筋無力症クリーゼ・胸腺腫．現病歴：呼吸困難感・上肢筋力低下・嚥下障害のためX日入院．重症筋無力症クリーゼの診断．X+16日呼吸筋麻痺・呼吸不全のため人工呼吸管理・ICU入室に至った．合併症：うつ病，不眠症．治療：ステロイドパルス療法，血漿交換療法．経過：X+28日気管切開，X+30日人工呼吸器離脱，X+37日ICU退室・スピーチカニューレに変更，X+55日転院．

【評価（初期：X+20日）】

安静度：端座位まで可．呼吸状態：挿管・人工呼吸管理，モードAC，換気様式PCV，FiO_2 40%・PEEP 5，P/F比222，左下葉に無気肺・肺炎あり．GCS/E4VtM6，RASS/0，CAM-ICU陰性．MMT：頸部3，三角筋2/4，他上肢・手指3/4，下肢4/4．FSS-ICU：9（寝返り3，起き上がり2，端座位4）．IMS：3．BI：5点．精神状態：先が見えないことや，金銭面・復職・発話に関する不安や焦りが強く，不眠もあり，家族との関係不良も影響していた．疾患や治療の理解は良好で，リハビリテーション意欲はあり．

（追加：X+40日，人工呼吸器離脱時）

MMSE：30点．HADS：不安17点，うつ10点．共有目標：復職（カメラマン），速足で荷物を持って歩ける．

【作業療法】

初期/可動域練習，コミュニケーション支援，ADL練習，端座位保持練習．追加/上肢筋力練習，車椅子乗車，歩行練習，職業動作練習，気分転換．

【介入詳細】

医師とリハビリテーション方針や負荷量，看護師とリハビリテーションスケジュール・本人の訴えを適宜共有して進めた．はじめに，意思疎通のためのスマートフォン操作時のポジショニングやベッド周囲環境を設定した．特に，日々，訴えの傾聴，リハビリテーション方針・予測される経過・気管切開時の発話方法などの見通しを丁寧に説明し，精神面に留意した関わりを意識した．介入初期は，無気肺改善・排痰目的で端座位保持練習を行い，清拭や足浴も組み合わせた．人工呼吸器離脱後は，リハビリテーション負荷制限も解除され，本人と復職目標を共有したうえで，立位・歩行練習，上肢を積極的に使用したADL練習，車椅子でのADL設定，職業動作評価・練習を進めた．ICU入室中より，特に，職業動作練習（撮影姿勢の保持，機材の持ち運び）を積極的に取り入れた．また，精神的サポートは継続し，精神機能評価に基づき，本人と不安の共有・軽減を図り，気分転換活動（屋外散歩と写真撮影）も行った．ICU退室後は，ADL・職業動作練習を増やした．その後は，治療・リハビリテーション継続目的で関連病院へ転院した後，自宅退院・復職へと至った．

【当院退院時評価】

MMT：三角筋4/4，他5/5．握力：16.0/16.6 kg．FSS-ICU：35点．IMS：10．BI：90点．職業動作：写真撮影動作・機材の持ち運び可能．HADS：不安13点，うつ10点．

■文献

1) 日本集中治療医学会早期リハビリテーション検討委員会．集中治療における早期リハビリテーション〜根拠に基づくエキスパートコンセンサス〜．日集中医誌．2017; 24: 255-303.
2) 藤本侑大，田宮大也．ICU における作業療法．OT ジャーナル．2023; 57: 860-5.
3) 藤本侑大，松本鉄也．集中治療室に関連した作業療法実践に関するランダム化比較試験のシステマティック・レビュー．作業療法．2018; 37: 421-6.
4) 淺井康紀，大庭潤平，崎本史生，他．集中治療室における作業療法実践に関する探索的研究．神戸学院総合リハビリテーション研究．2020; 15: 17-25.
5) 駒場一貴，渡部高之，青木啓一郎．本邦における救命救急・集中治療領域での作業療法実践—スコーピングレビュー—．作業療法．2023; 42: 43-50.
6) Weinreich M, Herman J, Dickason S, et al. Occupational therapy in the intensive care unit: a systematic review. Occup Ther Health Care. 2017; 31: 205-13.
7) Needham DM, Davidson J, Cohen H, et al. Improving long-term outcomes after discharge from intensive care unit: report from a stakeholders' conference. Crit Care Med. 2012; 40: 502-9.
8) Hiser SL, Fatima A, Ali M, et al. Post-intensive care syndrome（PICS）: recent updates. J Intensive Care. 2023; 11: 23.
9) Costigan FA, Duffett M, Harris JE, et al. Occupational therapy in the ICU: a scoping review of 221 documents. Crit Care Med. 2019; 47: e1014-21.
10) Schweickert WD, Pohlman MC, Pohlman AS, et al. Early physical and occupational therapy in mechanically ventilated, critically ill patients: a randomised controlled trial. Lancet. 2009; 373: 1874-82.
11) Kayambu G, Boots R, Paratz J. Physical therapy for the critically ill in the ICU: a systematic review and meta-analysis. Crit Care Med. 2013; 41: 1543-54.
12) Nakanishi N, Oto J, Tsutsumi R, et al. Upper limb muscle atrophy associated with in-hospital mortality and physical function impairments in mechanically ventilated critically ill adults: a two-center prospective observational study. J Intensive Care. 2020; 8: 87.
13) Wenham T, Pittard A. Intensive care unit environment. Continuing Education in Anaesthesia, Critical Care & Pain. 2009; 9: 178-83.
14) Gezginci E, Goktas S, Orhan BN. The effects of environmental stressors in intensive care unit on anxiety and depression. Nurs Crit Care. 2022; 27: 113-9.
15) Bulbuloglu S, Çınar F, Çürük GN. The effect of environmental stressors on patient experience in medical, surgical, and COVID-19 intensive care unit. J Patient Exp. 2022; 9: 23743735221092545.
16) Zaal IJ, Spruyt CF, Peelen LM, et al. Intensive care unit environment may affect the course of delirium. Intensive Care Med. 2013; 39: 481-8.
17) Devlin JW, Skrobik Y, Gélinas C, et al. Clinical practice guidelines for the prevention and management of pain, agitation/sedation, delirium, immobility, and sleep disruption in adult patients in the ICU. Crit Care Med. 2018; 46: e825-73.
18) Trogrlić Z, van der Jagt M, Bakker J, et al. A systematic review of implementation strategies for assessment, prevention, and management of ICU delirium and their effect on clinical outcomes. Crit Care. 2015; 19: 157.
19) Renner C, Jeitziner MM, Albert M, et al. Guideline on multimodal rehabilitation for patients with post-intensive care syndrome. Crit Care. 2023; 27: 301.
20) Patak L, Gawlinski A, Fung NI, et al. Patients' reports of health care practitioner interventions that are related to communication during mechanical ventilation. Heart Lung. 2004; 33: 308-20.
21) 小倉久美子，山田聡子，中島佳緒里．ICU における人工呼吸患者と看護師のコミュニケーションの困難さおよび代替コミュニケーションの検討: 文献レビュー．J Jpn Acad Crit Care Nurs．2020; 16: 11-27.
22) Khalaila R, Zbidat W, Anwar K, et al. Communication difficulties and psychoemotional distress in patients receiving mechanical ventilation. Am J Crit Care. 2011; 20: 470-9.
23) Modrykamien AM. Strategies for communicating with conscious mechanically ventilated critically ill patients. Proc（Bayl Univ Med Cent）. 2019; 32: 534-7.
24) Association, A.S.-L.-H. https://www.asha.org/public/speech/disorders/AAC/
25) Ten Hoorn S, Elbers PW, Girbes AR, et al. Communicating with conscious and mechanically ventilated critically ill patients: a systematic review. Crit Care. 2016; 20: 333.
26) Miyamoto K, Shibata M, Shima N, et al. Incidence and risk factors of worsened activities of daily living status three months after intensive care unit discharge among critically ill patients: a prospective cohort study. J Clin Med. 2022; 11: 1990.
27) Vest MT, Murphy TE, Araujo KL, et al. Disability in activities of daily living, depression, and quality of life among older medical ICU survivors: a prospective cohort study. Health Qual Life Outcomes. 2011; 9: 9.
28) Matsumoto T, Yoshikawa R, Harada R, et al. Predictors of activities of daily living in intensive care unit survivors: a propensity score matching analysis. Prog Rehabil Med. 2023; 8: 20230010.
29) Álvarez EA, Garrido MA, Tobar EA, et al. Occupational therapy for delirium management in elderly patients without mechanical ventilation in an intensive care unit: A pilot randomized clinical trial. J Crit Care. 2017; 37: 85-90.
30) Rengel KF, Hayhurst CJ, Pandharipande PP, et al. Long-term cognitive and functional impairments after critical illness. Anesth Analg. 2019; 128: 772-80.

31) Muradov O, Petrovskaya O, Papathanassoglou E. Effectiveness of cognitive interventions on cognitive outcomes of adult intensive care unit survivors: A scoping review. Aust Crit Care. 2021; 34: 473-85.
32) Patel BK, Wolfe KS, Patel SB, et al. Effect of early mobilisation on long-term cognitive impairment in critical illness in the USA: a randomised controlled trial. Lancet Respir Med. 2023; 11: 563-72.
33) Dong Q, Yang Y, Tang Q, et al. Effects of early cognitive rehabilitation training on cognitive function and quality of life in critically ill patients with cognitive impairment: A randomised controlled trial. Aust Crit Care. 2023; 36: 708-15.
34) Jackson JC, Ely EW, Morey MC, et al. Cognitive and physical rehabilitation of intensive care unit survivors: results of the RETURN randomized controlled pilot investigation. Crit Care Med. 2012; 40: 1088-97.
35) Brummel NE, Jackson JC, Girard TD, et al. A combined early cognitive and physical rehabilitation program for people who are critically ill: the activity and cognitive therapy in the intensive care unit（ACT-ICU）trial. Phys Ther. 2012; 92: 1580-92.
36) 日本作業療法士協会. 興味・関心チェックシート. https://www.jaot.or.jp/files/news/wp-content/uploads/2014/05/seikatsukoui-2kyoumikanshin-checksheet.pdf
37) Kamdar BB, Suri R, Suchyta MR, et al. Return to work after critical illness: a systematic review and meta-analysis. Thorax. 2020; 75: 17-27.

〈齋藤　甚〉

4-9 ICUにおける摂食・嚥下療法

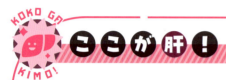

1 リハビリテーション前の情報収集
入院前の摂食状況をできる限り詳細に情報収集する．その摂食状況の維持・再獲得が当面の目標になり，ICU退室後・退院後の栄養摂取計画の判断材料にもなるため，多職種で共有したい．

2 ICU入室時のチェックポイント
口腔・咽頭の診察のあと，反復唾液嚥下テスト・改訂水飲みテスト・フードテストの3つの摂食・嚥下スクリーニング検査を組み合わせて行う．

3 リハビリテーションの実際
嚥下は，随意的運動後に連続して反射運動が組み合わさり完結する複合運動である．随意的に行える部分を抜き出して，反復・努力によって機能を高めるのが間接訓練であり，実際に食物を使って経口摂取に慣れていくのが直接訓練である．それらを組み合わせて進めていく．

4 リハビリテーション中のリスク管理
摂食・嚥下は窒息や誤嚥性肺炎など生命の危機に直結することも忘れてはならない．複数人で観察し，いつでも吸引できる体制，事故発生時に医師がすぐ駆けつけられる環境が必要である．

5 リハビリテーション終了時に考えること
摂食・嚥下リハビリテーションのすべてがICUで完結することは少なく，本格的な練習は一般病床での治療に引き継がれていくことになる．目標と定めた栄養摂取方法と確立のための計画，それまで行ったプログラムはしっかりと文書化して申し送りたい．

摂食嚥下障害はICUにおいても普遍的な問題であり，入院期間を40%延伸させ，入院中の死亡リスクを13倍以上増加させる．抜管後の嚥下障害は，肺炎，再挿管の増加と関連し，ICU資源および医療費の大きな負担となっている．ICUでの経口食開始には多様な意見があるだろうが，早期リハビリテーションとしての介入の必要性に異論はないだろう．

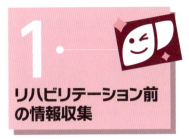

1. リハビリテーション前の情報収集

本人・家族，診療録より，入院前の摂食状況（食事は誰が用意して，どんな食種形態で，自己摂取か介助が必要だったのか，義歯の使用状況，何割くらい食べられていたのか，水分にとろみをつけていたのか，むせていたのかなど）をできる限り情報収集する．しかしERやICUでは意識障害や鎮静されていたり，家族の面会が許可されていなかったり，診療録記載の優先順位から十分に網羅できるケースは少ないだろう．情報が不十分な時は入院前の生活状況や環境情報から推測することになる．入院前の摂食状況の維持・再獲得が当面の目標になるうえ，ICU退室後・退院後の栄養摂取計画の判断材料となるため，推測の場合も含め明確に診療録に記載して多職種で共有したい．

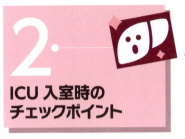

2. ICU入室時のチェックポイント

基本的にICUにおける摂食・嚥下リハビリテーションは，抜管もしくは気管切開をした時点から始まる．人工呼吸器関連肺炎（ventilator associated pneumonia: VAP）の予防という観点からは，呼吸管理中の口腔ケアや経口気管挿管中からのアプローチなども期待されるが本稿では触れない．

▶ 口腔・咽頭の診察

まず，口腔から咽頭の観察をする．患者は長期間経口摂取していないため，自浄作用のある唾液の分泌が抑制されている．口腔内の汚染・舌苔をチェックし，必要に応じ口腔ケアを施す．残存歯牙を調べ，動揺歯や齲歯の把握もしておく．持ち込み義歯がある場合は必ず装着し適合をチェックする．早期に使用再開しないと歯槽骨の消退により二度と使えなくなってしまう．唾液の貯留や流涎は嚥下障害の存在を強く疑う．運動機能として，舌運動と挺舌により舌の偏位・萎縮を調べて，舌圧子とペンライトで軟口蓋挙上・カーテン徴候を観察する．次に発声・発語をさせて声質・構音・咽頭痛を評価する．声量不足は声門閉鎖不良を示し，咳嗽力低下を疑わせる．気息性嗄声は反回神経麻痺，湿性嗄声は喉頭蓋谷・梨状陥凹への唾液の貯留や気道内への垂れ込みを疑わせる．必ず聴診器を使用して呼吸音や嚥下音を実際に聴くことが重要である．

▶ 摂食・嚥下スクリーニング検査

3つのスクリーニング検査を行って，摂食・嚥下障害の有無と程度を把握する．

❶反復唾液嚥下テスト（the repetitive saliva swallowing test: RSST）[1]

30秒間に何回唾液を飲み下すこと（空嚥下）ができるかをカウントする簡易なテストで，道具を必要とせず，だれにでも実施できる．検者が患者の喉頭隆起に第2・3指をあて，唾液嚥下時に指を喉頭隆起が十分に乗り越えて挙上した場合を1回とカウントする．2回以下を陽性とする．口腔乾燥が結果に大きく影響するため，その場合には十分な口腔ケアか人工唾液を噴霧する．感度は高いが特異度はあまり高くない．

❷改訂水飲みテスト（modified water swallow test: MWST）

3mLの冷水を口腔底に入れ，嚥下するように指示，嚥下状態によって5段階で評価するテスト[2]である 表1 ．

❸フードテスト（food test: FT）

ティースプーン1杯量（約4g）のプリンを舌背部に置き食させて評価する検査法[3]である 表1 ．評価手順は改訂水飲みテストとほぼ同様であるが，口腔内残留が舌背や口腔底などに25％以上残留

表1 改訂水のみテストとフードテスト

改訂水のみテスト（MWST）	フードテスト（FT）
手技 ①冷水 3 mL を口腔底に注ぎ嚥下を指示する ②嚥下後，反復嚥下を 2 回行わせる ③評価基準が 4 点以上なら最大 2 施行繰り返す ④最低点を評点とする 評価基準 1: 嚥下なし，むせる and/or 呼吸切迫 2: 嚥下あり，呼吸切迫（不顕性誤嚥の疑い） 3: 嚥下あり，呼吸良好，むせる and/or 湿性嗄声 4: 嚥下あり，呼吸良好，むせない． 5: 4 に加え，反復嚥下が 30 秒以内に 2 回可能	手技 ①プリン茶さじ 1 杯（約 4 g）を舌背前部に置き嚥下を指示する ②嚥下後，反復嚥下を 2 回行わせる ③評価基準が 4 点以上なら最大 2 施行繰り返す ④最低点を評点とする 評価基準 1: 嚥下なし，むせる and/or 呼吸切迫 2: 嚥下あり，呼吸切迫（不顕性誤嚥の疑い） 3: 嚥下あり，呼吸良好，むせる and/or 湿性嗄声．口腔内残留中等度 4: 嚥下あり，呼吸良好，むせない，口腔内残留ほぼなし． 5: 4 に加え，反復嚥下が 30 秒以内に 2 回可能

した場合に 3 点とする．

▶嚥下内視鏡検査（video endoscopic examination of swallowing: VE）

　経鼻的に内視鏡を挿入して，摂食時の咽頭や喉頭の様子を観察する 図1 ．可搬性が高く，実際食べる食品で検査でき，直接観察により器質的異常を診断できるうえ，運動と感覚のどちらも評価できる．しかしながら，多少の侵襲を伴い医師か歯科医師しか施行できない，嚥下反射の瞬間は white out して観察できないという弱点もある．咽喉頭の分泌液や食塊の残留，声門の閉鎖不全（喉頭麻痺）などを直接観察でき，経口食開始か代替栄養継続かの判定に役立つので ICU 診療に向いているといえる．しかしながら安全性の面から日本版重症患者リハビリテーション診療ガイドライン J-ReCIP 2023[4]では嚥下内視鏡検査に基づいたマネジメントを行わないことを弱く推奨するとなっており，今後エビデンスの積み上げが必要である．

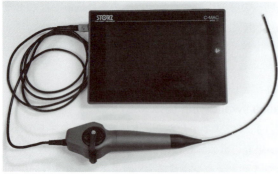 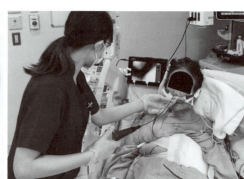

図1 ビデオ嚥下内視鏡検査（VE）
左: 携帯型内視鏡，右: 検査風景

▶嚥下造影検査（video fluoroscopic examination of swallowing: VF）

　摂食嚥下リハビリテーションに不可欠なゴールドスタンダードな検査である．X 線透視下で造影剤入り模擬食品を摂取させ嚥下運動を録画して評価する．X 線透視室への出床が必要となるため，現実的には ICU 患者に行われることはまれであろう．

3. リハビリテーションの実際

摂食嚥下練習は，食物を使用するかしないかで間接訓練と直接訓練に分けられる．

▶ 間接訓練

嚥下は，随意的運動後に連続して反射運動が組み合わさり完結する複合運動である．随意的に行える部分を抜き出して，反復・努力によって機能を高めるのが間接訓練である．

❶ 口唇・舌・頬のマッサージとストレッチ

口腔ケアと兼ねて行うと効率的．湿らせたガーゼやスポンジブラシで口唇・舌・頬の内側をマッサージすると同時に汚れを除去する．余分な水分や唾液が多い場合は吸引しながら行い，浮いた汚れの誤嚥に注意する．従命可能なら挺舌してもらい上下左右に振ってもらう．口元のみならず，開閉眼を伴わせて百面相をしてもらいながら表情筋のストレッチも行う．従命が不十分な時は噛まれないように十分注意しながら，湿らせたガーゼで舌を包み軽くストレッチしたり，指で口唇や頬を伸ばすとよい．

❷ 発声・構音練習

母音を長く発声してもらったあと，子音の練習としてパ・タ・カ・ラ行の反復発音練習を行う．リズミカルな短い発音や，できるだけ速い「パタカラ」の繰り返し構音，早口言葉の練習などを組み合わせる．音量も少しずつ上げてもらい強い声門閉鎖を促す．

❸ 呼吸・咳嗽練習

深呼吸，息止め，ブローイング（口すぼめで息の吹き出し，ティッシュペーパーの吹き飛ばし，水入りペットボトルに入れたストロー吹きなど）を行う．随意的な咳嗽練習，ハフィング（呼気時に，ハフッ！と掛け声しつつ呼気流速を早くして，痰を喀出する方法）も行う．

❹ アイスマッサージ

奥舌や軟口蓋をアイス綿棒でマッサージする．アイス綿棒は綿棒に水分を含ませて凍らせたものを使用するが，味つきの水分にすることで感覚刺激になったり患者の意欲を引き出すのにも役立つ．寒冷刺激・圧刺激・溶けた水分によって嚥下反射を誘発する．最後に綿棒で口腔ケアの仕上げをしてもよい．

❺ 嚥下体操

四肢体幹から，頸部，顔面，口腔までの嚥下に関与するさまざまな器官をストレッチしてリラクセーションさせる体操が，多くの教科書やwebで紹介されている．本稿では割愛するが，ぜひ導入してほしい．

▶ 直接訓練

実地練習として食物摂取に慣れていくのが直接訓練である．直接訓練の適応は，評価による情報収集結果から，「何らかの工夫」をすることにより安全に食べられると判断された患者に限られる．練習の方向性としては，徐々に「何らかの工夫」の部分を減らしていって，どんな状況でも安全に食べられるようになることを目指す．

❶ 直接訓練開始直前観察

バイタルサインチェック以外に，顔色・口唇色，表情（不安・動揺・興奮など），発声（痰が絡んでいないか），食物認知ができているか，これから食べるための練習をすることの認識ができているのかを確認する．明確な食欲を感じ取れれば練習が進めやすくなる．

❷ 直接訓練準備運動

前述の間接訓練をそのままコンパクトに行っていただきたい．食べる直前に行っておくべき一連の手続きと認識してほしい．

❸ 段階的摂食練習法

比較的嚥下しやすい嚥下調整食形態から徐々に慣らしていき，難易度の高い食形態に段階的に進めていく方法である．日本摂食・嚥下リハビリテーション学会では，嚥下調整食分類をホームページで無料一般公開しているので参照してほしい（https://www.jsdr.or.jp/wp-content/uploads/file/doc/classification2021-manual.pdf　嚥下調整食学会分類2021[5]）．嚥下ピラミッドとも呼ばれており，嚥下の難易度が順を追って並べられているので所属施設・病院の食種体系と比較して戦略を立てる際の参考にするとよい．

❹ 嚥下代償法

ここでいう嚥下代償法とは「何らかの工夫」による代償方法を実践することにより，安全に嚥下しやすくすることである．嚥下機能が改善してくれば徐々に解除していくものだが，これらの方法を実施しないと危険を伴ってくる場合は，経口摂取するための条件となる．

　a. リクライニング: 気道は食道の前方に位置しているので，リクライニング姿勢をとることにより気道は食道の上方になる．重力に従って食塊は食道に向かい，気道に入りにくくなるため誤嚥防止に簡単に行える方法．完全な仰臥位をとると食塊の送り込みに重力を利用しづらくなるので，30°くらいのリクライニングがよいとされている．しかし介助なしに摂食動作を行うためには最低60°は角度が必要となるので，患者の嚥下機能と状態により角度を設定する　図2 ．

　b. 頸部前屈（チンダウン）: 緊急時の気道確保は頸部を後屈するが，これは咽頭と気道が直線的に並び，楽に呼吸ができるようになるからである．誤嚥を防止するならば，この反対，つまり頸部前屈位をとらせる．この姿勢だと嚥下反射が誘発されやすくなるともいわれている　図2 ．

　c. 頸部回旋: 食塊は咽頭を通過する時，喉頭を避けて左右に別れて梨状窩を通過後また合流する．つまり正常では左右両方の梨状窩を通過している．頸部をどちらかに回旋すると回旋した側の咽頭腔が狭められ，反対側を優位に食塊が通過しやすくなる．また頸部回旋は上部食道括約筋開大増加と内圧低下に効果がある．片側性の嚥下障害（例えば片麻痺など）で食塊の咽頭通過に左右差がある場合は，この方法を利用して健側に食塊を誘導する．健側を下にする側臥位を組み合わせれば，より健側に食塊誘導しやすくなる．

　d. Think swallow, effortful swallow: 嚥下に意識集中させて行わせる（think swallow），より強く飲み込ませる（effortful swallow）ことにより嚥下機能が改善することがある．通常，嚥下

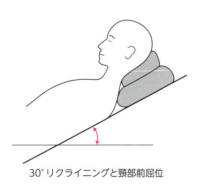 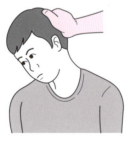

30°リクライニングと頸部前屈位

頸部回旋と頸部前屈
右回旋と前屈の組み合わせ
食塊を咽頭左側に誘導できる

図2　直接訓練時の代償方法の例（体位）

は自然に意識せず行っている慣習動作であるが，意識集中することにより意図的に減弱した筋群を活性化し，強い嚥下反射を誘発することができる．

　e. 複数回嚥下・交互嚥下・咳払い: 口腔や喉頭蓋谷・梨状窩に食塊が残留していても，感覚障害のため気づかない患者に対して行う．残留に気づかないまま放置していると，気道にたれ込んだり，吸気とともに吸い込まれてしまい，嚥下後誤嚥の原因になる．通常の嚥下後，次の一口の前に空嚥下をはさみ，残留をクリアするのが複数回嚥下である．空嚥下がうまくできない場合や付着性の強い食塊がこびりついている場合は，水やゼリーなど異なる食形態のものを用いてクリアするが，これを交互嚥下という．これらの後に咳払いを組み合わせると，気道に侵入しかけた誤嚥物も喀出でき有用な場合がある．

　f. Supraglottic swallow: 嚥下パターン練習，声門越え嚥下ともいう．嚥下直前に息を止めて，息こらえをして喉頭閉鎖を強化する．続いて嚥下して，嚥下直後にすばやく咳をする（強く息を吐かせてもよい）．これで喉頭前庭に流入した食物を除去し誤嚥を防止するテクニックである．これは嚥下と呼吸法を組み合わせて安全な嚥下パターンを患者に獲得してもらうのが目的である．

4. リハビリテーション中のリスク管理

摂食・嚥下は栄養を獲得するための機能であると同時に，食という楽しみを獲得する行為でもある．しかしその行為は窒息や誤嚥性肺炎など生命の危機に直結することも忘れてはならない．抜管直後は呼吸状態が安定しないうえ，喉頭浮腫や声帯麻痺など喉頭に問題がある場合も多いため，バイタルサインのチェックに加え酸素飽和度や血液ガス結果をチェックし，呼吸数や呼吸の深さ・パターンを観察し聴診も行う．次に鎮静深度・意識状態を把握する．嚥下練習には最低でも開眼を維持できるレベルかつ非意図的な運動や攻撃的な運動のみられない落ち着きが必要である．当然，循環動態が安定しない場合や高熱時は避け原因疾患の治療を優先させる．食物を使用する直接訓練時はさらに高いリスク管理が求められる．複数人での観察，いつでも吸引できる体制，事故発生時に医師がすぐ駆けつけられる環境が必要である．これらはICUだからこそ用意できる環境ともいえるが，患者は重症者であるため最大の注意が必要である．

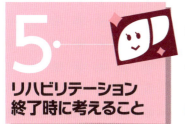

5. リハビリテーション終了時に考えること

摂食・嚥下リハビリテーションのすべてがICUで完結することは少ないだろう．本格的な練習は一般病床での治療に引き継がれていくことになる．目標と定めた栄養摂取方法と確立のための計画，それまで行ったプログラムはしっかりと文書化して申し送りたい．

現代のICUにおけるリハビリテーションの目的は，救命率の改善や医療資源の削減もさることながら，集中治療後症候群（post-intensive care syndrome: PICS）の予防が大きい．ICUに入室中あるいは退室後に生じる身体障害，認知機能，精神障害に安心して食べられる経口食の提供は役立つに違いない．

一般に嚥下練習は言語聴覚士が中心に担っているが，絶対数が少ないうえにその職域は広く，全国に600以上あるICUをすべてカバーすることは困難である．この現状を打開する対策が必要となるだろう．摂食嚥下機能療法診療報酬規程上で診療担当は理学療法士・作業療法士・看護師など多職種に広く開かれている．嚥下診療を「多職種相互乗り入れチーム」で行うことが効率的なのは間違いない．ぜひ摂食・嚥下リハビリテーションに興味を持って，現場の臨床に参画いただきたい．

症例 6

82歳，女性

【現病歴】
39℃の発熱と呼吸困難で入所施設から救急搬送された．誤嚥性肺炎の診断にて入院，ARDSとなりICU入室．人工呼吸管理となったが，早期離床リハビリテーションとして入室翌日より段階的に座位練習を行った．第7病日目に抜管，嚥下評価と摂食・嚥下リハビリテーション目的で疾患別リハビリテーション（呼吸器リハビリテーション区分）が処方された．

【既往歴】
3年前に脳梗塞を発症，軽度の右片麻痺が残存している．

【生活環境】
有料老人ホームに入所していた．杖を使って歩行とADLは自立していた．食事は常食を3食摂取していたが，よくむせこんでいた．

【現症】
意識 E4V5M6 GCS，認知症なし，酸素 経鼻2L，SpO_2 98%．嗄声なし，無歯顎，口腔汚染なし，舌乾燥，軽度舌苔あり，上下総義歯適合良好．RSST 3回/30秒，MWST 評価基準5，FT 評価基準5．頸部聴診 嚥下音良好聴取，咽頭残留音なし．

【アプローチと経過】
入所していた施設復帰を目標として介入した．意識清明で呼吸状態も安定，嚥下スクリーニング検査でも高得点，聴診でも問題所見なしであるが，脳梗塞の既往があり，むせていた情報あり．口腔ケアを兼ねた間接訓練を行い，ゼリー食より直接訓練を開始した．発熱・炎症反応上昇がないことを確認しながら，ペースト食，熟煮込みキザミとろみつき食へ食上げを行ったところで一般床へ転室となった．続いて一口大キザミ食全粥へ食上げの予定である．

■文献

1) 小口和代, 才藤栄一, 水野雅康, 他. 機能的嚥下障害スクリーニングテスト「反復唾液嚥下テスト」(the Repetitive Saliva Swallowing Test: RSST) の検討 (1) 正常値の検討. Jpn J Rehabil Med. 2000; 37: 375-82.
2) 才藤栄一. 平成13年度厚生科学研究補助金（長寿科学総合研究事業）摂食・嚥下障害の治療・対応に関する統合的研究 総括研究報告書. 2002. p.1-17.
3) 向井美惠. フードテストおよび咬合状態とVF検査結果との関連性（才藤栄一主任研究者）. 平成10年度厚生省・老人福祉に関する調査研究等事業報告書. 1999. p.66-76.
4) 日本集中治療医学会集中治療早期リハビリテーション委員会. 日本版重症患者リハビリテーション診療ガイドライン J-ReCIP 2023. 日集中医誌. 2023; 30: S905-72.
5) 日本摂食嚥下リハビリテーション学会嚥下調整食委員会. 日本摂食嚥下リハビリテーション学会嚥下調整食分類2021. 日摂食嚥下リハ会誌. 2021; 25: 135-49.

〈笠井史人〉

4-10 ICU退室後の回復期リハビリテーション

ここが肝！

1 ICU退室後の回復期リハビリテーション医療

回復期リハビリテーションの役割は，障害された身体機能や認知精神機能（症状）を回復させつつ，患者やその家族の新しい生活環境を考え，それに適応できる能力を獲得させることである．

2 回復期リハビリテーションに必要な情報収集と評価項目

急性期病院における現病歴や経過を十分に情報収集し，どのような過程を経て今の状態になっているのかを把握する．そのうえで，身体機能・精神機能の評価を行う．また，生活環境などの社会的情報も把握しよう．

3 回復期リハビリテーションの実際

リハビリテーションを行う際は，原疾患や併存症の病態についても配慮し，どの程度の運動負荷で行ったかを記録しながら，翌日や経時的に病態の悪化がないかを注意深く観察する．

4 回復期から生活期に向けての関わり

生活環境や仕事内容を踏まえたリハビリテーションを検討する．

1. ICU退出後の回復期リハビリテーション医療

医学・医療における「回復期」とは，「急性期治療を終えたものの，身体機能もしくは認知精神機能になんらかの障害が残っている患者について，リハビリテーション医療を行うことでこれらの機能障害の回復もしくはADLの回復が可能である時期（回復が期待できる時期）」と考えることができる[1]．回復期リハビリテーションの役割は，障害された身体機能や認知精神機能（症状）を回復させつつ，患者やその家族の新しい生活環境を考え，それに適応できる能力を獲得させることである．「回復期」では，残存機能と機能障害を詳細に評価し，残存機能を活かすとともに機能障害を改善させ，ADLの再獲得を図る．発症時や急性期の経過を引き継ぎ，多くの職種がチーム医療として関わり，各職種がしっかりと意思疎通を図ることが重要である．患者の現状把握やゴールについての認識を共有することで，適切な医療を進めることができる[2]．

しかしながら，適切なリハビリテーション医療を行っても，症状が回復しない場合や後遺症が残存することもある．特にICU退室後の患者では，高齢の患者，長期人工呼吸管理の患者，ICU-AWやICU-AD，集中治療後症候群（PICS）を有する患者では身体機能の回復には時間がかかるとさ

れ，ICU 退室患者のうち 64％が 6 カ月後時点で PICS を有することが報告されている．このような重症例では回復期のリハビリテーション医療を通じて生活期のリハビリテーション医療へとバトンを引き継ぐことも必要となる．そして，患者の退院後の生活環境を見据えて，患者や家族の精神心理面の支援や家族への介護方法の指導，患者とともに家屋へ訪問し必要な福祉機器の検討などの具体的な支援などを行うこともある．

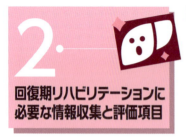

2. 回復期リハビリテーションに必要な情報収集と評価項目

▶ 医学的情報

　急性期における疾病の重症度や病態の経時的変化などの経過に関する情報（血液検査所見や X 線所見，頭部 CT/MRI，心臓超音波検査所見などの検査所見に加えて，使用した薬剤やデバイス機器に関する情報）は，回復期における原疾患や併存症の病態を把握するうえで必要な情報である．

▶ 身体機能評価

❶基本動作能力

評価: Ability for Basic Movement Scale（ABMS-2）[3] など

　基本動作とは，寝返り・起き上がり・座位・立ち上がり・立位・ベッドから椅子への移乗動作・歩行から構成され，日常生活動作を遂行する手段となる動作である．

❷発声発語機能

評価: 自由会話，発声発語機能検査，標準ディサースリア検査（AMSD）など

　呼吸機能，発声機能，構音・共鳴機能，プロソディ，口腔器官の運動能力に分けて評価をする．会話で発話特徴を判断し，そこから口腔器官の運動能力を推測してより重点的に検査すべき項目を検討づける．気息性嗄声はかすれた声質のことであり，気管挿管の抜管後や脳血管疾患，神経・筋疾患，また高齢の患者で生ずることが多い．声門閉鎖不全によることも多く，誤嚥のリスクも高くなる．気管カニューレを装用している場合は，気管カニューレからスピーチバルブへのステップアップや抜去が可能か，呼吸状態や咳嗽力，誤嚥の有無を評価する．口腔器官の運動能力が低下している患者は，嚥下機能の準備期，口腔期も低下していることが多い．嚥下機能も併せて評価が必要である[4,5]．

❸摂食嚥下機能

評価: 経口摂取場面の観察，スクリーニング検査（反復唾液嚥下検査，改訂水飲みテスト，フードテストなど），嚥下機能評価（嚥下造影検査，嚥下内視鏡検査）

　口腔内を視診して汚染物の有無，痰の量や性質の確認，口腔器官の運動能力，頸部の筋力の評価を行う．必要であれば嚥下機能評価を医師に打診し，嚥下機能の様式や重症度の評価，食形態の選定や摂取方法の検討，練習効果の判定を行う[5]．

❹日常生活活動

評価: Functional Independence Measure（FIM）

　Activity of Daily Living（ADL）は，食事・整容・更衣・排泄・入浴のセルフケア，排泄（排尿・排便），移乗，移動，コミュニケーションから構成されている．FIM はしている ADL であり，18 項目から成り立つ．

❺手段的日常生活活動

評価: Lawton の尺度[6]

　手段的日常生活活動とは，Instrumental Activities of Daily Living（IADL）と呼ばれ，複雑な動

作と判断が求められる「応用的動作」のことである．例えば，買い物や公共交通機関の利用などのことを指す．Lawton の尺度は 8 項目で構成され，3〜5 段階で分けられている行動の数値の合計で採点する．男性では 5 項目，女性では 8 項目で評価する．数値が高いほど「自立」であり，IADLの自立度を評価することができる．

▶ 精神機能評価
❶認知機能

評価: Mini-Mental State Examinaton（MMSE），長谷川式簡易知能評価スケール（HDS-R），MOCA-j（日本版 Montreal cognitive assessment）

認知機能の低下や認知症を確認するためのものである．カットオフ値は，MMSE は 21 点以下，HDS-R は 20 点以下で，認知機能低下あるいは認知症の可能性を判断することができる．また，MOCA-j のスクリーン検査も有効である．

❷高次脳機能

評価: 表1 参照

観察より起こりうる症状や病巣部位に合わせて評価する項目を選択する．評価の種類には，注意機能・記憶・前頭葉機能・知能検査・言語機能検査があり，各種評価の判断基準に合わせて高次脳機能障害を特定する．

表1 高次脳機能評価

		検査
注意機能		・日本版 TMT（TMT-j） ・仮名ひろいテスト ・標準注意検査法（CAT）
記憶	聴覚性記憶 視空性記憶	・リバーミード行動記憶検査 ・Wechsler Memory Scale-Revised（WMS-R） ・Lay 複雑図形模写課題
前頭葉機能		・Frontal Assessment Battery（FAB） ・Wisconsin Card Sorting Test（WCST） ・Behavioural Assessment of the Dysexecutive Syndrome（BADS）
行動		・標準高次動作性検査（SPTA）
空間能力		・2 点発見 ・二等分線課題 ・線分抹消試験 ・BIT 行動性無視検査日本版（BIT）
知能検査		・WAIS-Ⅳ

❸精神心理面

評価: Hospital Anxiety and Depression Scale（HADS）

不安（HADS-A）および抑うつ（HADS-D）のそれぞれ 7 項目の質問を 0〜3 点で採点し，合計がそれぞれ 0〜21 点となる．合計点が高いほど不安と抑うつが強いことを示す．

▶ 社会的情報
❶生活環境情報

同居人に関する情報，家屋や家屋周辺，生活圏内に関する情報，介護認定取得の有無などの退院後の生活に関する情報は必ず収集すべきである．

❷職業

職業や職場までの移動時間や移動手段，復職の時期などの情報は，リハビリテーションの内容に影響を与える．就労支援などの必要性などの検討もすべきである．

3. 回復期リハビリテーションの実際

▶ 運動療法

ICUに長期滞在した重症患者の身体的特徴のICU-AWは，全身の骨格筋の筋力低下の遷延を認めることが報告されている[7]．敗血症や全身性炎症性反応症候群の罹患や長期人工呼吸管理などにより骨格筋異化を促進することが原因と考えられている．

廃用症候群に伴う筋力低下とは病態生理学的に異なっており，筋力低下が長期的に遷延する．ICU退室後の集中的なリハビリテーションによっても筋力や身体機能の回復は十分とはいえない研究報告が多く，PICSが問題となっている．PICSを有する患者は全身持久力の低下から疲労しやすいことに加えて，栄養状態が不良な症例が多いため，回復期の運動療法においても十分な運動量の確保は難渋する．このような重症患者では，循環器疾患や呼吸器疾患などの内部障害を合併する頻度が高く，運動処方においても十分な配慮が必要である．心臓リハビリテーションや腎臓リハビリテーションのガイドライン[8,9]では，トレーニングの負荷の設定基準として，低負荷で回数を多くして実施することを推奨している．

加えて，回復期リハビリテーション病院などへの転院など，リハビリテーションの提供環境の変化がある際は，原疾患の増悪に対して十分な配慮が必要である．急性期病院の専門性の高い医学的管理が行われているが，転院先の病院においては専門医不在での対応になることもある．リハビリテーションを行う際は，原疾患や併存症の病態についても配慮し，どの程度の運動負荷で行ったかを記録しながら，翌日や経時的に病態の悪化がないかを注意深く観察することが重要である．

急性期病院において離床を進めるにあたり，患者は努力的に身体活動を行う機会が多い．回復期では，日常生活動作を含めた"動作の質"を高めながら，レジスタンストレーニングや起居動作練習・ADL練習・歩行練習などを展開していくことが大切だと考える．

▶ ADL練習

表2の確認動作を参考に，何ができるのか，何ができないのかを確認し，練習する動作を選択する 表3．「できる」と評価した動作は，安全性・リスクを把握したうえで，病棟と連携して「しているADL」につなげる．

▶ 高次脳機能訓練（評価も含める）

注意機能・記憶・前頭葉機能・知能検査・言語機能検査の結果に対して，それらの練習を行う．従来は，机上で紙面の評価を実施していたが，現在ではタブレット端末（CogEvo）を用いた認知機能評価ツールが使用可能である[10,11]．内容は，空間認知，見当識，記憶，遂行機能，注意を経時的に確認をしながら進める．

失語症に対する練習は，機能練習と実用的コミュニケーション練習に大きく分けられる．機能練習は，喚語練習や仮名文字の練習，書字練習などがある．一方，コミュニケーション練習は，会話練習やPACEなどがある．機能回復を図りつつ，その状況に適したコミュニケーション方法やツールを併用する．失語症はコミュニケーションエラーが生じやすいため，言語症状を多職種で共有し，コミュニケーションの方法（声掛けの仕方や文字の併用，コミュニケーションボードなど）を検討する[12]．

表2 セルフケアの確認動作

セルフケア	確認動作
食事/整容	・食べやすい食器・食具を選ぶ ・食事を口に運ぶ ・テーブルや椅子などの調整 ・摂食嚥下の確認 ・整容動作の確認（洗顔，整髪，化粧，髭そり，歯磨き） 運動麻痺だけではなく，失行の有無を確認する
トイレ	・トイレに移動する手段の確認 ・便座への乗り移りの手段の確認 ・ズボンの上げ下ろしの確認 ・後始末・清拭の確認 ・手すり設置使用など，環境調整の有無
更衣	・着替え動作時の座位・立位の確認 ・着替え動作の確認
入浴	・入浴動作の確認（洗体，洗髪，浴槽への出入り） ・手すりやシャワー椅子などの環境調整の有無
移乗/移動	・移乗・移動の方法・手段の確認

表3 セルフケアの確認動作に合わせた練習内容

	練習内容
食事/整容	・食具や歯磨き動作の獲得：3指つまみと握力把握の複合動作の練習 ・テーブルと椅子の設定：足底設置ができる高さの椅子設置．差尺（椅子の座面からテーブルの天板までの高さ）が27〜30 cmのテーブルを設置する． ・安全に飲み込める食形態を選ぶ（本文参照） ・整容動作の練習（洗顔，整髪，化粧，髭そり，歯磨き）
トイレ	・トイレへ移動する練習 ・便座への乗り移りの練習 ・ズボンの上げ下ろしの練習 ・後始末ができる練習 ・手すり設置使用など，環境調節
更衣	・着替え動作の練習 ・脱ぎ着しやすい衣服の調整 ・使いやすい道具を選ぶ
入浴	・入浴動作の練習（洗体，洗髪，浴槽への出入り） ・手すりやシャワー椅子などを使用し，環境調整
移乗/移動	・安全な移乗・移動の方法を練習・選択

▶ 発声発語障害に対する練習

評価に基づき，口腔器官運動や発声練習，構音練習を行う．口腔器官は口唇や下顎，舌，軟口蓋などの機能練習を行う．構音練習は単音節から開始し単語レベル，文レベルへステップアップしていく．気管切開をしている場合は，気管カニューレからの抜去を目標に，呼吸練習や発声練習を短時間から開始する．発声発語障害に対する練習は，発話明瞭度の向上を目指すとともに，実用的にコミュニケーションがとれるよう，筆談や文字盤などを併用する．また，舌接触補助床や軟口蓋挙上装置などの補助装置の提案もしていく[4]．

▶ 摂食嚥下障害に対する練習

嚥下練習は食物を用いず嚥下機能の改善を図る間接訓練と，食物を用いる直接訓練がある．間接訓練には口腔器官の運動や頭部挙上練習（シャキアエクササイズ），嚥下おでこ体操，メンデルソン

法，舌前方保持嚥下練習などがある．食道入口部の開大不全にはバルーン練習が有効であるが，喉頭への誤挿入や迷走神経反射，粘膜の損傷のリスクがある．まずはVF・VEでの挿入部位や施行方法の確認が必須である．直接訓練は誤嚥や窒息のリスクがあるため，十分に留意する必要がある．また，代償法としては，姿勢の調整（摂取時の体幹や頸部の角度の調整，頸部回旋や一側嚥下など），食品の調整（嚥下食や水分のトロミなど），摂取方法（一口量やペーシング，咽頭残留を減少させる複数回嚥下や交互嚥下など）があるため，複合的に取り入れる．代償法については，機能の改善に伴って減らしていくことを念頭に置き，適宜評価を行っていく．摂取時のポジショニングやシーティング，食具の選定は適宜PT/OTと情報を共有しながら進めていくことが重要である．嚥下障害を有する患者は誤嚥のリスクが高いため，日々の呼吸状態や痰の変化，血液データでは炎症値をモニタリングする．特に経口摂取を開始した際，食形態を変更した際には注意深く観察する必要がある[5]．

▶ 屋外歩行練習

退院後の生活において，必要となる不整地における歩行獲得はQOLの拡大に寄与する．坂道や段差，路面状況に合わせた歩容となっているかを確認しながら行う必要がある．周辺への注意の分配や周辺環境に対して注意の対象を適切に変えていく能力が必要である．

▶ IADL練習

対象者にとって必要で，今後やりたいIADLを聴取し，その内容に合わせて練習を進めることが重要である．例えば，家事全般の役割をもち，対象者にとっても必要で，退院後も続けたい動作である場合，どんな動作と能力を獲得すれば，その役割の獲得につながるのかを確認し，動作・能力練習をする．ただし，動作練習だけでは能力獲得にはつながらないため，判断が求められる場面で適切な対応ができるのかどうか，高次脳機能評価も同時に行い，治療プログラムを実施する．

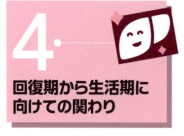

4. 回復期から生活期に向けての関わり

▶ 家屋調査

実際に担当セラピストと，患者とその家族，ケアマネージャー，福祉用具専門相談員などとともに，患者が退院後に生活する家屋へ同行する．実際の環境でADLの確認や必要な福祉用具機器の検討，実際の介助方法などの検討などを行う．

▶ 家族への介助指導・介護指導

患者の介助や介護に関わる者への動作指導を行う．動作習得まで複数回行うこともある．

▶ 就労および就学のための練習

就労の場合は，どんな仕事なのか，通勤の方法や距離を聴取する．就学の場合は，通学の方法や距離，部活やサークルの内容を聴取して，それらに合わせた練習をする．特に，通勤・通学の場合，運動機能によって制限される場合もあるが，長期臥床および入院により活動に対する耐久性は低下しているため，運動耐容能の評価と心肺機能の練習が必須となる．現状で可能な運動量および歩行距離を指導し，継続的な練習が必要である．また，高次脳機能を併発している場合は，行動および思考の問題など社会生活で問題となる症状を共有し，退院後の支援につなげる必要がある．

▶ 自動車運転再開のための練習

評価: Symbol Digit Modalities Test（SDMT）

運転に必要な高次脳機能は,「注意機能（選択性・配分性・転換性・持続性, 視覚探索, 情報処理速度, 反応時間)」,「視空間認知（視覚構成）機能」,「視力や視野」,「言語機能」,「遂行機能」,「記憶機能」,「その他（病識, 運転能力の自覚, 感情コントロールなど)」に分けることができる[13,14]. これらの能力を各々に評価・練習を行う.

症例 5

80 歳代, 男性

敗血症によりICUに入室し, インフルエンザ合併肺炎の影響でICU期間が長期化した. ICU後, 当院へ転院となった. ICU入室時のSOFAスコア7点であったが, 状態の悪化を認め12点まで上昇した. 33病日でICU退室した際のMRCスコア34点, FSS-ICU 11点, BI 5点であった. また, ICU期間のうち, 27日間はせん妄（ICDSC≧4点）を認めた.

【回復期リハビリテーション介入】

47病日の当院入院時のMRCスコア50点, FSS-ICU 21点, BI 25点であり, ICU退室時と比較して改善を認めていた. 筋力低下やバランス低下によって, 起立動作などに介助が必要であることに加えて, せん妄後の認知機能障害により, ADL動作全般に介助を要する状態であった. 当院入院時の目標は, 自宅退院であったため, 屋内移動能力を獲得し, 日常生活動作が自立する必要があった. そのため, PTでは筋力強化, 立位・歩行練習, バランス練習や全身持久力トレーニングを行い, OTでは特定の日常生活動作を中心に, 応用的動作練習を実施した. 嚥下機能は年齢相応に保たれており, 食事は常食の摂取が可能であった. STでは嚥下機能維持を目的に開口練習や舌抵抗練習, 発声練習, 咳嗽練習, 頭部挙上練習などの間接嚥下練習を中心に実施した.

経過中に肺炎増悪により嚥下機能の悪化もあり, 水分には軽度とろみが必要となった. 115病日では, MRCスコア57点, FSS-ICU 29点, BI 50点と改善を認めていたが, MMSE 20点と認知機能障害は残存し, 6分間歩行距離は170mと運動耐容能も低下していた. 食事は常食で可能となったが自宅での生活は困難であると判断し, 124病日に施設退院となった.

本症例では, 筋力の改善は得られ, MRCスコアやFSS-ICUの改善は得られていたが, 認知機能低下が遷延し, 日常生活動作の自立までに至らなかった. 運動機能の改善は長期入院により明らかな改善が得られるが, 長期入院は認知機能低下を惹起する可能性がある. そのため, 生活リズムを整え, 余暇活動の導入を検討すべきである.

■文献

1) 久保俊一,三上靖夫,総編集.回復期のリハビリテーション医学・医療テキスト.東京:医学書院; 2020. p.9.
2) 久保俊一,三上靖夫,総編集.回復期のリハビリテーション医学・医療テキスト.東京:医学書院; 2020. p.27.
3) 羽田拓也,安保雅博.急性期における評価と予後予測.MB Med Reha. 2022; 282: 9-14.
4) 才藤栄一,植田耕一郎.摂食嚥下リハビリテーション.3版.東京:医歯薬出版; 2016.
5) 廣瀬肇,柴田貞雄,白坂康俊.言語聴覚士のための運動障害性構音障害学.東京:医歯薬出版; 2015.
6) Lawton MP, Brody EM. Assessment of older people: Self-maintaining and instrumental activities of daily living, Gerontologist. 1969; 9: 179-86.
7) Fan E, Dowdy DW, Colantuoni E, et al. Physical complications in acute lung injury survivors: a two-year longitudinal prospective study. Crit Care Med. 2014; 42: 849-59.
8) Makita S, Yasu T, Akashi YJ, et al; Japanese Circulation Society/the Japanese Association of Cardiac Rehabilitation Joint Working Group. JCS/JACR 2021 Guideline on Rehabilitation in Patients With Cardiovascular Disease. Circ J. 2022; 87: 155-235.
9) Yamagata K, Hoshino J, Sugiyama H, et al. Clinical practice guideline for renal rehabilitation: systematic reviews and recommendations of exercise therapies in patients with kidney diseases. Ren Replace Ther. 2019; 5: 28.
10) Takechi H, Yoshino H. Usefulness of CogEvo, a computerized cognitive assessment and training tool, for distinguishing patients with mild Alzheimer's disease and mild cognitive impairment from cognitively normal older people. Geriatr Gerontol Int. 2021; 21: 192-6.
11) Ichii S, Nakamura T, Kawarabayashi T, et al. CogEvo, a cognitive function balancer, is a sensitive and easy psychiatric test battery for age-related cognitive decline. Geriatr Gerontol Int. 2020; 20: 248-55.
12) 藤田郁代,立石雅子.失語症学.第2版.東京:医学書院; 2016.
13) 加藤徳明.高次脳機能障害と自動車運転.高次脳機能研究. 2021; 41: 178-85.
14) 武原格.障害者の自動車運転再開の流れ・注意点・可能性.Jpn J Rehabil Med. 2017; 54: 377-82.

〈宮澤僚　渡邉真理奈　堤智可〉

第5章 難渋する場面でのリハビリテーション

5-1 離床困難症例に対するリハビリテーション

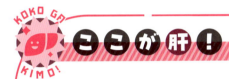

1 リハビリテーション前の情報収集

診療録より，年齢，身長，体重，現病歴，既往歴，治療方針，入院前の日常生活のレベルや環境，介護認定の有無，認知機能を把握する．経過表からバイタルサイン，投与薬剤，血液データ，画像所見，手術をされた場合は手術後の状態を把握する．

2 ICU入室時のチェックポイント

意識レベル，投与薬剤の流量変化の有無，人工呼吸器・透析・IABP・体外式ペースメーカーの設定とパラメーター，ドレーン類の固定の状態・排液の性状，鎮静・鎮痛・せん妄の有無をチェックする．夜間の睡眠状況，朝のカンファレンスでの医師の治療方針などをチェックする．患者の意識レベル，表情，コミュニケーションの状況，バイタルサイン，呼吸音，四肢の動き，皮膚の状態をチェックする．

3 リハビリテーションの実際

医師の指示および早期リハビリテーションプログラムに沿って，バイタルサインを確認しながら実施する．

4 リハビリテーション中のリスク管理

患者の表情・反応，呼吸数や発汗やチアノーゼの有無，モニター上の数値，実際に測定した血圧の数値を常に観察する．

5 リハビリテーション終了時に考えること

患者の表情の変化がないか，バイタルサインの変動がないか，モニター上の変化がないか，

ルート類やドレーン類，挿管チューブの抜けがないか，出血量が多くなっていないかを確認する．今後のリハビリテーションの目標を共有する．

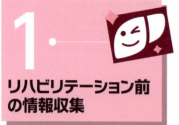

1. リハビリテーション前の情報収集

離床困難症例の場合，なぜ離床困難なのかを診療録より把握する．診療録より，①入院前の状況，②ICU入室後の全身状態を把握する．

▶ 入院前の状況把握

主に，年齢，既往歴，入院前の日常生活のレベルや環境，介護認定の有無，認知機能を把握する．高齢になるほど日常生活動作（activities of daily living: ADL）が低下している場合が多い．入院前のADLが自立していたかどうかを確認する．既往歴を確認し陳旧性脳梗塞やリウマチ，膝関節や脊柱の運動器疾患がある場合は，離床困難につながりやすい．陳旧性脳梗塞がある場合，どの程度の麻痺があるのか，歩行は可能だったのか，補助具は使用していたのか，介護保険を使用して，ヘルパーや訪問リハビリテーション，デイサービスなどを利用していたのか，自宅は一軒家かマンションか，介護者はいるのか，同居者はいるのか，同居者がいる場合，日中は独居になるのかを確認する．慢性腎不全にて透析をされている場合や，リウマチや膝関節や脊柱の運動器疾患がある場合は，入院後にADLが低下し離床困難をきたしやすいため，Barthel Indexを使用し，ADLを把握する．認知機能が低下している場合，ICUへの入室による環境の変化や種々のルート類や人工呼吸管理によってせん妄をきたしやすい．過活動性せん妄を発症した場合は，リスク管理のために両上肢および両下肢抑制管理となり，ADL低下をきたし，筋力低下から離床困難となりやすい．

▶ ICU入室後の全身状態を把握

体重は，入院時の体重を把握する．体重が入院時に100kgを超えている場合は，離床の際にリスク管理のためにマンパワーが必要となり離床困難となりやすい．手術後の患者の場合は，術後に何kg増量しているかを把握する．10kg以上増量している場合は，人工呼吸管理が長期化しやすく，手術後の離床困難をきたしやすい．

病歴より敗血症や肺炎などに罹患しているかを確認する．敗血症や肺炎などは，循環動態・呼吸状態が不安定になりやすく，バイタルサインや血液データ，画像所見の観察が必要である．ベッド上安静が長期化しやすく，全身の筋力低下によりさらに離床困難となりやすい．

手術後の場合は，四肢の動きを確認し麻痺がないかを把握する．麻痺が重度であればあるほど，離床困難となる．

治療方針は，IABPやECMOやCHDFにより治療をされている場合は，カテーテルなどのルート類が鼠径部から挿入されている場合が多く，ベッド上安静を強いられ離床困難となる．施設によっては，体外式ペースメーカーが留置されている場合，自己脈がない場合は歩行禁止の場合もあり，離床困難となる．投与薬剤については，カテコールアミンが多量に投与されている場合や増量している場合は，ベッド上でのリハビリテーションとなる場合が多い．施設によってはボスミンを投与中は歩行不可という場合があり離床困難をきたしやすい．

鎮静により傾眠の場合や従命が入りにくい場合，低活動性せん妄・過活動性せん妄の場合は，離床困難となりやすい．

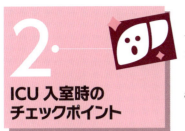
2. ICU入室時のチェックポイント

「集中治療における早期リハビリテーション～根拠に基づくエキスパートコンセンサス～」[1)]によると，『各種臓器機能の改善と全身管理が最優先される場合には，早期離床や早期からの積極的な運動は禁忌とされている．原則，IABPやPCPS/ECMO（特にVA-ECMO veno-arterial）装着下での早期離床は「禁忌」に該当する扱いとした』とされている．

「重症患者リハビリテーション診療ガイドライン2023」[2)]に重症患者の離床と運動療法の開始基準案が示されている（p.21参照）．

これらの基準をクリアし，早期リハビリテーションは可能な状態であるが，離床困難な場合，以下の事項が前日とどのように変化しているかを確認している．

①投与薬剤の流量変化の有無，②人工呼吸器・透析・IABP・体外式ペースメーカーの設定の変化とパラメーター，③呼吸パターン・呼吸音の変化，④皮膚湿潤の状態，⑤指示の入り具合の変化の有無，⑥ドレーン類の固定の状態・排液の性状の変化，⑦鎮静・鎮痛薬の投与量の変化，⑧せん妄の状態変化，⑨夜間の睡眠状況，⑩朝のカンファレンスでの医師の治療方針などを確認している．①～⑨において前日に観察した時より増加している，または悪化している場合は，リハビリテーションプログラムを前日より低負荷にする必要があるか，どのようなリハビリテーションプログラムが適しているかを考える．

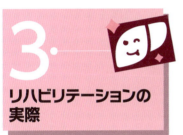
3. リハビリテーションの実際

リハビリテーションの実際において第一に重要視することは，医師の指示である．安静度をその都度確認する．

昭和大学系列病院ではICUのリハビリテーションは，プロトコル（p.108参照）に沿って行っている．しかし，離床困難例ではこのプロトコルに沿うことが難しい場合が多い．その場合，状態によって，下記のようなリハビリテーションプログラムで行っている．

▶ 体位ドレナージの実施

胸部X線写真にて肺炎部位を確認し，呼吸音を確認し，修正した排痰体位と排痰効果が期待できる排区域の表を参照して体位ドレナージを実施する．

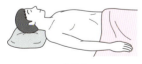
肺尖区, 前上葉区, 前肺底区
仰臥位

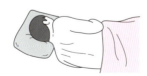
後上葉区
45°前方へ傾けた側臥位

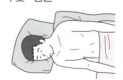
中葉・舌区
45°後方へ傾けた側臥位

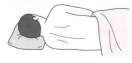
外側肺底区
側臥位

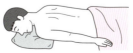
上・下葉区, 後肺底区
腹臥位

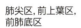
図1 体位ドレナージ

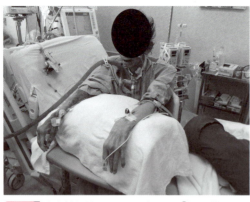 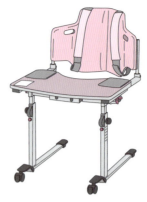

図2 端座位保持テーブル（Sittan®）を使用しての端座位

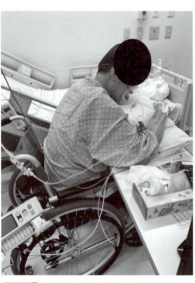 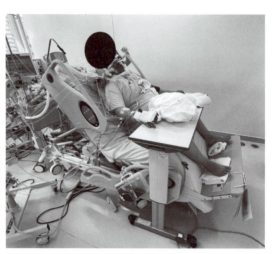

図4 VitalGO Total™（座位）

図3 背面開放車椅子座位

❶ベッド上
　前傾側臥位，腹臥位を実施 図1 ．
❷端座位
　端座位保持テーブルを使用している 図2 ．
❸車椅子座位
　前方にオーバーテーブルを置き，クッションを使用し背面開放をしている 図3 ．
❹肥満にてマンパワーが必要で端座位が困難な場合
　VitalGO Total™という高機能ベッドを使用して座位保持をしている 図4 ．
❺麻痺＋点滴チューブ多量，認知機能低下で指示が入りにくいが立位練習を行える場合
　VitalGO Total™ベッドを使用し立位練習をしている 図5 ．
❻ECMOやIABP実施中だが循環動態・呼吸状態が落ち着いている場合
　MOTOmed™を使用し上肢のトレーニングを実施している 図6 ．
❼座位保持は困難だが循環動態・呼吸状態が落ち着いている場合
　MOTOmed™を使用し，下肢のトレーニングを実施している 図7 ．

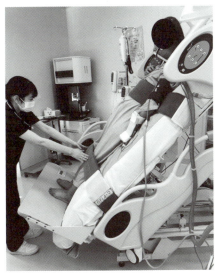

図5 VitalGO Total™（立位）

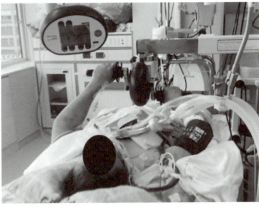

図6 MOTOmed™（上肢トレーニング）

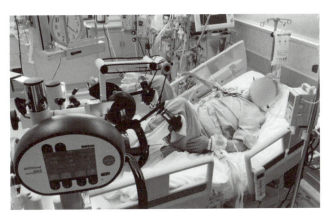

図7 MOTOmed™（下肢トレーニング）

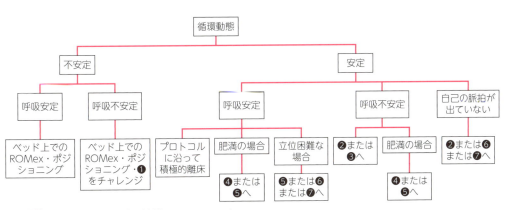

図8 循環動態および呼吸状態のアセスメント

❶〜❼のリハビリテーションを選択する場合，筆者は臨床経験により循環動態および呼吸状態をアセスメントし，図8 のような考え方で選択している．バイタルサインや自覚症状に注意しながら評価し，プログラムの再検討をしている．

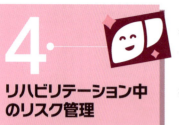

4. リハビリテーション中のリスク管理

離床困難症例は，離床困難の理由によってさまざまだが，人工呼吸器・持続透析機器・IABPなどの医療機器に加え，種々のドレーン，ペースメーカー，中心静脈ライン，末梢ライン，尿道バルーンカテーテルなどが装着されている場合が多い．よって，離床時にはこれらの挿入物が抜去されないように適切な人数でリハビリテーションをする必要がある．

さらに，全身状態が変化しやすいためリハビリテーション中止基準 表1 を参考にリスク管理をすることを推奨する．

前述の「重症患者リハビリテーション診療ガイドライン2023」[2]に重症患者の離床と運動療法の中止基準案が示されている（p.22参照）．

リハビリテーション中止基準に定められているように，自覚症状が出現しており，呼吸・循環器

表1 リハビリテーション中止基準 （日本リハビリテーション医学会）[3]

1. 積極的なリハビリテーションを実施しない場合
① 安静時脈拍 40 回/分以下または 120 回/分以上
② 安静時収縮期血圧 70 mmHg 以下または 200 mmHg 以上
③ 安静時拡張期血圧 120 mmHg 以上
④ 労作性狭心症の方
⑤ 心房細動のある方で著しい徐脈または頻脈がある場合
⑥ 心筋梗塞発症直後で循環動態が不良な場合
⑦ 著しい不整脈がある場合
⑧ 安静時胸痛がある場合
⑨ リハビリテーション実施前にすでに動悸・息切れ・胸痛のある場合
⑩ 座位でめまい，冷や汗，嘔気などがある場合
⑪ 安静時体温が 38℃以上
⑫ 安静時酸素飽和度（SpO$_2$）90％以下

2. 途中でリハビリテーションを中止にする場合
① 中等度以上の呼吸困難，めまい，嘔気，狭心痛，頭痛，強い疲労感などが出現した場合
② 脈拍が 140 回/分を超えた場合
③ 運動時収縮期血圧が 40 mmHg 以上，または拡張期血圧が 20 mmHg 以上上昇した場合
④ 頻呼吸（30 回/分以上），息切れが出現した場合
⑤ 運動により不整脈が増加した場合
⑥ 徐脈が出現した場合
⑦ 意識状態の悪化

3. いったんリハビリテーションを中止し，回復を待って再開
① 脈拍数が運動前の 30％を超えた場合．ただし，2 分間の安静で 10％以下に戻らないときは以後のリハビリテーションを中止するか，または極めて軽労作のものに切り替える
② 脈拍が 120 回/分を超えた場合
③ 1 分間 10 回以上の期外収縮が出現した場合
④ 軽い動悸，息切れが出現した場合

4. その他の注意が必要な場合
① 血尿の出現
② 喀痰量が増加している場合
③ 体重が増加している場合
④ 倦怠感がある場合
⑤ 食欲不振時・空腹時
⑥ 下肢の浮腫が増加している場合

系において基準に当てはまる場合は，医師やリハビリテーション担当理学療法士および作業療法士と相談する．その日のリハビリテーションを中止するか，負荷強度を下げて実施するかの検討をする．ICUでは薬剤を適宜調整できるため，調整後に実施することが多く，その日のリハビリテーションが中止になることは少ない．常に状態が変化しやすいため，ベッドサイドモニターや自覚症状や他覚症状を観察し，医師と看護師と連携を取りながら実施していく必要がある．

5. リハビリテーション終了時に考えること

当日実施したリハビリテーションが辛かったかどうかを患者に確認する．Borg Scaleを活用するとよい 表2 ．Borg Scaleで14以上であれば負荷が強かったと判断し翌日のリハビリテーションプログラムを検討する必要がある．

理学療法士や作業療法士とのリハビリテーション時間以外に看護師サイドで安全に行えるリハビリテーションプログラムを考える．端座位保持テーブルを使用した端座位は比較的安全に実施可能である．無気肺がある場合は，端座位による肺拡張や体位ドレナージをどのくらいの頻度で実施するかの検討も必要である．

表2 Borg Scale

指数	自覚的運動強度: RPE	運動強度(%)
6		
7	非常に楽である	5%
8		
9	かなり楽である	20%
10		
11	楽である	40%
12		
13	ややきつい	55%（AT）
14		
15	きつい	70%
16		
17	かなりきつい	85%
18		
19	非常にきつい	95%
20	もう限界	100%

6. 症例

僧帽弁閉鎖不全症により僧帽弁置換術を施行した症例．

【循環動態】

手術後，循環動態は安定している．脈拍はペースメーカーによりバックアップされている．バックアップを弱めると著しい徐脈になる状態である→自己の脈拍が弱く，積極的離床が困難である．

【呼吸状態】
　右横隔膜挙上を認め，長期間人工呼吸管理をされている→呼吸は不安定で，無気肺を呈しやすい状況である．

【リハビリテーション内容】
　術後3日目：端座位7分
　術後4日目：端座位10分
　術後5日目：立位練習
　術後6日目：立位・端座位30分（端座位保持テーブル使用）
　術後7日目：自己脈低めにて立位まで，端座位30分
　術後8～10日目：立位練習，車椅子乗車30分開始
　術後11日目：抜管，歩行器歩行練習開始

　人工呼吸管理中も端座位や車椅子乗車時は図9のように背面開放座位とした．抜管後も背面開放座位を継続することにより再挿管することなく経過され，リハビリテーションも順調に進み自宅退院となった．

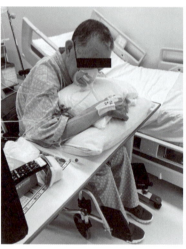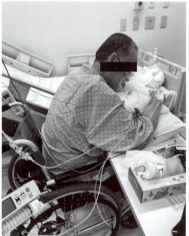

図9 背面開放座位

■文献
1) 日本集中治療医学会早期リハビリテーション検討委員会．集中治療における早期リハビリテーション〜根拠に基づくエキスパートコンセンサス〜．日集中医誌．2017; 24: 255-303.
2) 日本集中治療医学会集中治療早期リハビリテーション委員会，編．重症患者リハビリテーション診療ガイドライン2023．日集中医誌．2023; 30: S905-72.
3) 日本リハビリテーション医学会．リハビリテーション医療における安全管理・推進のためのガイドライン（案）．https://www.jarm.or.jp/nii/iinkai/sinryo-guide/risk-manage_GL_draft.pdf（2023/9/11 閲覧）

〈鶴田かおり〉

5-2 ICU患者に対する精神的サポート

ここが肝！

1 リハビリテーション前の情報収集

　診療録では医学的情報のみならず，基本的情報・社会的情報の収集が重要である．入院前生活，家族背景，精神疾患の有無を確認し，日々の経過記録から，他職種との関わりによる患者・家族の言動を確認する．

2 ICU入室時のチェックポイント

　適切なコミュニケーション手段を確認する．ベッド周囲の環境に着目して，音・光の調整やテレビ・ラジオ・スマートフォンなどの必要である物品の調整の必要性を確認する．

3 リハビリテーションの実際

　コミュニケーション手段を検討し，ベッド周囲の環境・物品を調整する．また患者の日々の想いを傾聴することが重要であるため，早期離床や運動療法のみならず，リラクセーション，アクティビティ（活動）やICU日記の併用を検討する．

4 リハビリテーション中のリスク管理

　低活動型せん妄とうつ症状の鑑別に注意する．うつ症状には薬物療法を検討し，低活動型せん妄の治療では，環境調整やケア，リハビリテーションなどの非薬物療法を主体とした介入が重要である．

5 リハビリテーション終了後に考えること

　日々の患者の想いを傾聴し，他職種と情報を共有する．精神的ストレスになっている原因を評価し，他職種と共有しながらチームで対応する．

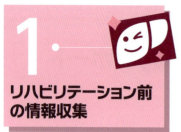

1. リハビリテーション前の情報収集

ICUに入室する重症患者の精神心理面の問題は不安が24％，うつ症状が28％との報告がある[1]．そのため，診療録では医学的情報のみならず，基本的情報・社会的情報の収集が重要である．現病歴・既往歴には精神疾患を有しているか，入院前はどのような生活を送っていたのか，家族背景を確認する．また入院後の日々の経過記録から，担当医師はどのように病状説明を行っているか，精神科医師の介入や薬理学的介入の有無も確認する．さらに看護師からは看護記録からまたは直接的に，患者の病棟での様子，睡眠時間や，家族面会の有無や家族との関わり，特に悲観的な発言がみられないかなどを聞くことが大切である．

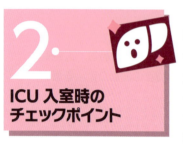

2. ICU入室時のチェックポイント

患者の表情やコミュニケーション手段を確認する．ICUでは人工呼吸器を装着している患者は少なくなく，自身の意思をうまく表出できず，不満を感じ，また不安を生じやすい[2]．また構音障害や聴力・視力障害によっても同様で，医療従事者や家族とのコミュニケーションへの障壁となるために多大なストレスがかかってしまうことが予想される．そのため，早急に患者に最適なコミュニケーション手段への対処が必要である．次に病室（ベッドサイド周囲）の環境を確認する．過度な光刺激や騒音が患者の多大なストレスになり睡眠を妨げる．また，緊急搬送された患者の病室には必要最低の物品しかないことが多々あるため，テレビ・ラジオ・音楽・家族との連絡手段（スマートフォンなど）の物品を整えることが重要である．

3. リハビリテーションの実際

▶ コミュニケーション支援

最適なコミュニケーション手段の支援を行う．人工呼吸器を装着している患者など，発声でのコミュニケーションが困難な場合は，簡便な方法として頷きやジェスチャー，読唇術などがある．しかし詳細なコミュニケーションは困難なことが多く，また声掛けはclosed questionが望ましい．ローテクコミュニケーションとしては筆談や文字盤，コミュニボードの使用を考慮し，ハイテクコミュニケーションとしてaugmentative and alternative communication（AAC）デバイスの使用などの調整が必要である．

▶ 環境・物品調整

病状の安定化に応じて，看護師や家族と協力しながら，速やかにベッドサイド周辺の環境や物品の調整を図っていく．適度な光刺激や騒音の最小化は睡眠障害に有効であり，せん妄を有意に減少させる[3]．また，目や手が届く範囲に時計やカレンダー，本，ラジオ，テレビなどを設置する．さらに，視力や聴力の問題には眼鏡や補聴器の使用も重要である．家族との連絡手段として携帯電話（スマートフォン）は有効な場合が多い．

▶ リラクセーション

重症患者は鎮痛・鎮静のコントロールが重要であり，栄養や睡眠など活動と休息のバランスを整えることが困難である．患者は常に気が張り詰めた状況下にあり，時には離床や運動療法を苦痛に感じ，実践できない場合がある．そのため，コンディショニングや呼吸筋リラクセーション，関節可動域練習を実施する．しかしここで重要なのは，リラクセーションに併用して実践する，患者の

想いを傾聴するコミュニケーションである．

▶ アクティビティ

病状によっては長期にわたりICUでの治療・管理となる患者も少なくない．安静を余儀なくされ活動性は低下してしまうため，ベッド上やベッド周囲でできるアクティビティ（活動）の導入を考える．可能であれば患者自身が興味のある活動を取り組むことが望ましいが，テレビや映画の鑑賞，パズルやボードゲーム，塗り絵や折り紙，カレンダー作りなどの創作活動などの本人の望む活動を一緒に検討する．現在ではアクティビティの効果は明確となっていないが，筆者は積極的に取り組んでいる．

▶ ICU日記

ICU日記とはICU在室中に患者や家族，またスタッフとともに記載する日記である．身体・精神状態，リハビリテーション内容やイベントなど日常の出来事を記載していく．ICU日記は患者の不安やうつ症状，PTSD発症の軽減に効果を認めたとの報告がある[4]．またICU日記は家族とのコミュニケーションツールとなり，医療従事者，患者，家族との関わりの促進にも期待されている．

▶ その他

安楽目的としての日光浴や手浴，足浴などの活動を他職種と協力しながら取り入れることが必要である．療法士が1日のリハビリテーションで患者と関われる時間は限られるため，リハビリテーション以外の活動も考慮したい．そのため，他職種によって前述した活動を導入することも重要である．また家族の面会時には可能な限り，リハビリテーションを見学してもらい，家族から患者の生活歴を聴取し，必要に応じて患者とのコミュニケーション方法や関節可動域練習などリハビリテーションの一部を指導する．

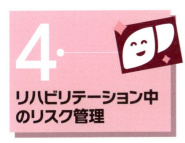

4. リハビリテーション中のリスク管理

低活動型せん妄とうつ症状の鑑別に注意する．ICUにおいて，低活動型せん妄の頻度が高く，せん妄のサブタイプの中でも，約50.3%が低活動型せん妄との報告がある[5]．口数が少なくなる，無関心になるなど，うつ症状と相似しており，日中の活動は制限されてしまうため，廃用症候群や合併症の悪化を助長してしまう可能性がある．鑑別のポイントとしては低活動型せん妄は急性的に発症し，意識障害や見当識障害，注意障害を伴っている[6]ため，それらを確認する．どちらも精神科のリエゾンが必要になってくるかと思われるが，うつ症状には薬物療法の検討，低活動型せん妄の治療では，環境調整やケア，リハビリテーションなどの非薬物療法を主体とした介入が重要になる．

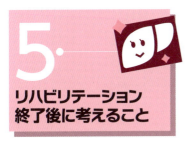

5. リハビリテーション終了後に考えること

リハビリテーションでは，まとまった時間の介入が可能であるため，日々の患者の想いを傾聴しやすい．また，患者がリハビリテーションスタッフに想いを伝えてくる場面は少なくない．そのため，リハビリテーション終了時には，患者の様子や想いを多職種と共有することが重要である．患者自身の症状に関することや，ベッド周囲の環境や物品に関して，家族に関してなど，あらゆることが挙げられるが，可能な限り速やかに対処することが患者のストレス軽減につながる．

症例 6

70歳代，男性
（身長163.0 cm，体重72.2 kg　BMI 27.17 kg/m²）

診断名：胸髄損傷（Th3・4脱臼骨折），肺炎．社会背景：一戸建てに妻・長男夫婦と同居．仕事は造園業（自営）を営み，趣味として詩作を楽しんでいた．既往歴：脊柱管狭窄症，心房細動，高血圧，糖尿病．入院前のADL：全自立．現病歴と経過：仕事中（植木の剪定）に転落し，意識レベルが低下したため救急要請となった．救命救急センターに入室し，同日に脊椎固定術を施行したが完全対麻痺の状態であった．また，術後，肺炎にて長期の人工呼吸管理となり，鎮痛・鎮静がコントロールできたところで積極的な介入が可能となった．

【コミュニケーション・環境の評価と介入】

身体機能評価を行い，症例にとって最適なコミュニケーション方法を選択する必要がある．症例はTh4以下の完全対麻痺状態であり，上肢・手指機能は保たれていると予測できる．しかし，上肢・手指は筋力低下や浮腫を認めていることも多く，実際に筆談を行いながら評価し，看護師とコミュニケーション手段をその場で確認しながら共有した．さらに，緊急入院であった症例のベッド周囲の物品は整えられておらず，速やかに時計，カレンダー，ラジオ，テレビなどの物品依頼に関して看護師と共有し，家族に準備を依頼した．

【精神機能の評価と介入】

筆談を通しながら，日々の症例の想いを傾聴した 図1 ．またICUでは精神機能評価としてHospital Anxiety and Depression Scale（HADS）を用いることが多いが，症例にはより簡便な，Inventory Scale for Mood and Sense of Fatigue（SMSF）にて，不安や抑うつの程度を客観的に評価した．介入としては，症例の趣味は詩作であったことに焦点をあて，ICU日記の活用を提案し，日々実践した 図2 ．ICU日記は，コロナ禍で面会ができない家族に対しても提供しながら，家族の心理的負担の軽減を図った．

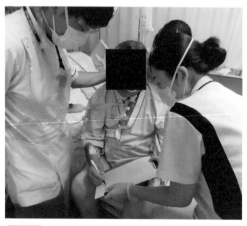

図1　筆談での傾聴

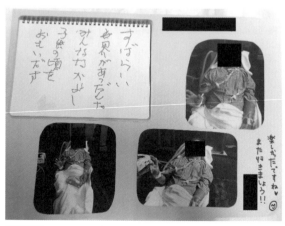

図2　ICU日記の例

■文献

1) Davydow DS, Jeneen GM, Sanjay DV, et al. Depression in general intensive care unit survivors: a systematic review. Intensive Care Med. 2009; 35: 796-809.
2) Guttormson JL, Bremer KL, Jones RM "Not being able to talk was horrid": A descriptive, correlational study of communication during mechanical ventilation. Intensive Crit Care Nurs. 2015; 31: 179-86.
3) Devlin JW, Skrobik Y, Gélinas C, et al. Clinical practice guidelines for the prevention and management of pain, agitation/sedation, delirium, immobility, and sleep disruption in adult patients in the ICU. Crit Care Med. 2018; 46: e825-73.
4) Gazzato A, Scquizzato T, Imbriaco G, et al. The effect of intensive care unit diaries on posttraumatic stress disorder, anxiety, and depression: a systematic review and meta-analysis of randomized controlled trials. Dimens Crit Care Nurs. 2022; 41: 256-63.
5) la Cour KN, Andersen-Ranberg NC, Weihe S, et al. Distribution of delirium motor subtypes in the intensive care unit: a systematic scoping review. Crit Care. 2022; 26: 53.
6) 井上真一郎. せん妄診療実践マニュアル. 東京: 羊土社; 2019.

〈駒場一貴〉

5-3 ICU終末期患者に対するリハビリテーションの役割

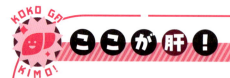

1 リハビリテーション前の情報収集
　救急医療の終末期と判断された場合には，医学的情報だけでなく，患者・家族の想いや意思などの情報に注視する．

2 ICU入室時のチェックポイント
　患者のコミュニケーション能力を評価し，患者や家族の希望実現を目指すQOL改善への関わり方が重要である．医療チームで協議し合い，患者や家族にとって最善の介入を選択する．

3 リハビリテーションの実際
　ボトムアップではなくトップダウンアプローチでの目標設定が大切である．数日単位での短期的な目標設定を行い，目標を達成したらその都度目標を変更する．

4 リハビリテーション中のリスク管理
　バイタルサインに応じたリスク管理が必須であり，日々の意識・疼痛・呼吸・循環の変動を丁寧にモニタリングする．また家族への心理的負担への対応を医療チームで考える．

5 リハビリテーション終了後に考えること
　患者，家族だけでなく，医療スタッフの心理的なフォローアップも大切である．そのためには，常に医療チームで話し合い，日々検討した内容を医療チームで対応する．

集中治療の目的とは，生命の危機に瀕した重症患者に対し，集中的な治療やケア，リハビリテーションを行い，患者の回復を図ることにある．しかし本邦では超高齢社会を迎え，集中治療の対象となる重症患者の多くは高齢者と変化し，また避けられない死が必ず存在する．ICU での死亡率は 3.6～4.3% との報告[1]があり，リハビリテーションスタッフも，少なからず終末期医療を経験することとなる．本項では，患者の機能回復へのリハビリテーションだけではなく，患者の最期を意識したリハビリテーションの対応を考えていきたい．

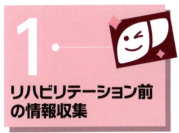

1. リハビリテーション前の情報収集

　ICU に入室してくる重症患者は救命・治療を目的に在室している．患者は ICU 入室当初より，終末期の介入というわけではないため，診療録からは，これまで記述された内容と同様な情報を収集し，患者の回復を図るために目標設定を行う．しかし患者の病態が悪化し，回復が見込まれない場合には情報収集するポイントを一部修正する必要がある．それは，患者・家族の想いや意思の情報収集に注視することである．患者の病態によっては，意思表示が困難であることも多いため，家族からの想いや意思の情報を収集する必要がある．家族にとっては危機的状況の中で，複雑な感情を伴いながら意思決定を行う[2]こととなるために，家族との関わりは非常に重要である．リハビリテーションスタッフは家族との接触が限られているが，可能な限り機会を作り，もし困難であれば，家族と接する頻度が高い看護師からの情報収集を行うことが必要である．

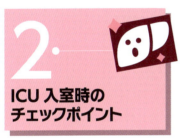

2. ICU 入室時のチェックポイント

　ICU では患者の病態は日々変化し，集中治療が功を奏する場合もあるが，そうでない場合もある．そしてまた，患者の急変は突然である．リハビリテーションスタッフは，前述した早期離床や早期からの積極的な運動の禁忌，開始基準，中止基準を把握し，患者の日々の評価を行う．患者の状態が悪化し，回復の見込みがないと医師が判断した場合には，医師の指示に基づいた対応が求められる．リハビリテーションを中止すべきなのか，運動療法だけでなく，何かリハビリテーションとしてできることがないかを多職種と検討する必要がある．身体機能や ADL 維持だけでなく，患者や家族の希望実現を目指す QOL 改善への関わり方が重要になってくる．QOL 改善への一歩は患者の希望把握であり，患者との対話が必要不可欠となる[3]ため，コミュニケーションの評価が重要である．また，患者・家族の希望はさまざまであり，一般化したものはない．そのため，多職種（医療チーム）で協議し合い，患者や家族にとって最善の介入を選択していく．

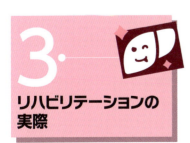

3. リハビリテーションの実際

　救急・集中治療における終末期医療に関するガイドライン[4]では患者が終末期であるという判断やその後の対応は主治医単独で行うべきでなく，看護師らも含めた医療チームで行うべきであると述べている．そのため，予後と転帰先を見据えた入院計画を立案し，患者・家族に残された時間をどう過ごしていくか，リハビリテーション職種を含めた多職種で検討する必要がある．しかし，ICU での終末期は時間的余裕がないために，長期的な目標設定を行うよりは数日単位での短期的な目標設定を行い，目標を達成したらその都度目標を変更することが望ましい場合がある．この時の目標であるが，終末期患者の ADL 低下は不可避の事実であるにもかかわらず，QOL の改善は可能である[5]ことから，ボトムアップではなくトップダウンアプローチでの目標設定が大切にな

表1 死期の迫った患者の家族に対して臨床医がいえること・できること

患者と物理的環境に関する行動	最適なコミュニケーションを促進する行動
・自宅から持参した家族の写真，アフガン織の毛織物，宗教的装飾品，個人用枕，音楽などを用いて患者の環境を個別化し，家庭的な雰囲気にする． ・患者を訪問して話をする時間を調整する． ・患者と，また患者について対話するよう家族に促す． ・家族が個人的な言葉をかけられるように患者と水入らずで過ごせるようにする． ・患者のベッドのそばにティッシュと椅子を用意する． ・家族にサポートが必要になった時のために，声では聞こえないがアイコンタクトがとれる距離にいる． ・家族が患者の死亡に対して心積もりができるように支援する．家族にケアのさまざまな側面（清拭・髪を梳くなど）に参加してもらう． ・希望する家族に，死後のケアを補助してもらう．	・家族がいうことに注意深く耳を傾ける，明確でわかりやすい言葉を使う，最適な時期に情報を伝える，専門的でない理解しやすい言葉ですべての手順を説明する． ・予後に関する情報が何かを意味するかが家族に理解できるように支援する． ・一部の家族が怒り，感情的爆発または一時的な慰めようのない悲観を伴う反応を示す可能性があることを予測しておく． ・積極的な治療・救命から終末期の緩和ケアに目標が移行することを家族が理解し，参加し，受け入れられるように支援する． ・家族が医師，看護師，社会福祉医師，薬剤師，聖職者など医療チームのさまざまなメンバーとコミュニケーションが取れるよう指導する． ・治療を中止する時に家族が同席を希望するかどうかを確認し，家族の要望を支援する．

る．また，表1[6]は終末期の環境調整に役立つ行動をまとめたものであり，医師を主体とした行動であるが参考にしていただきたい．

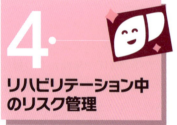

4. リハビリテーション中のリスク管理

患者に対しては，終末期の患者は急変のリスクがあるため，リハビリテーション介入時には，バイタルサインに応じたリスク管理が必須である．意識・疼痛・呼吸・循環の変動をモニタリングし，中止基準を常に念頭に置く．しかしリハビリテーションは患者の身体的介入だけではないため，環境調整や家族との対話など，できることに目を向けることが大切である．家族に対しては，PICS-F[7]へのリスク管理が重要である．PICS-Fとは重症患者の家族に起こりうるメンタルヘルス障害であるが，その対策として面会時間の調整や十分な情報提供と適切なコミュニケーション，家族用パンフレットが挙げられる．できる限り患者に合いたい時に会えるように面会時間の調整を行うことは，患者および家族双方の満足度を高める[8]．また，その時には患者の状態や治療に関する情報を十分，かつわかりやすく説明するコミュニケーションが求められる．そして，ICUと病院に関する全般的な説明が記載されたパンフレットを活用することで家族の理解度や満足度が高まったという報告[9]があるため，1つの工夫として取り入れることもよい．

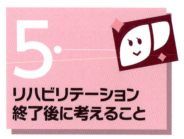

5. リハビリテーション終了後に考えること

ICUでの終末期は患者の病態によって，時間や介入内容は限られ，リハビリテーションの目的を従来の機能回復や社会復帰を目指すものでは，リハビリテーションスタッフは無力感を抱くかもしれない．ICUは，特に高いレベルのストレスを医療従事者に与える環境であり，バーンアウトの発生率は約40%との報告がある[10]．医師，看護師だけでなく，リハビリテーションスタッフ自身の心理的なフォローアップも大切である．そのためには，常に医療チームで話し合い，医療チームでの対応を心がける必要があるのではないか．

症例 6

50歳代，女性

診断名：急性心筋梗塞．社会背景：マンションに家族と同居（夫，息子）．自宅近くに両親が住んでおり，関係性は良好．仕事はヘルパー，趣味はスノードーム集め・絵画・音楽であった．経過：リハビリテーション開始時は人工呼吸器・IABP管理であったが，徐々に循環・呼吸状態改善し，侵襲的治療は離脱となった．しかしその後，何度も心不全を繰り返し，状態は安定せず，患者の身体的，心理的苦痛は日に日に悪化していった．リハビリテーションでは身体機能に加え，QOL改善に向けた取り組みを，医療チームで検討しながら介入したが，ICU在室中に急変し，家族・スタッフに見守られ永眠した．

【多職種での家族サポート】

可能な限り面会時間の調整を行うとともに，毎日看護師から家族への電話を行っていた．そのため，日々のリハビリテーションでの取り組みや，その時の患者の表情や想いなどを看護師に報告し，家族に伝えることによって家族からは「安心しました．リハビリでこんな活動をしていたのですね」といった前向きな発言を聞くことができた．また家族の想いを看護師から聴取し，リハビリテーションの内容を検討した．

【短期的な目標設定と取り組み】

常に患者と会話する時間を多く設け，傾聴することで患者の意思や想いに注視した．まず，長期臥床による身体的疼痛や呼吸困難感が強かったため，本人がリラックスできる音楽を聴きながら，関節可動域練習や呼吸筋リラクセーションを実施した．すると「この時間が一番嬉しい」という発言が聞かれ，また，終日安楽に過ごすためのポジショニングを看護師と一緒に検討した．「外の景色を見に行きたい」では，多職種と時間調整し，多職種と協働しながら離床を行い，リスク管理のもと屋外散歩を行った．さらに，家族に手紙を書くことやスノードーム作成などのアクティビティを患者に提案しながら，その都度，患者と目標を共有した．

■文献
1) Ohbe H, Sasabuchi Y, Matsui H, et al. Resource-rich intensive care units vs. standard intensive care units on patient mortality: a nationwide inpatient database study. JMA J. 2021; 4: 397-404.
2) Sui W, Gong X, Qiao X, et al. Family members' perceptions of surrogate decision-making in the intensive care unit: A systematic review. Int J Nurs Stud. 2023; 137: 104391.
3) Radbruch L. White paper on standards and norms for hospice and palliative care in Europe: part 1. EJPC. 2009; 16: 278-89.
4) 日本集中治療医学会, 日本救急医学会, 日本循環器学会. 救急・集中治療における終末期医療に関するガイドライン〜3学会からの提言〜. 2014.
5) 安部能成. 終末期リハビリテーションとは何か？ In: 阿部能成. 終末期リハビリテーションの臨床アプローチ. 1版. 東京：メジカルビュー社; 2016. p.2-21.
6) Puntillo KA. The role of critical care nurses in providing and managing end-of-life care. In: Curtis JR, Rubenfeld GD, editors. Managing Death in the Intensive care unit: The Transition from Cure to Comfort. New York: Oxford University Press; p.149-64.
7) Needham DM, Davidson J, Cohen H, et al. Improving long-term outcomes after discharge from intensive care unit: report from a stakeholders' conference. Crit Care Med. 2012; 40: 502-9.
8) Roland P, Russell J, Richards KC, et al. Visitation in critical care: processes and outcomes of a performance improvement initiative. J Nurs Care Qual. 2001; 15: 18-26.
9) Azoulay E, Pochard F, Chevret S, et al. Impact of a family information leaflet on effectiveness of information provided to family members

of intensive care unit patients: a multicenter, prospective, randomized, controlled trial. Am J Respir Crit Care Med. 2002; 165: 438-42.
10) Lederer W, Kinzl JF, Traweger C, et al. Fully developed burnout and burnout risk in intensive care personnel at a university hospital. Anaesth Intensive Care. 2008; 36: 208-13.

〈駒場一貴　渡邉大貴〉

索引

あ行

アイスマッサージ	177
アクティビティ	197, 199, 205
圧規定換気	39
アテローム血栓性脳梗塞	94
アドレナリン	19
アンダーソン基準	95
一回拍出量変化	64
医療・介護関連肺炎	75
インセンティブスパイロメトリー	159
院内肺炎	75
インピーダンス法	65
右室梗塞	83
うっ血所見	116
運動麻痺回復ステージ理論	132
運動療法	9
嚥下造影検査	176
嚥下内視鏡検査	176
横隔膜可動性	109
横隔膜肥厚率	109

か行

咳嗽時最大呼気流量	109
改訂 J-CHS 基準	105
改訂水飲みテスト	29, 175
回復期リハビリテーション	181
外来心臓リハビリテーション	121
化学療法	150
覚醒トライアル	10
拡張型心筋症	119
可塑性	132
カテーテル	58, 92
カプノメーター	66
間欠的腎代替療法	56
患者-人工呼吸器非同調	40
患者の吸気努力による肺傷害	41
間接訓練	177, 185
環椎骨折	143
機械的血栓回収療法	94
機械的補助循環装置	52, 115
気息性嗄声	182
機能的残気量	3
機能的自律度評価法	29
急性冠症候群	81
急性呼吸窮迫症候群	11, 36, 41, 72, 76
急性腎障害	56, 89
急性腎不全	89
筋萎縮	143
筋力増強運動	143
クロージングキャパシティ	3
経験学習理論	127
経静脈的血栓溶解療法	94
経皮的心肺補助装置	52
経皮的動脈血酸素飽和度	27
血液浄化療法	89
血液透析	56
血管外漏出	151
血清クレアチニン	89
高次脳機能	183
拘縮	142
行動変容	115
硬膜外麻酔	161
高流量鼻カニューレ酸素療法	38, 43
呼気終末陽圧	43, 107
呼吸 ECMO	78
呼吸器離脱	9
呼吸循環システム	62
呼吸数	27
骨折	143
骨盤輪骨折	144

さ行

最大吸気圧	109
作業療法	165
サギング波形	110, 111
軸椎骨折	143
持続血液透析濾過法	56
持続的腎代替療法	56, 91
市中肺炎	75
自発呼吸トライアル	10
従圧式換気様式	107

重症熱傷	144
集中治療後症候群	2, 8, 11, 73, 79, 179, 181
集中治療室活動度スケール	29
従量式換気様式	107, 110
手術部位感染	144
術後呼吸器合併症	158
術後鎮痛	100
術後肺合併症リスクスコア	158
腫瘍崩壊症候群	150
循環作動薬	115
循環補助用心内留置型ポンプカテーテル	52
床上エルゴメーター	67
心筋酸素供給量	52
心筋酸素消費量	52, 53
神経筋電気刺激	68, 73, 111
心原性ショック	52, 83
心原性脳塞栓症	94
人工呼吸関連肺傷害	38
人工呼吸器関連肺炎	75, 175
人工呼吸器誘発性横隔膜障害	41
心室中隔穿孔	82
腎代替療法	56, 91
心的外傷後ストレス障害	2, 13
心破裂	82
深部静脈血栓症	95
心不全	83
管理プログラム	121
増悪因子	115
心理的安全性	125
スパイク波形	110, 111
正常圧水頭症	96
脊髄損傷	144
せん妄	8, 166, 198, 199
挿管時間	123
造血幹細胞移植	150
相互乗り入れチームモデル	3, 133, 179
僧帽弁閉鎖不全症	82, 119

た行

体位ドレナージ	191
体外限外濾過	59
体外式膜型人工肺	78
代償法	186
大動脈内バルーンパンピング	52
ダイナミックストレッチング	142
たこつぼ心筋症	96
他動関節運動療法	73
多発外傷	143
端座位保持テーブル	192
チェアポジション	118
致死性不整脈	83
遅発性脳血管攣縮	96
注意機能	184, 187
中枢性肺水腫	96
直接訓練	177, 185
低活動型せん妄	199
低灌流所見	116
デエスカレーション	72
デクスメデトミジン	17, 73
頭蓋内圧	130, 136
動静脈奇形	96
透析回路	58
透析機器	60
透析用カテーテル	60
頭部外傷	131
動脈ライン	63
徒手筋力テスト	12
ドパミン	116, 120
ドブタミン	18

な行

Ⅱ型呼吸不全	45
二次性脳障害	131
日常生活動作練習	168
認知機能練習	169
脳灌流圧	131
脳血管攣縮	96
脳血流自動調節機構	131
脳卒中	131
脳動静脈奇形	95
脳動脈解離	95
脳動脈瘤	96
ノルアドレナリン	18, 72, 116

は行

敗血症	71
敗血症性ショック	71
肺血栓塞栓症	144
肺水腫	115
肺保護療法	78
肺理学療法	1
バソプレシン	18, 72
パルスオキシメーター	65

反復唾液嚥下テスト	29, 175
腓骨神経麻痺	117
非侵襲的陽圧換気	38, 43
フードテスト	29, 175
フェンタニル	16
腹臥位	78
フレイル	105
フロートラックセンサー	64
プロポフォール	17, 73
分枝粥腫病	94
防御性筋収縮	141
放射線療法	150
ポジショニング	9, 141
補助・代替療法	36

ま行

マルチモーダル鎮痛法	100
慢性閉塞性肺疾患	45
ミダゾラム	17
もやもや病	95
モルヒネ	18

や行

輸血	152
予後予測	130, 132

ら行

ラクナ梗塞	94
ランジオロール	19
離床困難	190
リラクセーション	141, 151, 198
レジスタンストレーニング	118
肋骨骨折	143

わ行

ワッサーマンの歯車	63

A

A-DROP システム	75
ABCDE バンドル	3, 8, 14
ABCDEFGH バンドル	14
acute kidney injury（AKI）	56, 89
acute renal failure（ARF）	89
ADL	203
AKIN 基準	89
APACHE Ⅱ スコア	20, 35, 106
ARDS	11, 36, 41, 72, 76

assist/control（A/C）	39
Auto-PEEP	110
AVAPS	45

B

Barthel Index	29, 117
BNP	120
Borg Scale	195
BPS	16, 20, 23, 101
branch atheromatous disease（BAD）	94
By system	99

C

CAM-ICU	26, 27, 102
cap-ONE マスク	66
CHDF	56, 57
CIM	11
CINM	11
CIP	11
Clinical Scenario（CS）分類	85, 120
COPD	45
COVID-19	95
CPAP	39, 45, 107
CPEF	109
CPOT	20, 24, 101
CPSS	96
creatinine	89
CRRT	56, 57, 91

D

diastolic augmentation	52
DTF	109

E

ECMO	36, 47
ECUM	59
ELVO screen	96
ERAS	98, 164
EuroQOL 5 Dimension（EQ-5D）	29

F

FAST	96
FIM	29, 182
food test（FT）	29, 175
Forrester 分類	84, 116
FOUR スコア	20, 24

FRS	20, 100
FSS-ICU	29, 109, 117

G

Glasgow Coma Scale（GCS）	20
Global Leadership Initiative on Malnutrition（GLIM 基準）	30

H

HADS	29, 183, 200
HD	56, 57
HDS-R	29
HFNC	38, 43
HOB	118

I

IABP	36, 52, 115
ICDSC	27
ICU-AD	108
ICU-ASD	29
ICU-AW	3, 8, 11, 28, 73, 92, 117
ICU 日記	199
ICU の環境整備	37
IES-R	29
IMPELLA	52, 53, 115
IMS	29
IRRT	56, 57

J

J-ReCIP 2023	33, 176
J-SSCG2020	71, 73
Japan Coma Scale（JCS）	20
JCoS	29

K

Katz index	29
KDIGO 基準	89
KPT 法	127

L

Lawton の尺度	182
lung rest	48

M

MCS	52
MIP	109
MMSE	29
MMT	12
MNA	30
MoCA-J	29
mNUTRIC スコア	30
MRC スコア	12, 28, 108, 117, 151
multimodal analgesia	100
MUST	30
MWST	29, 175

N

neuromuscular electrical stimulation（NMES）	111
NHF	120
Nohria-Stevenson 分類	84, 116
NPPV	38, 43, 120
NRS	20, 30, 100
NSTEMI	81
NUTRIC スコア	30
NYHA 分類	84, 120

O

Oral Health Assessment Tool 日本語版（OHAT）	29

P

P0.1	41
P-SILI	41
P/F 比	28, 106, 120
PAD ガイドライン	2, 8, 33
PADIS ガイドライン	33, 73, 74, 79
pain scale	100
PCA	101
PCPS	52, 115
PCV	39, 107
PED	29
PEEP	43, 107
PFIT	29
PICS	2, 8, 11, 73, 79, 179, 181
PICS-F	13, 204
POD	101
pressure support（PS）	39
PTE	144
PTSD	2, 13, 199

Q

quick SOFA スコア	20, 23, 71

R

RASS	16, 25, 27, 102, 108
recirculation	48
RIFLE 基準	89
RRT	56
RSST	29, 175
rt-PA	94

S

S/T (spontaneous/timed) モード	45
SCAI ショック分類	54
Sedation-Agitation Scale (SAS)	27
SF-36®	29
SIMV	39, 107
SMSF	200
SOFA スコア	20, 23, 35, 71, 106
SpO_2	27
STEMI	81
stroke volume variation (SVV)	64
Subjective Global Assessment (SGA)	30
supraglottic swallow	179
syndrome of inappropriate secretion of antidiuretic hormone (SIADH)	96
systolic unloading	52

T

transdisciplinary team model	3, 133

V

V-A ECMO	47
V-V ECMO	47
VALI	38
VAP	175
VAS	20
VCV	38, 107, 110
VE	176
VF	176
VIDD	41

実践クリティカルケアリハビリテーション　　ⓒ	
発　行	2024年10月20日　　1版1刷
編著者	笠井　史人
	田代　尚範
発行者	株式会社　中外医学社
	代表取締役　青木　滋

〒162-0805　東京都新宿区矢来町62
　　電　　話　03-3268-2701（代）
　　振替口座　00190-1-98814番

印刷・製本/三報社印刷（株）　　　〈SK・HU〉
ISBN978-4-498-16670-7　　　　Printed in Japan

JCOPY　〈(社)出版者著作権管理機構　委託出版物〉

本書の無断複製は著作権法上での例外を除き禁じられています．
複製される場合は，そのつど事前に，(社)出版者著作権管理機構
（電話03-5244-5088, FAX 03-5244-5089, e-mail: info@jcopy.
or.jp）の許諾を得てください．